Susanne Duden

# Die Heilkraft des Atems für einen erholsamen Schlaf

## Ein Handbuch

vianova
Verlag Via Nova

Susanne Duden

# Die Heilkraft des Atems für einen erholsamen Schlaf

Ein Handbuch

via nova
Verlag Via Nova

**Wichtiger Hinweis**

Dieses Buch enthält Atem- und Lösungsübungen, die bei Schlafstörungen und Stresszuständen als begleitendes Verfahren angewendet werden können. Es ersetzt jedoch keinen medizinischen Rat bzw. fachtherapeutische Hilfe.

1. Auflage 2005

**Verlag Via Nova, Alte Landstraße 12, 36100 Petersberg**

Telefon: (06 61) 6 29 73

Fax: (06 61) 9 67 95 60

E-Mail: info@verlag-vianova.de

**Internet:**

www.verlag-vianova.de

Umschlag: Marketing Design Service GmbH, Hamburg

Satz: typo-service kliem, 97647 Neustädtles

Fotos: Hans Dieter Bittner, Fulda

Druck und Verarbeitung: Rindt-Druck, 36039 Fulda



ISBN 3-86616-010-0

*Eines Kindes Geist ist wie ein Kind,*

*ihr fasst ihn nicht, indem ihr hinterdrein lauft;*

*ihr müsst stillstehn,*

*und aus Liebe wird es bald von selber zurückkommen.*

Die Nurse Rebecca in „Hexenjagd“
Von Arthur Miller

# Inhaltsverzeichnis

# Vorwort

Dieses Buch stellt eine Zusammenfassung meiner langjährigen Atemarbeit mit schlafgestörten Patienten an einer psychosomatischen Klinik dar.

Am Anfang meiner klinischen Tätigkeit leitete ich ausschließlich allgemeine Atemgruppen für Menschen mit den unterschiedlichsten psychosomatischen Erkrankungen. Ich bot Atemübungen an, die nicht so sehr das einzelne Symptom lindern, sondern den Patienten einen ganzheitlichen Zugang zu ihrem eigenen Atem ermöglichen sollten.

Schnell stellten sich die Grenzen dieser unspezifischen Atemarbeit heraus. Die Widerstände der Betroffenen äußerten sich beispielsweise durch Schmerzen, mangelnde Aufmerksamkeit und hochgradige Erschöpfung bei gleichzeitiger Anstrengung und Lustlosigkeit im Üben.

Sehr häufig klagten Patientinnen und Patienten über chronische Müdigkeit: „Alles wird mir zu viel", und sie äußerten den dringenden Wunsch nach „Entspannung". Über dieses Bedürfnis nach Entspannung konnte ich mich nicht einfach hinwegsetzen. Schließlich spürte ich hinter diesem Wunsch die tiefe innere Not, nicht loslassen, sich nicht sein lassen zu können. Darüber hinaus wurde von ärztlicher Seite bestätigt, dass 2/3 der Patientinnen und Patienten schwerste bis schwere Schlafstörungen haben, meistens zusätzlich zu einer psychosomatischen Grunderkrankung.

Ich forschte deshalb nach einem Weg, wie ich das Bedürfnis der Patienten nach Entspannung ernst nehmen und gleichzeitig die Inhalte einer ganzheitlichen Atemarbeit wahren konnte, die auf der achtsamen Wahrnehmung des individuellen Körper- und Atemgeschehens beruht.

So beschloss ich, neben der allgemeinen Atemtherapie auch Atemgruppen für Schlafgestörte einzuführen. Aus dem breiten Spektrum der allgemeinen Atemtherapie wählte ich Übungen aus, die von den schlafgestörten Patientinnen und Patienten (die häufig keinerlei Vorerfahrung in einer körpertherapeutischen Methode haben) angenommen und selbständig praktiziert werden können.

Schwerpunktmäßig dienen diese Atemübungen dem Abbau von psychophysischem Stress, der bei fast allen Schlafstörungen vorhanden ist, – allerdings nicht durch „Entspannung", d.h. Abgleiten in die Erschlaffung von Körper, Seele, Geist, sondern durch achtsames Einlassen in das eigene Körper- und Atemgeschehen.

Das Ziel ist die Wiedererlangung der ursprünglichen Fähigkeit des vegetativen Nervensystems, sich gemäß den Erfordernissen des Organismus zwischen Aktivität/Stress und Ruhe/Erholung flexibel einzupendeln. Ziel ist also, dass die Betroffenen aus den extremen Zuständen – Überspannung einerseits und Unterspannung andererseits – herauskommen und über die Atemarbeit ihr **eigenes** Maß zwischen Aktivität und Ruhe finden, das heißt einen Zustand der Wohlspannung (Eutonie) herstellen. Hier leistet eine Atemtherapie, die die Empfindung und das achtsame Sich-Einlassen in das Körper- und Atemgeschehen in den Mittelpunkt der Aufmerksamkeit stellt, eine unschätzbare Hilfe.

Zwei Anliegen verbinde ich mit diesem Buch. Zum einen möchte ich Betroffenen, Therapeutinnen und Therapeuten ein praktikables Handbuch zur Verfügung stellen, das atemtherapeutische Übungen bei Schlafstörungen anbietet. Diese Übungen basieren auf der Methode des „bewussten zugelassenen Atems" (Fischer & Kemmann-Huber, 1999). Die Lehre des bewussten zugelassenen Atems stellt eine Weiterentwicklung der Lehre des „erfahrbaren Atems" von Ilse Middendorf dar (Middendorf, 1991).

Zum anderen möchte ich die Atemtherapie, die mit dieser Methode arbeitet, als eigenständiges körpertherapeutisches Verfahren einem breiteren Publikum zugänglich machen. Im klinischen und ambulanten Therapiebereich wird offenkundig, dass viele Patientinnen und Patienten, aber auch Ärzte, Psychologen, Sport- und Bewegungstherapeuten die Methode des bewussten zugelassenen Atems nicht kennen. Häufig wird Atemtherapie mit Atemgymnastik, Atemtechnik, Atementspannung, östlichen oder esoterischen Atemlehren assoziiert. Nicht selten werden Atemübungen aus unterschiedlichen Atemlehren von fachfremden Berufsgruppen (Ärzten, Psychologen, Sport-, Bewegungs-, Physiotherapeuten u. ä.) in ihrem Gebiet angeboten ohne fundierte Kenntnis, das heißt ohne professionelle Aus- oder Weiterbildung in der jeweiligen Atemmethode. Hier gilt es noch viel Aufklärungsarbeit zu leisten.

Warum ist die Methode des bewussten zugelassenen Atems noch relativ unbekannt, trotz der engagierten Arbeit des Berufsverbandes der Atempädagoginnen/Atemtherapeutinnen (BVA) und der Arbeits- und Forschungsgemeinschaft für Atempflege e.V. (AFA), die eine für den deutschsprachigen Raum verbindliche Ausbildungs-, Berufs- und Prüfungsordnung vorschreibt, trotz vieler ausgezeichneter Atemfachschulen in Deutschland, Österreich und der Schweiz, die nach den Richtlinien der AFA Atem-Ausbildungen anbieten?

Zum einen liegt der Grund für die Unbekanntheit an der Sprachlosigkeit und mangelnden Öffentlichkeitsarbeit der ersten und zweiten Generation der

AtemlehrerInnen im 20. Jahrhundert. Dr. Karoline von Steinaecker hat in ihrem Buch „Luftsprünge. Anfänge moderner Körpertherapien" (2000) sehr anschaulich beschrieben, wie vor allem Frauen in der ersten Hälfte des 20. Jahrhunderts die Atemarbeit zunächst aus persönlichen Gründen – zum Zwecke der Emanzipation und Identitätsfindung – entwickelten.

Im Zentrum der Arbeit am bewussten zugelassenen Atem steht nach wie vor nicht so sehr das kognitive Wissen, sondern die **Erfahrung des Atems**. Diese sehr persönliche Atemerfahrung lässt sich nicht so leicht verbalisieren, zumal sie häufig tiefere Schichten der Persönlichkeit (vorsprachliche, frühkindliche bis hin zu spirituellen Ebenen) berührt. Am ehesten kann diese Erfahrung durch eine poetische Sprache ausgedrückt werden, die aber im wissenschaftlich-kognitiven Setting der vom öffentlichen Gesundheitssystem anerkannten Therapieverfahren (meistens solche, die ein Universitätsstudium erfordern) seltsam verloren, fremd und bedeutungslos, da „nur" subjektiv, wirkt. Auch lassen sich schwer objektive wissenschaftliche Messverfahren finden, die die Methode und die Wirkfaktoren der Arbeit am bewussten zugelassenen Atem angemessen beschreiben und erfassen können.

Veröffentlichungen über die Arbeit am bewussten zugelassenen Atem, seien sie nun wissenschaftlich oder auf der eigenen Erfahrung begründet, sind nach wie vor Mangelware. Da diese Methode noch relativ unbekannt ist, werde ich sie in diesem Buch in einem eigenen Kapitel vorstellen. Zudem bin ich aufgrund meiner persönlichen Atemerfahrung sowie der langjährigen Atemarbeit mit psychosomatisch erkrankten Menschen zutiefst davon überzeugt, dass die Methode des bewussten zugelassenen Atems für den westlichen Menschen ein sehr wirkungsvolles körpertherapeutisches Verfahren darstellt, durch das er die historische Spaltung zwischen Körper und Seele/Geist, die nach wie vor in unseren Köpfen und Bäuchen spukt, aufheben kann zugunsten einer organischeren und maßvolleren, kurzum gesünderen Lebensweise. So verbinde ich mit dem vorliegenden Buch auch das Anliegen, eine Brücke zu bauen zwischen den wissenschaftlich begründeten Erkenntnissen der Schlafforschung und der praktischen Atemarbeit mit Menschen, die unter Schlafstörungen leiden.

In diesem Zusammenhang möchte ich auch deutlich machen, dass die Atemtherapie als eigenständiges Lösungsverfahren durchaus Berechtigung neben anderen bekannten Entspannungsverfahren wie der Progressiven Muskelentspannung nach Jacobson oder dem Autogenen Training hat.

Das vorliegende Buch besteht aus einem theoretischen und einem praktischen Teil. Beide Teile können unabhängig voneinander gelesen werden. Die Atem- und Lösungsübungen im praktischen Teil des Buches sind so konzipiert, dass sie von Menschen ohne Vorerfahrung in atem- bzw. körpertherapeutischer Arbeit verstanden und nachvollzogen werden können. Diese Übungen sind nicht nur hilfreich bei Schlafstörungen, sondern auch bei allgemeinen Stresszuständen, in denen ein Bedürfnis nach innerer Ruhe und Erholung besteht.

Betroffene sollten je nach Beschwerden (eventuell nach Rücksprache mit ihrem Arzt bzw. ihrer Therapeutin) jeweils eine oder zwei Übungen aussuchen und diese über einen längeren Zeitraum regelmäßig (möglichst täglich) ausführen.

Danken möchte ich an dieser Stelle allen Patientinnen und Patienten, durch die ich erst die Anregung für dieses Buch erhalten habe. Ohne ihre Zusammenarbeit hätte ich nie die Atemübungen bei Schlafstörungen entwickeln, erproben und evaluieren können.

Danken möchte ich auch meinen Atemlehrern und Atemlehrerinnen im Atemhaus München, allen voran Frau Herta Richter, die mich meinem eigenen Atem näher brachten und ohne deren qualifizierte Ausbildung ich nicht als Atemtherapeutin arbeiten könnte.

Schließlich gilt mein Dank auch allen Atemkollegen sowie Kolleginnen aus dem körpertherapeutischen und krankengymnastischen Bereich, mit denen ich Detailfragen diskutieren und Erfahrungen austauschen konnte.

Gollenshausen am Chiemsee, November 2004

# Teil I:

# Theorie

# 1. Der gesunde Schlaf

## 1.1 Was geschieht im Schlaf?

Bei einem Erwachsenen durchläuft der gesunde Schlaf folgende Stadien, die dem Hinab- und Hinaufsteigen einer Treppe ähneln.

Aus einem entspannten Wachzustand gleitet der Mensch durch die Leichtschlafstadien 1 und 2 immer weiter bis in die Tiefschlafstadien 3 und 4. Aus dem vierten und tiefsten Schlafstadium geht es über das 2. Schlafstadium wieder „hinauf" bis zu dem REM-Stadium, das durch starke Augenbewegungen (**R**apid-**E**ye-**M**ovement) und imaginäre Traumerlebnisse charakterisiert ist. Jedes dieser Schlafstadien zeichnet sich durch ihm eigene charakteristische Hirnstromwellen aus.

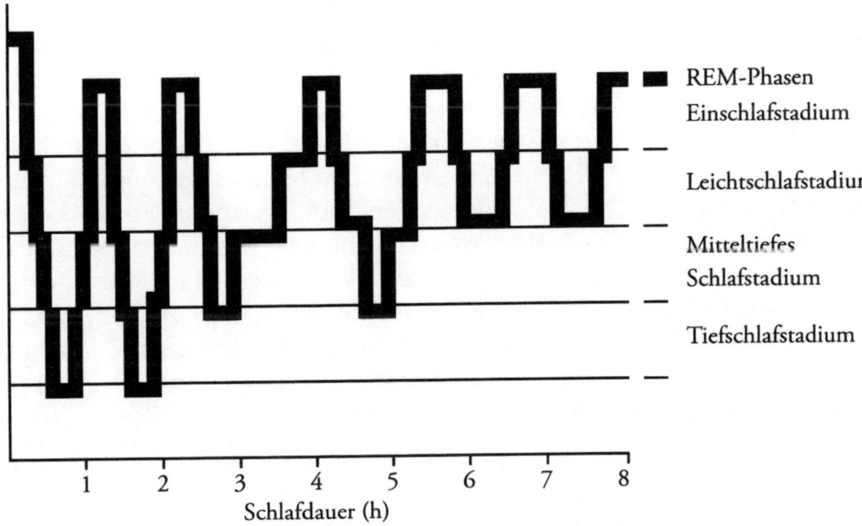


*Das Schlafprofil eines gesunden erwachsenen Schläfers*[1]

Im Schlafstadium 1 kann man noch Außenreize wahrnehmen. Es treten in diesem Stadium häufig traumartige Bilder auf (sogen. „hypnagoge Halluzinationen"). Die Spannung der Skelettmuskulatur nimmt im Laufe der

Leicht- und Tiefschlafstadien kontinuierlich ab. Im REM-Schlaf ist so gut wie kein Muskeltonus mehr vorhanden. Charakteristisch für den REM-Schlaf sind die Erhöhung von Atemfrequenz, Herzfrequenz und Blutdruck, die in den Schlafstadien 1 bis 4 zunächst kontinuierlich abgenommen haben, sowie ein gesteigerter Stoffwechsel und die rege Aktivität der Gehirnfunktionen.

Die Periode von einer REM-Phase bis zur nächsten bezeichnet man als Schlafzyklus. Ein gesunder Schläfer durchläuft 4 bis 5 solcher Schlafzyklen pro Nacht, die jeweils 90–120 Minuten dauern. Im nächtlichen Gesamtverlauf des Schlafes nehmen die Tiefschlafstadien ab; dafür nehmen die REM-Schlafstadien an Länge zu.

Bei den meisten Schlafstörungen ist der REM-Schlaf reduziert. Diese und andere Veränderungen in der Schlaf**struktur** sind es vor allem, die den Erholungswert des Schlafes beeinträchtigen. Die Schlaf**dauer** hingegen kann individuell sehr unterschiedlich ausgeprägt sein und trotzdem zu einem erholsamen Schlaf führen. Auch unterscheidet man zwischen Frühaufstehern (Lerchen) und Spätaufstehern (Eulen); je nach Typ sollte man früher oder später ins Bett gehen.

Über den Sinn und die Funktion des Schlafes streiten sich die Schlafwissenschaftler. Man nimmt an, dass der Schlaf (v. a. der Tiefschlaf) der Erholung des Organismus dient (physische Regeneration), dass das Immunsystem gestärkt wird und dass in den REM-Stadien die tagsüber aufgenommenen Informationen verarbeitet werden (psychisch-geistige Regeneration).

Wichtig ist auch zu wissen, dass sich die Schlafstruktur mit zunehmendem Alter verändert. Die Tiefschlafstadien 3 und 4 nehmen ab der Lebensmitte deutlich ab. Die Schlaf**dauer** muss nicht unbedingt kürzer werden. Sie wird jedoch im Alter häufig durch längere Wachperioden unterbrochen und durch Tagschlafphasen ergänzt. Ebenso schlafen Kinder bis zum 10. Lebensjahr noch nicht kontinuierlich durch wie der Erwachsene: Je jünger das Kind ist, desto mehr Schlaf- und Wachperioden wechseln sich während 24 Stunden gegenseitig ab.

## 1.2 Der Schlaf-Wachzyklus und andere leib-seelische Rhythmen

Der Schlaf-Wachzyklus des Menschen ist ein ***circadianer*** Rhythmus („circadian“ heißt wörtlich übersetzt: „ungefähr ein Tag“): Er durchläuft während eines Tages (24 Stunden) ein Tal (Nachtschlaf) und einen Gipfel (Wachzustand am Tag). Dieser Zyklus steht in Wechselbeziehung zu anderen circadianen Rhythmen, mit denen er gekoppelt, aber nicht ursächlich verbunden ist. Dazu zählen:

- die Körpertemperatur. Sie erreicht am späten Nachmittag ihren Höhepunkt, sinkt von da an nachts kontinuierlich ab, bis sie in den frühen Morgenstunden ihren Tiefpunkt erlangt. Eine niedrige Körpertemperatur bildet die Voraussetzung für einen guten Schlaf.
- die Ausschüttung des Hormons Cortisol. Sie steigt in den frühen Morgenstunden an und fällt am späten Nachmittag/frühen Abend wieder ab.
- die Ausschüttung der Hormone Prolaktin und Melantonin, die vor allem nachts geschieht.
- die Ausschüttung des Wachstumshormons und der Sexualhormone. Sie werden überwiegend nachts abgesondert.

Der Schlaf-Wachzyklus korrespondiert auch mit den so genannten ***ultradianen*** Rhythmen. Dies sind Prozesse, die sich während eines Tages mehrmals wiederholen. Hierzu zählen Atemrhythmus und Herzschlag, hormonelle Absonderungen, aber auch psychische Rhythmen wie Aufmerksamkeit und Konzentration. Ultradiane Rhythmen arbeiten im Schlaf weiter; selbst die Schlafzyklen (von REM-Phase zu REM-Phase) laufen ca. alle 80 bis 120 Minuten periodisch ab.

Schließlich ist der Schlaf-Wachzyklus auch an ***infradiane*** Rhythmen gekoppelt. Dies sind Rhythmen, die länger als einen Tag dauern, wie z. B. die Jahreszeiten. Außerdem beeinflussen Licht und Dunkel das Schlafverhalten.

Alle ultra-, circa- und infradianen Rhythmen sind sich selbst regulierende Prozesse, die in der ganzen Natur ablaufen und je nach Pflanzen- oder Tierart variieren. So läuft auch der Schlaf-Wachzyklus des Menschen gesetzmäßig ab, kann sich aber flexibel an veränderte Umweltbedingungen anpassen.

Unsere weniger zivilisierten Vorfahren haben ihren Schlaf noch ganz nach der Natur ausgerichtet. Sie standen bei Sonnenaufgang auf und gingen bei Sonnenuntergang zu Bett. In unserer heutigen Zeit wird der natürliche Schlaf-Wachzyklus jedoch durch zivilisatorische Faktoren auf das äußerste strapaziert. Wir richten uns nicht mehr so streng nach Licht und Dunkel, verlängern den Tag mit elektrischem Licht, haben ziemlich starre Arbeitszeiten, vielleicht sogar Schichtarbeit. Das heißt: Wir stehen nicht mehr auf, wann es unserem inneren Rhythmus entspricht, und wir gehen nicht mehr zu Bett, wann es unsere innere Uhr erfordert.

Der amerikanische Psychologe und Milton-Erickson-Schüler Ernest L. Rossi setzt sich in seinem lesenswerten Buch „20 Minuten Pause. Wie Sie seelischen und körperlichen Zusammenbruch verhindern können"[2] mit den ultradianen Rhythmen auseinander, die aus einer 90–120-minütigen Aktivitätsphase und einer 20-minütigen Ruhephase bestehen.

Diese Rhythmen laufen auf der körperlichen Ebene in Form von vegetativen, hormonellen und zellulären Prozessen ab und stehen in einer Wechselbeziehung zu seelisch-geistigen Faktoren, die ebenfalls periodischen Schwankungen unterliegen: Hierzu zählen Konzentration, Aufmerksamkeit, Wahrnehmung, Gefühle, Kreativität u.ä.

Alle 90–120 Minuten durchläuft der Mensch eine Phase, in der er zu maximaler Leistung und Aktivität fähig ist. In der anschließenden Erholungsphase richtet sich die Aufmerksamkeit nach innen, und der Mensch wird empfänglich für unbewusste und kreative Botschaften der Seele („Alltagstrance")[3]. Diese ultradiane Pause sollte gelebt werden, um leib-seelische Reserven wieder aufzufüllen, und sie kann ihre heilende Wirkung auch in meditativen oder therapeutischen Prozessen entfalten („ultradiane Heilreaktion")[4].

Der ultradiane Ruhe-Aktivitätszyklus läuft 12–16-mal pro Tag (d. h. innerhalb von 24 Stunden) ab und setzt sich auch im Schlaf fort. Der ultradianen Pause von ca. 20 Minuten entspricht das REM-Schlafstadium mit seinen imaginären Trauminhalten. Beide – die ultradiane Pause am Tag und der REM-Schlaf nachts – dienen der seelisch-geistigen Erholung.

Rossi betont, wie wichtig die Einhaltung der ultradianen Rhythmen für unser leib-seelisches Wohlbefinden ist. Zwar können sich die Ruhe-Aktivitätszyklen flexibel an die Umwelt und andere Menschen anpassen, unterdrückt der Mensch jedoch sein natürliches Bedürfnis nach Ruhe zu oft, so kann dies zu psychosomatischen Beschwerden bzw. Erkrankungen führen, wozu auch die psycho-physiologischen oder primären Schlafstörungen zählen (siehe Kap. 2.2).

# 2. Der gestörte Schlaf

## 2.1 Häufigkeit und Einteilung von Schlafstörungen

Unter Schlafstörungen leiden 20 bis 30 % der Erwachsenen in den westlichen Industrieländern. Von diesen Schlafstörungen sind 10 % als schwer und behandlungsbedürftig einzustufen.[5] Schlafstörungen können vielfältige Symptome und Ursachen haben. Sie werden detailliert in den internationalen Klassifikationssystemen DSM IV und ICD 10 aufgeführt. Hier genügt folgende Übersicht.[6]

Nach ihrer **Symptomatik** (d. h. dem äußeren Erscheinungsbild) teilt man die Schlafstörungen ein in

- **Hypersomnien** (= übermäßige Tagesschläfrigkeit). Dazu zählt z. B. die obstruktive Schlafapnoe mit nächtlichen Atemstillständen und Schnarchen;
- **Störungen des Schlaf-Wachrhythmus**, z. B. bei Schichtarbeit oder Fernreisen;
- **Parasomnien** (= Störungen während des Schlafes), z. B. Schlafwandeln;
- **Insomnien**. Insomnie heißt wörtlich übersetzt Schlaflosigkeit. Diese äußert sich durch Ein- oder Durchschlafstörungen, frühzeitiges Erwachen und nicht erholsamen Schlaf.

Die **Insomnien** stellen die häufigste Gruppe von Schlafstörungen dar und lassen sich je nach **Ursache** in 3 Kategorien einordnen:

- Insomnien als Begleiterscheinung einer **organischen** oder **neurologischen Erkrankung**, z. B. bei Asthma, bei einer Herzkrankheit, bei schmerzhaften Erkrankungen (Rheuma), bei Diabetes und Hautkrankheiten (Juckreiz!);
- Insomnien aufgrund einer **psychiatrischen Störung**, z. B. bei einer Depression;
- Insomnien, die weder durch eine organische noch durch eine *psychische Störung* ausgelöst werden: Das sind die **primären** oder **psychophysiologischen Insomnien**.

## 2.2 Die primären Insomnien

Die **primäre Insomnie** kann sich unterschiedlich äußern:
- Man liegt wach, obwohl man hundemüde und schläfrig ist **(Einschlafstörung)**.
- Man wacht mitten in der Nacht auf (häufig mehrmals) und ist hellwach, obwohl man weiterschlafen möchte **(Durchschlafstörung)**.
- Man wacht viel zu früh auf und kann nicht mehr einschlafen **(frühzeitiges Erwachen)**.
- Man schläft so unruhig und oberflächlich, dass keine tiefgreifende Erholung möglich ist **(nicht erholsamer Schlaf)**.

Häufig entsteht die primäre Insomnie in einer belastenden und stressgeladenen Lebenssituation (z. B. private, berufliche Probleme oder die Betreuung von kleinen Kindern) und bleibt als chronische Schlafstörung bestehen, auch wenn die aktuelle Krise überwunden ist. Von einer **chronischen Schlafstörung** spricht man, wenn diese mindestens 3-mal pro Woche auftritt und mindestens einen Monat lang besteht. Bestimmte Persönlichkeitsmerkmale begünstigen die Insomnie, z. B. Stressanfälligkeit, Ängstlichkeit oder Neigung zu depressiven Verstimmungen.

Die chronische Schlaflosigkeit wird von verschiedenen Faktoren gespeist und aufrechterhalten:

° **Erregung (Hyperarousal)**
- auf der gefühlsmäßigen Ebene: Arger, Wut u. ä.;
- auf der körperlichen Ebene: muskuläre Anspannung;
- auf der vegetativen Ebene: Herzrasen, flache und schnelle Atmung, Schweißausbrüche u. ä.

° **Schlafbehindernde Gedanken und Erwartungen**
- Grübeln und Probleme wälzen.
- Darüber nachdenken, wie negativ sich die Schlaflosigkeit am nächsten Tag auswirken wird.

° **Verhaltensweisen, die den nächtlichen Schlaf beeinträchtigen**
- Zu lange wach im Bett liegen.
- Zu unregelmäßigen Zeiten ins Bett gehen und aufstehen.
- Tagsüber schlafen.

° **Folgen der Schlaflosigkeit**
- Müdigkeit, Erschöpfung, Konzentrationsstörungen und Leistungsminderung am Tage,

– Niedergeschlagenheit,
– verminderte Lebensqualität,
– sozialer Rückzug.

Diese Faktoren beeinflussen sich gegenseitig und bilden einen Teufelskreis, in dem sich der von Schlaflosigkeit Betroffene bewegt.[7]

Viele Menschen mit Schlafstörungen sind fest davon überzeugt, dass sie zu wenig oder fast gar nicht schlafen. Objektive Messungen ihres Schlafs im Schlaflabor (Polysomnographie) relativieren diese Aussagen. Die polysomnographischen Aufzeichnungen weisen meistens nach, dass die Betroffenen mehr schlafen, als sie vermuten. Dass die subjektive und objektive Schlafbewertung auseinander klafft, hat vermutlich folgenden Grund: Viele Menschen mit Schlafstörungen empfinden die Leichtschlafphasen (NON-REM 1 und NON-REM 2) als Wachzustand. In diesen Phasen ist die Wahrnehmung von Außen- und Innenreizen teilweise möglich.

Meine Atemarbeit richtet sich in erster Linie an Menschen mit primären Schlafstörungen. Wer unter einer organisch oder psychiatrisch bedingten Schlafstörung leidet, sollte ärztliche oder therapeutische Hilfe für die Grunderkrankung in Anspruch nehmen, kann jedoch auch von den atemtherapeutischen Übungen profitieren.

## 2.3 Behandlungsmöglichkeiten der primären Insomnien

Ca. 20 % aller Hausarztpatientinnen und -patienten klagen über eine ausgeprägte Schlaflosigkeit.[8] Leider werden von den Ärzten immer noch zu häufig Schlaftabletten verschrieben. Diese können in einer Krisensituation kurzfristig helfen, indem sie die Schlafdauer verbessern; jedoch vermindern sie die Schlafqualität (Reduzierung von REM- und Tiefschlaf) und führen oft zu unerwünschten Nebenwirkungen wie Tagesmüdigkeit und Abhängigkeit. Dies gilt auch für die Alltagsdroge Alkohol, sofern sie regel- und übermäßig als Einschlafhilfe konsumiert wird. Pflanzliche Präparate wie Baldrian, Melisse usw. sind zwar nebenwirkungsfrei, greifen aber nur bei leichten bis mittleren Schlafstörungen.[9]

Da Medikamente langfristig eher schaden als nützen, wurden **nichtmedikamentöse Behandlungsmöglichkeiten** entwickelt, von denen ich die wichtigsten kurz skizzieren möchte:[10]

- **Aufklärung über das Schlafgeschehen**

Viele Menschen mit Schlafstörungen haben unzureichende Kenntnisse über die Schlafnatur und das Schlafgeschehen. Eine häufige Fehlannahme ist z.B. der Glaube, dass jeder Mensch gleich viel Schlaf braucht. Dies kann zu schlafmindernden Verhaltensweisen führen. Realistische Schlaferwartungen wirken sich hingegen schlaffördernd aus.

- **Schlafhygiene**

Hierunter versteht man Verhaltensweisen, die den gesunden Schlaf fördern, z. B.:

– regelmäßige Aufsteh- und Zubettgeh-Zeiten
– nachts nicht auf die Uhr schauen
– regelmäßige körperliche Aktivitäten (Bewegung, Sport)
– Jede körperliche, seelische oder geistige Anstrengung sollte 2 Stunden vor dem Zubettgehen eingestellt werden.
– Schwere Mahlzeiten, Kaffee, schwarzer Tee und übermäßiger Alkoholgenuss sollten abends vermieden werden.
– Einschlafritual.

- **Stimuluskontrolle**

Das Bett soll nur noch zum Schlafen aufgesucht werden. Alle anderen Tätigkeiten wie Lesen, Fernsehen, Essen usw. sollten aus dem Bett verbannt werden (Ausnahme: Sex).

- **Schlafrestriktion**

Die Schlafdauer wird unter ärztlicher bzw. therapeutischer Kontrolle systematisch verkürzt, um die Schlafqualität zu verbessern.

- **Paradoxe Intention**

Viele Menschen mit Schlafstörungen setzen sich allabendlich unter Druck, indem sie sich sagen: „Ich muss schlafen!“ Stattdessen sollte sich der Betroffene im Bett darauf konzentrieren, *nicht* zu schlafen.

- **Strategien zur Stressbewältigung tagsüber**

Beispiele:

– Wenn man müde bzw. unkonzentriert wird, sollte man Pausen (auch kleinste) einlegen oder Abwechslung in die Arbeit bringen.[11]
– Eine Prioritätenliste erstellen von den dringlichsten Aufgaben, die sofort erledigt werden müssen, und den weniger dringlichen Arbeiten, die später erledigt werden können.

– Innere Perfektions- und Leistungszwänge abbauen.
– Für ausreichende Erholung am Feierabend bzw. in der Freizeit sorgen.
– Regelmäßig Entspannungsübungen ausführen.

- **das Führen und Besprechen eines Schlaftagebuchs**

Über einen längeren Zeitraum werden bestimmte Faktoren, die für das Schlafen eine Rolle spielen, täglich protokolliert. Z. B. schreibt der Betroffene den Zeitpunkt des Zubettgehens, die geschätzten Wachliegezeiten (ohne nachts auf die Uhr zu schauen!) und den Zeitpunkt des Aufstehens auf. Ferner enthält das Tagebuch Aussagen über die subjektiv empfundene Schlafqualität, über das Gefühl des Erholtseins usw. Das Tagebuch wird mit dem Schlaftherapeuten besprochen und ausgewertet. Aufgrund der Tagebuchaufzeichnungen werden Strategien entwickelt, wie der Betroffene seinen Schlaf verbessern kann.

- **kognitive Techniken:**

– ***kognitive Umstrukturierung:*** Negative Gedanken zum Schlaf werden durch positive Gedanken ersetzt. Zum Beispiel denkt der Schlaflose: „Jetzt liege ich schon wieder über eine Stunde wach. Diese Nacht kann ja heiter werden!“ Er ersetzt diesen negativen Gedanken bewusst durch eine positive Aussage: „Ich bleibe ganz ruhig. Auch wenn der Schlaf erst später kommt, kann er noch gut werden und mir ausreichend Erholung schenken.“
– ***Gedankenstopp:*** Negative Gedanken (nächtliches Grübeln) werden, sobald sie auftauchen, bewusst angehalten (z. B. durch ein imaginäres Stopp-Schild): „Heute habe ich meine Arbeit schlecht gemacht.“ Stopp! „Was soll ich nur machen, wenn ich morgen wieder so unkonzentriert bin?“ Stopp!
– ***Problemkästchen:***
Wenn man sich nachts den Kopf über Probleme zerbricht, die man lösen will, so notiert man diese auf einem Zettel und sperrt ihn in ein Kästchen. Am nächsten Tag wird anhand des Merkzettels das Problem im **Wachzustand** bearbeitet. Nachts werden die Schatten größer, d. h.: Die Probleme erscheinen nachts oft wesentlich schwerwiegender, als sie es tatsächlich sind, und können mit dem Tagesbewusstsein vernünftiger gelöst werden.
– ***Fantasiereise, Ruhebild:*** Man stellt sich möglichst angenehme, beruhigende innere Bilder bzw. Erlebnisse vor (z.B. ein Naturbild aus dem Urlaub). Wichtig ist, dass man das innere Ruhebild bzw. die Fantasiereise mit allen Sinnen erlebt: ***Was höre, sehe, rieche, schmecke und empfinde ich an dem Fantasieort, an dem ich mich wohlfühle?***

- **Entspannungsverfahren** (siehe Kap. 8).

Die meisten der oben genannten Techniken und Methoden stellen verhaltenstherapeutische Anwendungen dar. Diese Verfahren arbeiten vor allem symptomorientiert. Ihr Ziel ist die Aufhebung der Schlaflosigkeit und die Förderung des gesunden Schlafs. Am wirksamsten sind so genannte **„multifaktorielle Methoden“**[12], in denen mehrere der oben angeführten Therapieelemente zusammengefasst sind. Andere Verfahren, die bei Schlafstörungen angewendet werden, sind **Gesprächstherapie** und **tiefenpsychologische** bzw. **analytische Psychotherapie**. Bei diesen Therapien steht nicht so sehr das Symptom der Schlaflosigkeit im Mittelpunkt, sondern es wird an den Ursachen der Schlafstörung im Gesamtzusammenhang der Persönlichkeit gearbeitet. Diese Therapien wirken nicht kurzfristig, sondern eher langfristig.[13]

Alle nichtmedikamentösen Therapien bei Schlafstörungen erfordern die Bereitschaft der Betroffenen, **selbstverantwortlich** an ihrer Schlafstörung bzw. an deren Ursachen zu arbeiten. Sowohl in der wissenschaftlichen Literatur als auch in den populären Schlafratgebern wird durchgängig betont, wie wichtig die Einübung eines Entspannungsverfahrens ist. Die bekanntesten Entspannungsverfahren, die im klinischen Setting angeboten werden, sind:[14]

- Hypnose
- Autogenes Training
- Progressive Muskelentspannung nach Jacobson
- Biofeedback
- Imaginative Verfahren (Fantasiereise, Ruhebild u. ä.)
- Yoga und Meditationsverfahren (siehe auch Kap. 8).

Die Entspannungsverfahren arbeiten daran, Stress abzubauen und einen ruhigen Wachzustand herbeizuführen. Sie wirken nur schlaffördernd, wenn die betroffene Person über einen längeren Zeitraum (Wochen bis Monate) möglichst regelmäßig (täglich) übt (siehe auch Kap. 4.2).

Im Rahmen der verschiedenen Entspannungsmethoden werden auch Atemübungs-Elemente (meistens in Form von Atemtechniken) angeboten. **Atemtherapie bei Schlafstörungen** als eigenständiges Verfahren findet in der Literatur und im klinischen Alltag so gut wie keine Verbreitung und Anwendung. Eine Ausnahme stellt das immer noch lesenswerte Büchlein „Der atmende Mensch“ (erstmalig erschienen 1962) von Alice Schaarschuch dar, die zu der ersten Generation der Atempädagoginnen im 20. Jahrhundert zählte (siehe auch Kapitel 4.1).

# 3. Der bewusste zugelassene Atem – eine Einführung

In der Atemarbeit mit psychosomatisch erkrankten Patientinnen und Patienten verwende ich die Methode des **„bewussten zugelassenen Atems“**. Sie wurde von verschiedenen Atemlehrerinnen in Deutschland im Laufe des 20. Jahrhunderts entwickelt.[15] Die bekannteste Vertreterin dürfte Prof. Ilse Middendorf sein, die mit der „Lehre des erfahrbaren Atems“ arbeitet.[16] Die Methode des bewussten zugelassenen Atems ist ein eigenständiges körper- bzw. leibtherapeutisches Verfahren, das von Atemfachschulen in Deutschland, Österreich und der Schweiz in mehrjähriger Ausbildung angeboten und gelehrt wird. K. Fischer und E. Kemman-Huber haben diese Methode in ihrem Buch „Der bewusste zugelassene Atem“[17], auf das ich mich in diesem Kapitel immer wieder beziehe, systematisch beschrieben.

Die Methode des bewussten zugelassenen Atems orientiert sich an den organischen Gesetzmäßigkeiten der Atmung. Was heißt **„Atmung“** im Vergleich zu **„Atem“**?

**„Atmung“** meint die physiologisch-vegetative Atemfunktion (Lungen- und Zellatmung, Bewegung der Atemmuskeln usw. ). Die Atmung reagiert äußerst sensibel auf äußere und innere Reize. Sie reagiert aber nicht nur auf körperliche Impulse, sondern auch auf Gefühle und Gedanken. In diesem Zusammenhang entsteht der **„Atem“**, der den ganzen Menschen in seiner körperlichen, seelischen und geistigen Dimension erfasst.

Ähnlich wie zwischen „Atmung“ und „Atem“ wird in der Atemarbeit auch zwischen **„Körper“** und **„Leib“** unterschieden. Unter **„Körper“** werden die anatomisch-physiologischen Funktionen verstanden. Der **„Leib“** hingegen ist der „beseelte Körper“[18]. Der Leib ist also der Körper in seinem Wirkzusammenhang von physischen, seelischen und geistigen Kräften.

In der Atemarbeit mit psychosomatischen PatientInnen und in den Teamgesprächen mit ÄrztInnen und PsychologInnen verwende ich allerdings nur den Begriff „Körper“. Das Wort „Leib“ ist vielen Menschen ohne Körpererfahrung sowie vielen TherapeutInnen im klinischen und ambulanten Setting fremd und wird häufig missverstanden. Darüber hinaus habe ich den Eindruck, dass die jahrhundertelange Spaltung zwischen Körper und Seele/Geist ungewollt fortgesetzt wird, wenn man zwei Begriffe für etwas verwendet, das von Natur aus zusammengehört. Ich gehe davon aus, dass der Körper seelische und geistige Inhalte in sich trägt, auch wenn er von vielen

Menschen nur rein funktionell betrachtet und benutzt wird. Deshalb verwende ich in der Praxis und in diesem Buch den „Körper"-Begriff. Ich hoffe, dass aus dem jeweiligen Zusammenhang ersichtlich wird, dass ich im Körper immer auch die seelisch-geistige Einheit sehe.[19] Eine Ausnahme bilden aus stilistischen Gründen die Adjektiv-Verbindungen „leib-seelisch-geistig", in denen „leib" einfach besser klingt als „körperlich".

Im Alltag atmen die meisten Menschen unbewusst; die **Atmung** wird **unwillkürlich** gesteuert und reagiert automatisch auf innere und äußere Reize. Nur in besonderen Momenten tritt der Atem ins Bewusstsein, z. B.,

- *wenn ich vor Schreck die Luft anhalte oder*
- *wenn ich in einem Moment der Erleichterung spüre, dass ich spontan tiefer und freier atmen kann.*

Im Vergleich zu anderen vegetativen Funktionen wie Herz-Kreislaufsystem, Verdauung usw. nimmt die Atmung eine Sonderstellung ein. Anders als Herzschlag oder Verdauung kann die Atmung bewusst beeinflusst werden: Zum Beispiel kann ich willentlich in den Bauch atmen. Die **willentliche Atemführung** wird als **Atemtechnik** in vielen Sportarten, Bewegungs-, Entspannungs-, Meditations- und Therapieverfahren angewandt.

Es gibt aber noch eine dritte Möglichkeit, mit dem Atem umzugehen:

*Ich nehme meine Atembewegung wahr, ohne einzugreifen. Über die körperliche Empfindung mache ich mir das Atemgeschehen bewusst und erfahre den Atem in seiner Wirkung auf meine leib-seelisch-geistige Befindlichkeit. Ich versuche nicht, den Atem willentlich zu verändern oder zu korrigieren. Stattdessen trete ich mit dem Atem in ein „Gespräch", indem ich meine innere Aufmerksamkeit auf das Atem- und Körpergeschehen lenke und indem ich mich beispielsweise durch eine Berührung (Handauflegen) oder Bewegung auf den Atem einlasse.*

In dieser Form der Atemarbeit spielt die **Empfindung** des Körper- und Atemgeschehens eine zentrale Rolle. Mit Empfindung ist die sinnliche Wahrnehmung von inneren und äußeren Reizen gemeint, also von Sehen, Hören, Riechen, Schmecken, Tasten … – In der Atemarbeit geht es vor allem um die Empfindung von inneren Sinnesreizen (Interozeption); damit sind der Tastsinn und die Tiefensensibilität (Empfindung von Muskeln, Gelenken; Raum- und Kraftsinn) gemeint.

Empfinden und spüren werden synonym gebraucht. Die Empfindung des Körpergeschehens beinhaltet Qualitäten wie ***leicht – schwer***, ***warm – kalt, weich – hart, angespannt – wohlgespannt – schlaff*** usw. Die Atmung kann durch ihre Bewegung in Raum und Zeit gespürt werden und beinhaltet

Qualitäten wie ***das Weit- und Engwerden der Körperhülle (im Ein- und im Ausatem), das Strömen in den Körpergeweben***… Die Atmung kann als ***tief – flach, schwach – kräftig, schnell – langsam, regelmäßig – unregelmäßig*** empfunden werden.

Im Vergleich zu den anderen Bewusstseinsfunktionen des Fühlens und Denkens ist die Empfindung wertfrei. Erst durch ein Gefühl wird die Empfindung bewertet bzw. durch einen Gedanken reflektiert. Ein Beispiel:
*„Meine Füße sind **warm**.“* **(= Empfindung)**
*„Das fühlt sich **gut** an!“* **(= Gefühl)**
*„Meine Füße sind **gut durchblutet**.“* **(= Gedanke)**

Empfinden kann ich das Körper- und Atemgeschehen nur, wenn es mir gelingt, meine Aufmerksamkeit nach innen zu lenken und mein Bewusstsein im Körper zu sammeln. **„Sammlung“** heißt, dass ich als Ganzes in meinem Körper anwesend bin. Erst wenn ich meine Aufmerksamkeit in einer bestimmten Körperregion sammle, kann ich dort Empfindungen bewusst wahrnehmen. Durch die Sammlung und Empfindung wird der Atem in dem entsprechenden Körperraum angesprochen und belebt, ohne dass ich ihn willentlich forcieren oder manipulieren muss.[20] Folgendes Beispiel verdeutlicht diesen Vorgang:

*Ich lege meine Hände auf den Bauch. Mit meiner inneren Aufmerksamkeit sammle ich mich unter den Händen im Bauch. Ich spüre das leichte Gewicht der Hände und ihre Wärme, die in den Bauch strömt. Die Atembewegung spüre ich anfänglich vor allem im Brustkorb, im Bauchraum nur sehr schwach. Mein Atem ist flach und unruhig. Je länger ich mich innerlich auf die Empfindung der Hände und ihre wohltuende Wärme und Anwesenheit einlassen kann, desto ruhiger wird der Atem. Langsam taucht Atembewegung unter meinen Händen im Bauch auf. Ich spüre, wie der Einatem in meine Hände fließt und sie wie eine Welle leicht emporhebt. Im Abfließen des Ausatems sinken die Hände wieder etwas nach unten. Ich tue nichts – außer anwesend und offen für alle Empfindungen zu sein. Wenn der Ausatem abfließt, warte ich, bis der neue Atem von selbst auftaucht. Ich lasse das Fließen des Atems geschehen, ohne einzugreifen. Mit der Zeit „blüht“ der Atem unter meinen Händen auf und dehnt sich im ganzen Bauchraum bis zum Rücken und zum Beckenboden aus. Der Atem wird ruhiger und tiefer. Wohlige Wärme breitet sich im ganzen Körper aus. Hände und Füße werden warm. Ein Gefühl der inneren Geborgenheit stellt sich ein.*

Das bewusste Zulassen des Atems ist nur dann möglich, wenn ich meine Aufmerksamkeit möglichst **vorurteilsfrei und absichtslos** auf mein Körper- und Atemgeschehen richte. Ich beobachte meinen Atem nicht, um ihn zu kontrollieren oder zu verbessern, sondern ich nehme ihn wahr als Ausdruck meiner psycho-somatischen Befindlichkeit im Hier und Jetzt. Dabei nehme ich mir selbst gegenüber die Rolle einer „Zeugin“ ein: ***Ich be- oder verurteile mich nicht, sondern ich nehme mich an, und ich nehme mich wahr, so, wie ich gerade bin*** („Witness-Funktion“). Mit dieser inneren Einstellung lasse ich mich auf mein Atem- und Körpergeschehen ein, ohne es korrigieren oder manipulieren zu wollen. In der Atemarbeit wird diese Art der gewährenden Haltung als „Hingabe und Achtsamkeit“[21] bezeichnet. Diese innere Einstellung des aktiven Geschehenlassens erfordert geduldiges Üben und stellt ein wesentliches Element im atemtherapeutischen Prozess dar. Es erfordert Mut und Bereitschaft, auch unangenehme Empfindungen und Erfahrungen zuzulassen und sich mit diesen selbstverantwortlich auseinander zu setzen.

Im klinischen Alltag und in der Arbeit mit Laien kann der Begriff „Hingabe“ Irritationen und Missverständnisse auslösen. Im alltäglichen Sprachgebrauch bezeichnet „Hingabe“ das Sich-Einlassen auf eine geliebte Person. Nun weisen viele Menschen (mit oder ohne psychosomatische Erkrankungen) seelische Verletzungen durch zwischenmenschliche Beziehungen auf. Hingabe wird häufig mit Selbstaufgabe verwechselt. Sowohl im psychotherapeutischen als auch im körpertherapeutischen Prozess muss als Erstes die Autonomie und Eigenverantwortlichkeit der betreffenden Person hergestellt und verankert werden, bevor sie wieder Nähe und Hingabe (ohne Selbstaufgabe) zulassen kann. Ich bevorzuge deshalb in der atemtherapeutischen Arbeit die Begriffe „sich einlassen“ oder „nachgeben“ statt „Hingabe“.

Auch der Begriff „Sammlung“, der in der Atemarbeit die innere Beteiligung an seinem Körper- und Atemgeschehen meint, bedarf noch einer Erläuterung.[22] Dieser Begriff taucht im allgemeinen Sprachgebrauch eher selten auf, obwohl er aus meiner Sicht sehr treffend die ganzheitliche Aufmerksamkeitslenkung nach innen bezeichnet. In der klinischen Praxis verwende ich häufig die für Laien verständlicheren Begriffe „innere Aufmerksamkeit“, „sich als Ganzes spüren“.

Sich nach innen zu sammeln fällt vielen Menschen schwer und ist in unserem Kulturkreis eher ungewohnt.[23] Schon die Aufmerksamkeit **nach innen** zu lenken stellt etwas Ungewohntes dar. Sammlung wird von Laien häufig mit Konzentration verwechselt. Die Aufmerksamkeit wird dann angestrengt auf einen Körperteil gerichtet mit dem Ziel, die entsprechende Körper- und Atemfunktion möglichst schnell zu verbessern. Im Unterschied zur Sammlung beinhaltet Konzentration eine willentliche Leistung, die alle Empfindungen, Gefühle und Gedanken ausblendet, welche das Erreichen des gewünschten Zieles, nämlich zu funktionieren, stören könnten. Sammle ich mich hingegen in meinem Körper, dann fokussiere ich zwar auch einzelne Elemente des Atem- und Körpergeschehens, betrachte diese aber immer in ihrer Verbundenheit mit dem ganzen Organismus und mit mir selbst. Ich erfahre dann das Körper- und Atemgeschehen als lebendigen Ausdruck meines leib-seelisch-geistigen So-Seins inklusive „Fehler" und Schwächen.

Da Konzentration mit willentlicher Anstrengung und Zielorientierung verbunden ist, treten häufig Kiefer- und Nackenverspannungen auf. Viele Übungsteilnehmer berichten, dass der Atem, wenn sie sich auf ihn konzentrieren, stockt, abflacht oder unregelmäßig wird. Der Atem als ganzheitlicher Ausdruck des lebendigen Menschen in seinem So-Sein verträgt keine Konzentration und zieht sich zurück. Versuche ich den Atem willentlich zu steuern, kann ich bestenfalls die Atmung in ihrer physikalischen Funktion verbessern. Tiefere Schichten der leib-seelisch-geistigen Persönlichkeit werden durch willentliche Atemführung nicht angesprochen und können somit auch nicht ihre Kräfte entfalten.

Die Aufmerksamkeit offen und wachsam nach innen zu richten, sich ohne manipulative Absicht auf sein Atem- und Körpergeschehen einzulassen, stellt für viele Menschen einen völlig neuen Lernprozess und eine neue Erfahrung dar. Dies verlangt ein „Umdenken" und die Bereitschaft, sich selbst so zu sehen und anzunehmen, wie man gerade **ist**.

Im Gegensatz zu Atemtechniken stellt die Methode des bewussten zugelassenen Atems eine prozessorientierte Körper- und Atemarbeit dar. Nicht das Funktionieren der Atmung ist das vordergründige Ziel, sondern in der Auseinandersetzung mit dem eigenen Körper- und Atemgeschehen sich für alle Erfahrungen zu öffnen, sich wahr-zu-nehmen und zu akzeptieren. Durch Sammlung, Hingabe und Achtsamkeit entfaltet sich der Atem aus der Tiefe und trägt zum leib-seelisch-geistigen Wachstum der Persönlichkeit bei.

Vorausgesetzt man kann die Atmung in ihrer organischen Gesetzmäßigkeit zulassen, dann lösen **Dehnungen** die **Einatembewegung** aus. Durch die Dehnung der Körperwände öffnen sich die so genannten Atemräume, in denen sich der Einatem nach allen Seiten hin ausbreiten kann (wenn die Körperwände nicht über- oder unterspannt sind). Es werden drei **Atemräume** unterschieden:

- der **untere** Atemraum (Unterbauch und Becken, Beine, Füße)
- der **mittlere** Atemraum (Flanken, Nabel bis einschließlich Oberbauch, unterer Brustkorb). Im mittleren Atemraum befindet sich das Zwerchfell.
- der **obere** Atemraum (oberer Brustkorb mit Schultergürtel, Arme, Hände, Hals und Kopf).

Den Atemräumen werden unterschiedliche Empfindungs- und Erfahrungsqualitäten zugeschrieben:[24]

- Der untere Atemraum beinhaltet die erdhafte Kraft, verbunden mit Vitalität, Lebensfreude, Sexualität und Halt, Geborgenheit, Schutz.
- Der mittlere Atemraum beinhaltet die Ich-Kräfte, verbunden mit Autonomie, innerer Mitte und Zentriertheit. Er bildet die Basis für die Begegnung mit der Außenwelt.
- Der obere Atemraum beinhaltet die gestischen (Arme), mimischen (Gesicht) und sprachlichen (Mund, Rachen, Kehlkopf) Ausdrucksweisen mit den entsprechenden gestalterischen und kreativen Möglichkeiten. Diesem Atemraum werden auch die geistigen und spirituellen Kräfte zugeschrieben.[25]

Die **subjektive** Empfindung der Atembewegung unterscheidet sich manchmal von der physiologisch-anatomischen Atemmechanik und wirkt bei einem rein intellektuellen, „objektiven" Körperverständnis unlogisch. Diese subjektive Atemempfindung ist aber mit einer deutlich spürbaren Wirkung auf die Atemsubstanz und die Atemkraft verbunden. Allerdings sind diese Wirkmechanismen wissenschaftlich noch nicht hinreichend erforscht und geklärt.

*Zum Beispiel kann in einer entsprechenden Übung die Empfindung entstehen, dass der* ***Ausatem*** *vom oberen Atemraum (Brust) nach unten in den Becken-Bauchraum fließt, obwohl er – rein anatomisch – durch die Nase nach oben ausströmt (siehe z.B. B 1, B 19). Mit dieser Empfindung kann die Erfahrung verbunden sein, dass man sich mit dem Ausatem in seinem Becken-Bauchraum niederlässt und zur Ruhe kommt.*[26]

Alle drei oben genannten Atemräume bilden in ihrer Gesamtheit den **Innenraum**: Dieser wird durch die Körperwände (Haut, Muskeln, Knochen und Gelenke, Bindegewebe) von dem **Außenraum** nach allen Seiten hin abgegrenzt. Je nach Spannungszustand und Durchlässigkeit der Körperwände kann sich der Mensch in die Außenwelt verlieren, sich von der Außenwelt abschotten oder in einem ausgewogenen Verhältnis zwischen Innen- und Außenwelt leben.

Von Natur aus ist das Atemgeschehen rhythmisch und läuft in folgenden Phasen ab:

**Einatem – Ausatem – Ruhe**.

Im **Einatem**, der der Aufnahme von Sauerstoff dient, werden die Körperwände gedehnt. Es entsteht Atemraum, in dem sich der Einatem bei entsprechender Lösung entfalten kann. Mit der Empfindung des Weitwerdens sind seelische Qualitäten wie „sich öffnen“, „etwas von der Außenwelt empfangen“ und „sich annehmen“ verbunden. Im Weitwerden der Atemräume entsteht mit dem Einfließen des Atems **Atemsubstanz**.

Im **Ausatem**, der der Abgabe von Kohlendioxid dient, schwingen die Körperwände zurück, der Atemraum verdichtet sich. Die zentrierende und richtungsweisende Empfindung der Ausatembewegung beinhaltet Qualitäten wie „Aktivität“, „etwas von sich selbst an die Außenwelt abgeben“, „Gestaltung“ und „Loslassen“. In der Verdichtung des Atemraums entsteht die **Atemkraft**. Die Atemsubstanz und die Atemkraft nähren die **seelische Substanz** und die **seelische Kraft**.

Nach dem Abfließen des Ausatems stellt sich die kurze Phase der **Atemruhe** ein. Sie bildet den Umkehrpunkt zwischen dem vorangegangenem und dem folgendem Atemzyklus: Hier gilt es abzuwarten, bis der nächste Einatem von selbst entsteht. Bei entsprechendem Einlassen und Üben können hier „Stille“, „Geduld“ und „Wandlung“ erfahren werden.[27]

Der **Atemrhythmus** ist eine wellenförmige Schwingung, die in ihrer Frequenz und Amplitude ständig von inneren und äußeren Reizen beeinflusst wird:

*In Ruhe atme ich langsamer und gleichmäßiger.*
*In Aktivität atme ich schneller und unregelmäßiger.*

Die Atemlehre geht davon aus, dass jeder Mensch einen wesenseigenen Rhythmus hat, der, wenn er zugelassen werden kann, Ausdruck seines einzigartigen Selbst ist. Dieser ursprüngliche Atemrhythmus wird überformt durch Erziehung, erlernte Verhaltensweisen, seelische Prägungen, gesellschaftliche Normen und mentale Einstellungen. Es bildet sich das so genannte Atemmuster, aus dem man Rückschlüsse ziehen kann auf die innerseelische und geistige Situation der betreffenden Person. Je nach persönlich geprägtem **Atemmuster** ist die eine oder andere Atemphase länger bzw. kürzer, stärker oder schwächer ausgeprägt.

Die Atmung ist ohne die Bewegung von Muskeln, Knochen und Körpergeweben nicht möglich. Atmung und Bewegung beeinflussen sich gegenseitig. Ähnlich wie der Atemrhythmus in drei Phasen abläuft, besteht jede organische Bewegung im Prinzip aus drei Komponenten:
**Spannungsaufbau** (= aktive Komponente) – **Spannungsabbau/Lösung** (passive Komponente) – **Pause**.

Um Missverständnissen vorzubeugen: Dies heißt nicht unbedingt, dass eine Bewegungskomponente in einer bestimmten Atemphase geschehen muss (außer bei der Ein- und Ausatembewegung im engeren Sinn).

Wenn Atmung und Bewegung organisch ineinander spielen, dann werden die Bewegung durch die Atemkraft und der Atem durch die Muskelkraft gespeist. Zum Beispiel erleichtert die richtunggebende Kraft des Ausatems die Körperaufrichtung. Die Dehnung der Muskulatur wiederum fördert die Einatmung.

Übrigens ist vielen Menschen nicht bewusst, dass die Bewegung nicht nur durch die Muskelkraft, sondern auch durch die Atemkraft getragen wird. Das natürliche Wechselspiel zwischen Atmung und Bewegung ist oft erheblich gestört. Atmung und Bewegung führen dann ein Eigenleben. Wenn die Atemkraft nicht mehr für die Bewegung zur Verfügung steht, dann muss die Muskulatur doppelte Arbeit leisten. Dies kann chronische Verspannungen auslösen bzw. verstärken. Darüber hinaus werden in vielen Sport-, Gymnastik- und Bewegungsverfahren Atemtechniken angewandt, die den organischen Gesetzmäßigkeiten der Atmung widersprechen. Beispielsweise wird immer noch gelehrt, die Wirbelsäule im Einatem statt im Ausatem aufzurichten.

In der Atemlehre unterscheidet man die **aktive** und die **passive Atemarbeit**. Unter passive Atemarbeit fallen **Atembehandlung** und **Atemmassage**. In der aktiven Atemarbeit, die sowohl in Gruppen als auch in Einzelsettings stattfinden kann, führt der Klient unter Anleitung der Atemtherapeutin Übungen im Sitzen auf dem Hocker, im Stehen und in Bewegung aus. Übungen im Liegen werden in der allgemeinen Atemarbeit nur begrenzt angeboten.

Gearbeitet wird mit folgenden **Übungselementen**:
- Dehnungen
- Druckpunktarbeit
- Berührung (z. B. Hände auflegen oder Ausstreichen)
- achtsame Bewegungen
- Vokalraumarbeit und Arbeit mit Konsonanten.

Am Beispiel der Bewegung möchte ich veranschaulichen, wie der atemtherapeutische Übungs- und Lernprozess ablaufen kann. Die Bewegung hat neben dem Ziel der Wohlspannung zweierlei Funktionen. Zum einen spürt der Übende, was eine Bewegung innerlich bewirkt:
- Welche Empfindungen entstehen auf der körperlichen Ebene (Anspannung-Entspannung-Wohlspannung, Weitung-Verdichtung usw.)?
- Wie reagiert der Atem auf die Bewegung? Vertieft er sich oder stockt er z. B.?
- Was löst die Empfindung auf seelisch-geistiger Ebene aus? Wohlgefühl oder Abwehr, z. B. Angst? Tauchen innere Bilder oder Assoziationen auf?

Zum anderen entsteht die Bewegung aus den inneren Impulsen des Atem- und Körpergeschehens in Zusammenhang mit Gefühlen und inneren Bildern bzw. Gedanken. Die Bewegung wird dann vom Atem getragen und ist lebendiger Ausdruck der übenden Person. In diesem Fall stimmt die Bewegung mit dem Menschen in seiner Eigenart überein und spiegelt seine Befindlichkeit im Hier und Jetzt.

Durch die achtsame Wiederholung, Variation und Gestaltung offener Bewegungsstrukturen kann die übende Person ihr Empfindungsvermögen für das Körper- und Atemgeschehen differenzieren. Sie kann neue Bewegungsmöglichkeiten spielerisch ausprobieren und integrieren. Hier geschieht „sensomotorisches Lernen“[28]. Wenn der Atem zugelassen und wahrgenommen werden kann, dann kann er als „Leitseil“[29] für die leib-seelisch-geistige Entwicklung dienen.

Die Methode des bewussten zugelassenen Atems stellt ein übendes körpertherapeutisches Verfahren dar, welches je nach Zielgruppe und Setting mehr pädagogischen oder therapeutischen Charakter hat. **Ziel** der Atemarbeit ist die Herstellung eines flexiblen eutonen Grundzustandes. Unter **Eutonie (= Wohlspannung)** wird eine ausgewogene Spannung und Beweglichkeit von Muskeln und Gelenken verstanden mit der Folge, dass der Körper für die Atembewegung durchlässig wird. Dieser physischen Wohlspannung entspricht die seelisch-geistige Ausgeglichenheit. Aus einem eutonen Grundzustand heraus kann der Mensch seine Fähigkeiten entfalten, Selbstvertrauen entwickeln, in angemessenen Kontakt zu seiner Umwelt treten und flexibel auf äußere und innere Zustände reagieren. „Bewusste übende Atemarbeit ist in ihrem Schwerpunkt **strukturbildend** und **wachstumsfördernd**. Sie bringt das Erleben der **Differenzierung, der Entfaltung und der Kraft“**[30].

Die Methode des bewussten zugelassenen Atems basiert auf einem Menschenbild, das dem der humanistischen Psychologie, auch der analytischen Psychologie C. G. Jungs in vielen Bereichen entspricht.[31] Sie orientiert sich weniger am Krankheitssymptom, sondern versucht, die Ressourcen des Menschen zu entwickeln und seine gesunden Anteile zu stärken.[32] Sie kann deshalb sehr gut im Bereich der Gesundheitsvorsorge zur Prävention von organischen, seelischen und psychosomatischen Erkrankungen eingesetzt werden.

Nichtsdestoweniger halte ich die Atemarbeit mit Menschen, die z. B. unter psychosomatischen Störungen leiden, für absolut notwendig, wirkungsvoll und ausbaufähig. Hier muss das Krankheitssymptom ernst genommen werden, und zwar aus folgenden Gründen:

– Zum einen kommen die Patientinnen und Patienten in die Atemtherapie mit der Erwartung, dass ihr Symptom gelindert bzw. geheilt wird.

– Zum anderen manifestiert sich im Symptom der mehr oder weniger unbewusste Widerstand des erkrankten Menschen. Das Symptom stellt oft den letzten verzweifelten Versuch des Betroffenen dar, seine Autonomie zu wahren oder Zuwendung zu bekommen. Im Widerstand des Symptoms ist sehr viel Kraft gebunden, und im Kern dieses Widerstandes liegt das Samenkorn für eine Neuorientierung und kreative Entwicklung.

Die Atemarbeit mit psychosomatisch erkrankten Patientinnen und Patienten sollte also das Symptom berücksichtigen. Allerdings geschieht dies weniger in einer konfliktzentriert-aufdeckenden Arbeitsweise. Vielmehr geht es darum, den Menschen dort abzuholen, wo er gerade steht, und ihm in seiner individuellen, krankheitsbedingten Begrenzung die Möglichkeiten aufzuzeigen, wie er sich dem Atem öffnen und die Atemkraft als Ressource für sein Wachstum nutzen kann.

Die atemtherapeutische Arbeit mit psychosomatisch erkrankten Patienten erfordert eine gründliche Kenntnis der psychosomatischen Zusammenhänge der jeweiligen Erkrankung, psychologische Grundkenntnisse (Umgang mit Widerstand, mit Übertragung und Gegenübertragung), psychotherapeutische Selbsterfahrung sowie Fähigkeiten in klientenzentrierter Gesprächsführung.

In der klinischen Praxis unterscheide ich die *allgemeine* und die **indikative Atemtherapie bei Schlafstörungen**. In die allgemeine Atemtherapie kommen Patientinnen und Patienten mit den unterschiedlichsten psychosomatischen Erkrankungen. Daneben finden Indikativgruppen statt, die ausschließlich mit Schlafstörungen konzipiert sind.

Die allgemeine Atemtherapie mit psychosomatisch Erkrankten stellt ein komplexes Thema dar, welches allein ein ganzes Buch füllen könnte. Hier müssen einige grundsätzliche Anmerkungen genügen. In der allgemeinen Atemtherapie geht es darum, den Betroffenen, die häufig wesentliche organische Bedürfnisse unterdrückt haben, einen Zugang zu ihrem vernachlässigten Körper- und Atemgeschehen zu ermöglichen. Die Patientinnen und Patienten lernen, ihre Empfindungsfähigkeit für somatische Vorgänge zu schulen und zu differenzieren. Sie lernen, achtsamer und rücksichtsvoller mit ihren organischen Bedürfnissen umzugehen.

Viele psychosomatisch erkrankte Patientinnen und Patienten erleben ihren Körper nur noch als Belastung und fühlen sich mehr oder weniger dessen Symptomen ausgeliefert. Durch die Lösung von Atemblockaden erfahren sie die wohltuende und befreiende Wirkung des Atems und erleben häufig zum ersten Mal seit langer Zeit wieder ein angenehmes Körpergefühl. In der Atemarbeit spüren sie am eigenen Leib, wie körperliche, seelische und geistige Prozesse ineinander spielen, und lernen, selbstverantwortlicher mit sich umgehen.

Durch die Erfahrung der Atemkraft kommen sie in Kontakt mit ihrer seelischen Kraft und fühlen sich dem jeweiligen Krankheitssymptom nicht mehr so ausgeliefert. In diesem Zusammenhang spielen die Aufrichtung der Wirbelsäule, der Bodenkontakt in Verbindung mit der Erfahrung des tieferen Atems im Becken-Bauchraum eine große Rolle.

Sie erfahren, wie der ganzheitliche Umgang mit ihrem Körper- und Atemgeschehen das jeweilige Krankheitssymptom lindern, manchmal sogar zum Verschwinden bringen kann. Gelingt es, durch die Atemarbeit auf einer tieferen Ebene mit sich selbst in Kontakt zu kommen, dann verlieren selbst nicht veränderbare chronische Krankheitssymptome (z. B. Tinnitus) ihre Relevanz und können in den Hintergrund treten.

Anders als in der allgemeinen Atemtherapie, die ein breit gefächertes Spektrum von sowohl aktivierenden als auch deaktivierenden Atemübungen enthält, werden in der Atemtherapie bei Schlafstörungen vor allem beruhigende und lösende Atemübungen angeboten.

# 4. Die Atemtherapie als Lösungsverfahren bei Schlafstörungen

## 4.1 Einleitung

Die Atemtherapie ist als eigenständiges „Entspannungs"-Verfahren bei Schlafstörungen im klinischen und ambulanten Setting so gut wie unbekannt. In den gängigen Entspannungsverfahren (Progressive Muskelentspannung, Autogenes Training, Biofeedback usw. ) werden einzelne Atemübungselemente eingesetzt, allerdings meistens als Atemtechnik mit willentlicher Atemführung.

Atemtherapeutische Übungen bei Schlafstörungen, die mit dem bewussten zugelassenen Atem arbeiten, werden in der Fachliteratur nur vereinzelt genannt, so zum Beispiel bei Ilse Middendorf[33] und bei Elena Cardas[34]. Diese Atemübungen setzen eine gesunde Körperkonstitution voraus, was aber bei Menschen mit Schlafstörungen aus meiner Beobachtung eher seltener der Fall ist. Die meisten Menschen mit Schlafstörungen, die ich im klinischen Setting betreut habe und noch betreue, weisen erhebliche Wirbelsäulen-Verspannungen, Schmerzen oder andere körperliche Einschränkungen auf, die beim Üben unbedingt berücksichtigt werden müssen.

In der atemtherapeutischen Literatur geht nur Alice Schaarschuch in ihrem Büchlein „Der atmende Mensch" (Erstveröffentlichung 1962) ausführlicher auf das Üben bei Schlafstörungen ein. Ihre „Lösungs- und Atemtherapie bei Schlafstörungen"[35] ist im Rahmen ihrer krankengymnastischen Arbeit mit Patientinnen und Patienten, die unter Schlafstörungen litten, entstanden. Ihre Arbeit ist sicherlich auch von ihrer ganz persönlichen Erfahrung im Umgang mit ihrer eigenen Schlafstörung (sie litt unter einer Depression) geprägt. Alice Schaarschuch zählt zu der ersten Generation der Atempädagoginnen in Deutschland, die in der ersten Hälfte des 20. Jahrhunderts gelebt und die Atemarbeit entwickelt haben.[36]

Alice Schaarschuch unterscheidet zwei Therapieschritte in ihrer Arbeit mit schlafgestörten Menschen:

– Lösung und Entspannung von muskulären Fehlspannungen (Fehlimpulsen) durch Wahrnehmung (Empfindung), Unterscheidung und Beurteilung. Sie nennt viele Übungselemente aus dem krankengymnastischen

Bereich (Dehnlagerungen, Experimentieren mit Alltagsbewegungen u. ä.). Das Ziel ist Wohlspannung.[37]

– Auf der Grundlage dieser Lösungsarbeit erfolgt dann die so genannte „Tast"-Arbeit.[38] Unter „Tasten" versteht sie das systematische Erspüren (nicht vorstellen, nicht denken!) von einzelnen Körperregionen. Diese Empfindungsarbeit geschieht aber nicht durch Berührung, sondern ausschließlich durch die innere Aufmerksamkeit und Wahrnehmung in Ruhe, stellt also einen reinen Bewusstseinsprozess dar. *Zum Beispiel spüre ich: Wie fühlt sich mein rechter Daumen in Ruhe an? Ist er warm oder kühl, leicht oder schwer?* Das Ziel der Tastarbeit ist ein meditativer Zustand, ein Ruhen in der Mitte, in dem alle Gegensätze (Anspannung–Entspannung) aufgehoben werden.[39] Hier finden sich Parallelen zur ***Tiefentspannung*** im Yoga[40], mit dem sich Alice Schaarschuch auseinandergesetzt hat. Anders als im Yoga lehnt Schaarschuch jedoch eine willentliche Manipulation der Atmung ab.

Mit ihrer Lösungs- und Tastarbeit, in der die wahrnehmende Empfindung und das Zulassen des eigenen Atems eine zentrale Rolle spielen, ist Alice Schaarschuch eine der Vorreiterinnen für die Methode des bewussten zugelassenen Atems. Allerdings können die krankengymnastischen Übungen in dieser Ausführlichkeit und Betonung nicht in der klinischen Atemtherapie bei Schlafstörungen übernommen werden, da sich die Patientinnen und Patienten nur für einen sehr begrenzten Zeitraum dort aufhalten. Im klinischen Setting sollte die körperliche Lösungsarbeit, die absolut notwendig ist, teilweise von anderen körperorientierten Verfahren übernommen werden (Wirbelsäulengymnastik, Bewegungstherapie, Krankengymnastik). Außerdem sollten in der Atemtherapie bei Schlafstörungen möglichst Bewegungen vermieden werden, die gymnastikähnlichen Charakter haben, da viele Betroffene dann in ein automatisches Bewegungsmuster fallen, um zu funktionieren.

Die Tastarbeit, wie sie Alice Schaarschuch beschreibt, stellt sehr hohe Anforderungen an die Wahrnehmungsfähigkeit der Übenden. Viele Patientinnen und Patienten verfügen kaum über empfindende Körpererfahrung. Sie kennen oft nur den gedanklichen und willentlich-mechanischen Umgang mit ihrem eigenen Körper (siehe nächstes Kapitel). Hier muss als Basisarbeit die Tiefensensibilität gefördert werden durch **konkretes** Tasten und Spüren z. B. durch die Berührung mit den Händen (siehe Kap. 5.5).

Alice Schaarschuchs herausragendes Verdienst besteht meiner Ansicht darin, dass sie die Rolle der Empfindung für die Integration des vegetativen Organgeschehens in das Verstandes- und Gefühlsleben des Menschen schlüssig herausgearbeitet und nachgewiesen hat. Sie betont, wie wichtig das Sich-Einlassen auf körperlich-vegetative Vorgänge mit gesammelter, wacher Aufmerksamkeit ist. In dieser Hinsicht ist ihre Atem- und Lösungsarbeit, die sie vor über 40 Jahren veröffentlicht hat, aktueller denn je:

„Durch die Abspaltung seines Intellekts und seiner Willenskraft vom vegetativen Zell- und Empfindungsleben ging dem abendländischen Menschen das Bewusstsein organischer Einheitlichkeit verloren, und in Bezug auf sein körper-seelisches Bewegtsein wurde er tief unwissend und instinktunsicher. Sein empfindendes Bewusstsein für organische Zusammenhänge ist abgestumpft und schwer gestört. Es neu zu erwecken, zu ordnen und zu klären ist eine der nächstliegenden Aufgaben unserer Lösungs- und Atemtherapie."[41]

## 4.2 Wohlspannung (Eutonie) und ruhiger Wachzustand als Ziel

Eine psychophysiologische oder primäre Schlafstörung stellt ein komplexes Geschehen dar, das von vielen Faktoren gespeist und aufrechterhalten wird (siehe Kap. 2.2). Zwei Beispiele aus der Praxis mögen dies veranschaulichen:

1. *Herr X wälzt sich in seinem Bett von einer Seite zur anderen Seite. Nun liegt er bereits seit 20 Minuten im Bett und kann nicht einschlafen. Er schimpft mit sich selbst: „Jetzt kann ich wieder nicht einschlafen! Wenn das so weiter geht, dann brauche ich mich gar nicht mehr ins Bett zu legen! Überhaupt habe ich in letzter Zeit so gut wie gar nicht geschlafen! Und in meiner Arbeit kann ich mich auch nicht mehr so gut konzentrieren!" Er ist nicht zufrieden mit dem Arbeitsprojekt, an dem er seit Wochen arbeitet. Jetzt grübelt er darüber nach, dass er noch dieses und jenes unbedingt verbessern müsse, aber wie? Sein Arbeitskollege zieht auch nicht so mit, wie es erforderlich wäre. Er ärgert sich über dessen Laschheit. Herr X ballt seine Fäuste unter der Bettdecke und beißt die Zähne zusammen. Er könnte vor Wut platzen! Sein Puls rast, und das Blut steigt ihm in den Kopf. An Einschlafen ist jetzt gar nicht mehr zu denken. Entnervt steht er auf, holt sich ein Bier aus dem Kühlschrank und setzt sich vor den Fernseher, vor dem er bald einschläft. Irgendwann schreckt er nachts hoch, stellt den laufenden Fernseher ab und wankt schlaftrunken ins Bett, wo er wieder lange nicht einschlafen kann.*
2. *Frau Y wacht nachts abrupt auf. Ihr Herz rast, und sie ist schweißgebadet. Sie schaut auf die Uhr; es ist halb zwei. Sie versucht ruhig zu werden,*

*doch es gelingt ihr nicht. Gestern Abend hatte sie schon wieder eine Auseinandersetzung mit ihrer halbwüchsigen Tochter, die immer schlechtere Schulnoten nach Hause bringt. Frau Y hat schon so viel versucht, um die schulischen Leistungen ihrer Tochter zu verbessern, und alles hat nichts gebracht. Dieses faule Luder! Sie verspürt Ärger und macht sich große Sorgen. Die Tochter hat ihr schon immer Sorgen gemacht, seitdem sie auf der Welt ist. Sie war ein so genanntes Schreikind, schlief bis zum zweiten Lebensjahr nicht durch, sodass die Mutter 2–3-mal in der Nacht aufstehen musste. Seit dieser Zeit kann sie nicht mehr richtig durchschlafen, wacht häufig nachts zwischen 1 Uhr und 3 Uhr auf. Hinzu kommt ihre Doppelbelastung als Mutter und Halbtagskraft. In den letzten Monaten verschlimmerte sich ihre Durchschlafstörung. Unruhig wälzt sie sich hin und her. Alle 5 Minuten schaut sie auf ihren Wecker. Nun geht das schon über Monate fast jede Nacht so, dass sie aufwacht und nicht mehr einschlafen kann. Irgendwann hört sie die Kirchturmuhr 4 Uhr schlagen. Endlich schläft sie ein. Um 6 Uhr reißt sie das Klingeln ihres Weckers aus dem Tiefschlaf. Schlaftrunken steht sie auf, um sich für die Arbeit fertig zu machen. Wie gerädert fühlt sie sich. Sie weiß jetzt schon, dass sie ihr Arbeitspensum nur mühsam schaffen wird, sich nicht konzentrieren kann und ihr die Augen vor Müdigkeit zufallen werden und und und…*

So oder ähnlich berichten Patientinnen und Patienten über ihre Ein- und Durchschlafstörungen.

Aus der Sicht des Schlaflosen funktioniert der Körper nicht mehr so, wie er funktionieren sollte. Der Schlaf verhält sich wie ein ungezogenes Kind, das vor seiner Mutter Reißaus nimmt. Und der von Schlaflosigkeit Betroffene verhält sich wie eine Mutter, die ihr Kind mit Ermahnungen zur Raison bringen will: „Du musst jetzt endlich schlafen!", sagt der Schlaflose zu sich selbst, „sonst geht es dir am nächsten Tag ganz schlecht!" Mit dieser Drohung verschlechtert er nur seinen Zustand. Der Schlaf lässt sich kaum herbeizwingen. Nicht Anstrengung und Willen, sondern Lösung und Gelassenheit fördern den Schlaf.

Im tagtäglichen Schlaf-Wachrhythmus stellt die Phase des Einschlafens einen besonders sensiblen Übergang dar. Hier muss der Mensch das Tagesgeschehen hinter sich lassen, muss seinen Willen und seine Selbstkontrolle, sein Tagesbewusstsein aufgeben. Das Einschlafen erfordert Vertrauen und Hingabe an die unwillkürlichen, unbewussten Funktionen des Organismus. Immer wieder berichten schlaflose Patientinnen und Patienten, dass sie in der Einschlafphase, oder wenn sie in tiefe Entspannung sinken, schreckhaft zusammenzucken, aufwachen und dann hellwach sind. Dieses

Phänomen kann ein Hinweis darauf sein, dass die Betroffenen Angst vor Kontrollverlust haben.

Die Hingabe an die unwillkürlichen Funktionen des Organismus kann gefördert werden durch die Methode des bewussten zugelassenen Atems. Hier kann der Patient eine rezeptive, gewährende Haltung sich selbst und seinem Körper- und Atemgeschehen gegenüber einnehmen. Im bewussten Zulassen des eigenen Atems kann das Loslassen, Geschehenlassen, können also Empfindungsqualitäten, die eine seelische Haltung der Ge-lassenheit fördern, gelernt werden.

Sowohl bei Einschlaf- als auch Durchschlafstörungen sowie frühzeitigem Erwachen schildern die Betroffenen folgende Symptome:
- vegetative Unruhe (Hyperarousal)
- motorische Anspannung
- emotionaler Aufruhr
- nächtliches Gedankenkreisen (siehe auch Kap. 2.2).

Uns interessiert in diesem Zusammenhang zunächst der vegetative Hyperarousal. Die Atemtherapie kann besonders gut auf der vegetativen Ebene eingreifen, da die Atmung ja selbst eine vegetative Funktion darstellt, die mit anderen vegetativen Prozessen eng verwoben ist.

Was geschieht bei einem vegetativen Hyperarousal? Das vegetative Nervensystem steuert alle organischen Prozesse, die unwillkürlich, ohne unseren Willen ablaufen. Dazu gehören u. a. Herz- und Atemfrequenz, Verdauung, Stoffwechsel, Schweiß- und Drüsensekretion. Das vegetative Nervensystem arbeitet zwar selbständig und unbewusst, kann aber stark beeinflusst werden durch unsere Gefühle, Gedanken und Empfindungen sowie durch die Art und Weise, wie wir mit Stress umgehen.

Seine Antagonisten (= Gegenspieler) – der Sympathikus und der Parasympathikus – sorgen normalerweise für ein ausgeglichenes Wechselspiel zwischen Aktivität (Leistung) und Ruhe (Erholung); im Falle des Hyperarousals sind sie aus dem Gleichgewicht geraten. Durch permanente Überforderung (und mangelnde Erholung) kann die ursprünglich sinnvolle Leistungsbereitschaft des Vegetativums „heißlaufen", sich verselbständigen und zur Gewohnheit werden. Es herrscht eine physiologische Stressreaktion vor, die der Situation unangemessen ist und die – im Falle einer Schlafstörung – nicht mehr dem notwendigen Bedürfnis zu schlafen entspricht. Stresshormone zirkulieren im Blut zu einer Zeit, wo wir gar nichts leisten müssen, und wir liegen hellwach im Bett, obwohl wir eigentlich schlafen wollen. Im Falle einer vegetativen Übererregung können Symptome auftreten wie Herzklopfen oder -rasen, schnelle und flache Atmung, Schweißausbrüche und Unruhe.

Viele Entspannungsverfahren arbeiten auf der Grundlage dieses Stressmodells[42]. Sie versuchen, mit körperlichen und/oder mentalen Techniken vegetativ-körperliche Übererregung abzubauen sowie die Ablenkung oder Distanzierung von emotionalen Inhalten und negativen Gedanken zu erreichen. Im psychosomatischen Therapiesetting wird auf vielen Ebenen an der Entspannung gearbeitet, sei es durch Progressive Muskelrelaxation nach Jacobson, Autogenes Training, Fantasiereisen, mentale Kontrolltechniken, Biofeedback, Körper-, Atementspannung usw. Das erklärte Ziel ist die **Entspannung**. Darunter wird in der Praxis häufig das Gegenteil von **Überspannung**, nämlich **Unterspannung** verstanden. Unterspannung beinhaltet die größtmögliche Reduzierung von physiologischen Funktionen (Verringerung der Herz- und Atemfrequenz, des Hautwiderstandes u. ä.) sowie die Erschlaffung der Muskulatur, dem das „Abschalten" von Empfindungen, Gefühlen und Gedanken entspricht. Viele Menschen und insbesondere solche, die unter Schlafstörungen leiden, lernen ein Entspannungsverfahren mit der Erwartung abzuschalten, d.h. nichts mehr spüren, fühlen oder denken zu müssen. Der Wunsch besteht, in einen möglichst unbewussten, schlafähnlichen Zustand zu versinken oder richtig einzuschlafen.

In der Atemtherapie bei Schlafstörungen geht es zwar auch um den Abbau der physiologischen Stressreaktion, um das Lösen von muskulären Verspannungen, aber niemals mit der Absicht zu erschlaffen, sondern immer mit dem Ziel, Wohlspannung herzustellen. Unter **Wohlspannung** ist auf körperlicher Ebene eine ausgewogene Spannung der Muskulatur sowie gute Beweglichkeit der Gelenke gemeint. Die Atmung im Wachzustand braucht diese Wohlspannung, d. h. ein gesundes Maß an Widerstand, um sich optimal entfalten zu können.

Auf der nervalen Ebene ist mit Wohlspannung ein flexibles, balancierendes Zusammenspiel von Sympathikus und Parasympathikus gemeint. Auf der geistigen Ebene gilt es, einen Zustand des ruhigen Wachseins mit gesammelter, nach innen gerichteter Aufmerksamkeit zu erreichen. Der **ruhige Wachzustand** nimmt die mittlere Stellung zwischen den Polen **aktiver Wachzustand** und **Schlaf** ein.[43]

Ein ruhiger, gesammelter Wachzustand bietet die günstigste Voraussetzung für das Einschlafen. Viele Regeln zur Schlafhygiene berücksichtigen diese Notwendigkeit z. B. durch die Empfehlung, zwei Stunden vor dem Einschlafen keine aktivierenden Tätigkeiten mehr auszuüben, sei es körperlich (Sport), emotional (spannungsgeladene Gespräche bzw. Auseinandersetzungen) oder mental (aufregende Fernsehfilme oder Bücher).

Da Wohlspannung das Ziel der Atemtherapie bei Schlafstörungen ist, verwende ich auch nicht den Begriff „Entspannung", sondern spreche in Anlehnung an Alice Schaarschuch von **„Lösung“** und **„Lösungsverfahren“**, wenn ich die Atemtherapie bei Schlafstörungen meine. Das Wort „Entspannung“ ist zu einem regelrechten Modebegriff geworden, welcher eher Missverständnisse hervorruft als klärt. Es geht nicht nur darum, dass der Übende in einen entspannten Wachzustand gerät, aus dem heraus er leichter einschlafen kann. Es geht vielmehr darum, dass das flexible Wechselspiel des vegetativen Nervensystems zwischen Aktivität und Erholung auf einer grundsätzlichen Ebene wiedergewonnen werden kann. Schließlich ist die Schlaflosigkeit auch eine Folge davon, dass der Mensch tagsüber zu überspannt lebt und seine Ruhe-Aktivitäts-Zyklen vernachlässigt.

## 4.3 Die Arbeit an und mit der inneren Empfindung

Um zu erläutern, wie Atemtherapie bei Schlafstörungen wirkt, möchte ich die Hintergründe der vegetativen, seelischen und geistigen Übererregung bei primären Schlafstörungen näher beleuchten.

Häufig liegt der Grund für vegetativen Hyperarousal im einseitig leistungsorientierten Verhalten des Menschen, der seine organischen Bedürfnisse negiert und seinem Leistungswillen unterordnet. Auf der Bewusstseinsebene spiegelt sich dieses Verhalten in einem einseitig funktionellen Verständnis des Körpers wider.

In der atem- und körpertherapeutischen Arbeit mit psychosomatisch erkrankten Patientinnen und Patienten fällt mir auf, wie sehr der Körper leider immer noch als Maschine angesehen wird, die zu funktionieren hat. Diese mechanistische Einstellung zum Körper geht bis auf die Industrialisierung im 19. Jahrhundert zurück und hat bis zum heutigen Tag leider immer noch traurige Gültigkeit.

„Es geht … um das Bestreben, biologische und psychische Prozesse den technischen Abläufen anzupassen und dadurch wie sie zu „funktionieren“. Bei diesem Versuch geht häufig die Verbindung zu den Gesetzen der organischen Welt und damit auch zu den eigenen psychosomatischen Prozessen verloren: z. B. geduldiges Abwarten, Rücksicht auf die Eigengesetzlichkeiten der eigenen Lebensvorgänge, das „Geschehenlassen“ auch eigener Stimmungsänderungen, die Beachtung rhythmischer Lebensvorgänge wie der Abfolge von Spannung und Entspannung. So benimmt sich ein arbeitender Mensch, der ständig „das Letzte aus sich herausholt“, seinem Körper gegenüber wie der Rennfahrer gegenüber seinem Wagen in einem Grand-Prix-Rennen (vielleicht tun das aber gerade erfahrene Rennfahrer nicht, weil damit sogar Maschinen überfordert würden). Verbunden mit diesem Verhalten ist die Forderung an Ärzte und Medikamente, eine beeinträchtigte körperliche „Effizienz" sofort und kurzfristig wiederherzustellen, den Körper zu „reparieren". Die Möglichkeit und Notwendigkeit sofortiger ärztlicher Hilfe in bestimmten Fällen wird dabei zum allgemeinen Prinzip erweitert, das Abwarten, die „Änderung in kleinen Schritten" nicht mehr ernst genommen."[44]

Unter dem Leitmotiv von Funktion und Leistung werden körperliche und geistige Aktivitäten mit konzentrierter willentlicher Anstrengung ausgeführt. Rezeptive Fähigkeiten wie Tagträumen, Offenheit für kreative Botschaften aus dem Unbewussten oder einfach nur faul sein treten hinter dem Diktat von Aktivität und Leistung zurück. Als Ausgleich für die damit verbundene Anspannung (Stress) wird „Ent-spannung" gesucht, um die Körper-Maschine „abzuschalten" und „aufzutanken".

Ein Mensch, der abgetrennt von seinen organischen Bedürfnissen sein Leben und seine Arbeit ableistet, verliert die natürliche Empfindungsfähigkeit für seine körperlichen Signale. In diesem Zusammenhang geht auch der Sinn für Pausen und Ruhe verloren. Die Aufmerksamkeit ist einseitig nach außen auf Aktivität und Leistung gerichtet. Selbst in der Freizeit setzt sich die Überflutung von Außenreizen fort, und es gilt, die Freizeit „aktiv zu gestalten".

Mit der Zeit kann der Mensch die feinen und leisen Botschaften seines Körpers nicht mehr lesen, und es kommt irgendwann zum Alarm in Form von psychosomatischen Beschwerden, z. B. einer Schlafstörung. Um die körperlichen Botschaften wieder verstehen zu können, die sehr weise Ratgeber für unser ganzheitliches Gleichgewicht sind, ist die Wendung nach innen unabdingbare Voraussetzung. Hier leistet eine Atemtherapie, die mit Hilfe der Sammlung und Empfindung an der Wiederherstellung von Gelöstsein und natürlichem Atem arbeitet, eine unschätzbare Hilfe.

Die Empfindung ist im Vergleich zum Fühlen und Denken die am meisten vernachlässigte und am stärksten unterdrückte Bewusstseinsfunktion. Wenn der Körper als Maschine eingesetzt wird, stört die Empfindung von körperlichen Signalen – z. B. Müdigkeit –, die die Leistungsfähigkeit in Frage stellen könnten. Die Empfindung wird zugunsten der mentalen Kontrolle des Körpers verdrängt und verliert ihren ursprünglichen Sinn und Wert. Hier hat eine weitere Aussage von A. Schaarschuch im Zusammenhang mit der Atemarbeit bei Schlafstörungen auch nach über 40 Jahren nichts an Aktualität eingebüßt:

„Das Empfindungsvermögen – dieser Ursinn allen erschaffenden Lebens – der uns weitgehend zugunsten intellektueller Übung verlorenging, muss wieder geweckt werden. Verstandes- und Willensleben sollen wieder den Einklang mit der Sphäre unseres vegetativen und Gemütslebens finden. Unsere Atembewegung sollte ja wie jede Körperbewegung vom innersten Impuls ausgelöst und dürfte nicht „gemacht“ werden. Von den Fehlspannungen und Selbsthemmungen einer Atem- und Bewegungsmache müssen wir loskommen. Wir bekommen durch geordnetes Wahrnehmen und Vergleichen bessere Selbstkenntnis, gewinnen den notwendigen Abstand von unserem Ich und dringen allmählich tiefer vor zu unserem eigentlichen Selbst, welches dasselbe ist in allen Menschen.“[45]

Die Arbeit mit der inneren Empfindung ist ein wesentliches Prinzip der Atemtherapie allgemein als auch der Atemarbeit mit Menschen, die unter Schlafstörungen leiden. Hier geht es darum, die ursprüngliche Empfindungsfähigkeit (die wir als Kinder ja hatten) wiederherzustellen. Die Empfindungsfunktion verankert den Menschen im Hier und Jetzt. Ein Mensch, der sich schlaflos im Bett wälzt, ist alles andere als in der Gegenwart. In seiner emotionalen und mentalen Übererregung hält er sich gefühlsmäßig und gedanklich mehr im vergangenen Tagesgeschehen bzw. in der negativen Erwartung des zukünftigen Tages auf. Sein Bewusstsein gleicht einem steuerlosen Schiff, das von den stürmischen Wellen des Ozeans hin und her geworfen wird – nicht wissend, dass in der Tiefe des Ozeans Ruhe herrscht. Seine sinnliche Wahrnehmung beschränkt sich auf die überwache Registrierung von störenden Außenreizen (z.B. Geräusche) und/oder inneren Fehlimpulsen (z.B. Herzklopfen). Der Körper selbst widersetzt sich jeder willentlichen Einflussnahme.

Hier gilt es, die Aufmerksamkeit nach innen zu sammeln und sich mit Hilfe der inneren Empfindung auf sein Körper- und Atemgeschehen achtsam einzulassen. Gelingt es, in tiefere Schichten des Körper- und Atemerlebens einzutauchen, dann treten störende Außen- und Innenreize in den Hintergrund. Wichtiger wird für den Übenden die wohltuende und beruhigende Erfahrung, dass sich Körper und Atem lösen und in ein harmonisches Gleichgewicht finden. Es erfordert allerdings viel Übung und Geduld, bis Qualitäten wie Achtsamkeit, innere Aufmerksamkeit (Sammlung) und Hingabe an das eigene Körper- und Atemgeschehen entwickelt werden. Dann allerdings können diese Qualitäten dem von Schlaflosigkeit Betroffenen in der Krise des Hyperarousals helfen, sich zu beruhigen, sich von emotionalem Aufruhr und nächtlichem Gedankenkreisen zu distanzieren. Diese Art des Übens erfordert ein Umdenken bzw. Umlernen: Nicht mehr der leistungsorientierte Umgang mit sich selbst ist gefragt, auch nicht das „Abschalten“, sondern das achtsame und einlassende „Gespräch“ mit seinem Organismus und sich selbst.

# 5. Inhaltliche Schwerpunkte der Atemtherapie bei Schlafstörungen

## 5.1 Spannung – Entspannung – Wohlspannung

Einer der am häufigsten genannten Wünsche oder Erwartungen von Patientinnen und Patienten mit Schlafstörungen ist die „Entspannung“. Sie sind glücklich, wenn sie sich in der Atemtherapie bei Schlafstörungen schwer auf den Boden sinken lassen und während der Übung möglichst schnell einschlafen. Hier findet jedoch nur ein Wechsel von einem Extrem (Überspannung) in das andere Extrem (Erschlaffung) statt (siehe Kap. 4.2).

Nun stellt dieser polare Wechsel bei dem komplexen Geschehen einer Schlafstörung, wie gesagt, keine Lösung dar. Vielmehr geht es darum, dass der Patient wieder ein vegetatives und körperliches Gleichgewicht findet, welches er auch **tagsüber** in seine alltäglichen Handlungen einbauen kann. Dies ist nur möglich, wenn der Betroffene ein **wachsames Gespür** entwickelt für die verschiedenen Spannungszustände mit dem Ziel, Wohlspannung (=Eutonie) zu finden und zu bewahren. Körperliche (und seelische) Wohlspannung äußert sich in einem freien, tiefen und mühelosen Fließen des Atems.

Viele Menschen verlieren das natürliche Empfinden für ihre körperliche Wohlspannung und ihren Atem, wenn sie nicht ausreichend zur Ruhe kommen. Die Anspannung der Muskulatur gerät bei Dauerstress in einen unbewussten Zustand, der auch in Ruhe und im Schlaf aufrechterhalten wird, weil er nicht mehr wahrgenommen werden kann. Der Atem verflacht und tritt oft erst ins Bewusstsein, wenn er stockt oder sehr unruhig fließt. Viele Betroffene berichten über nächtliches Zähneknirschen (Bruxismus) und/oder über Verspannungen beim Aufwachen. Häufig nehmen sie eine verkrampfte Schlafhaltung ein.

Die übermäßige willentliche Anstrengung schlägt sich nieder in Verspannungen des Unterkiefers, des Nackens, der Schultern und des unteren Rückens. Die Zehen sind häufig angezogen, die Sprung- und Handgelenke sind blockiert, das Becken ist festgestellt. Diese und ähnliche Verspannungen verhindern wiederum das Fließen des Atems in den unteren Atemraum.

### *5.1.1 Das Dehnen, Räkeln und Gähnen*

In der Atemtherapie bei Schlafstörungen werden als Erstes natürliche Bewegungen angeboten, die instinktive Lösungsimpulse des Organismus ansprechen. Dazu zählen das **Dehnen** und **Räkeln** sowie das **Gähnen**. Doch auch diese kreatürlichen Bewegungen (die jedes Baby und Kleinkind von Natur aus kann und macht) muss der Erwachsene oft geduldig und achtsam wieder erlernen. Statt des animalischen Dehnens und Räkelns kennen viele Menschen nur noch das Strecken und Recken, welches sie wie in einer Turnübung mechanisch ausführen. Gestreckt werden meistens nur die Extremitäten (Arme und Beine) ohne ein Durchlassen der Bewegung in Becken und Rumpf. Es geht aber nicht darum, sich möglichst kraftvoll zu strecken nach dem Leistungsmotto „immer höher, weiter, stärker...“: Hierdurch wird nämlich das eigene Maß negiert, das heißt: Es werden individuelle Bewegungsmöglichkeiten überschritten und organische Bedürfnisse übergangen. Als Zeichen für diese Maßlosigkeit stockt der Atem oder verflacht. Dieses Verhalten beobachte ich immer wieder bei Patientinnen und Patienten, die mit der Atemarbeit noch nicht vertraut sind. Als Einladung für das sanftere Dehnen ermuntere ich die Übenden, ihre eigenen Dehnungsbewegungen auszuprobieren, immer wieder nachzuspüren, was der Körper **jetzt** braucht und was einem innerlich gut tut (siehe A 1). Oder ich biete relativ strukturierte Dehnungsbewegungen an, die mehr in die Körpertiefe wirken (z. B. Verschieben der Beckenhälften oder Schulterblätter, siehe A 2). Aus jeder Dehnung sollte man sich wieder achtsam lösen, kleine Pausen einlegen und spüren, welche Empfindung sich im Körper ausbreitet und wie der Atem reagiert.

Noch schwieriger als das Dehnen gestaltet sich das **Gähnen**. Der Einladung zum Gähnen kommen die meisten Anfänger nur sehr verschämt und verhalten nach durch ein verstecktes „Höflichkeitsgähnen“ hinter vorgehaltener Hand. Hier tut zunächst verbale Aufklärung not: Das Gähnen wird häufig abgewertet als Zeichen für Müdigkeit, Desinteresse, Langeweile... Das Gähnen stellt jedoch in seiner natürlichen Funktion (neben der vermehrten Sauerstoffaufnahme bei Mangeldurchblutung des Gehirns) immer das Bedürfnis des Gesamtorganismus dar, sich in tiefere Schichten zu lösen. Konkret öffnet sich beim Gähnen der Mund-, Rachen- und Kehlraum. Der Unterkiefer löst sich. Kann dem Gähnen in die Tiefe weich nachgegeben werden, dann dehnen sich die Körperwände bis zum Beckenboden (der Atembasis), das Zwerchfell löst sich, und der Atem kann in die Tiefe fließen. Die Weitung des Mund-Nasen-Rachenraums löst reflektorisch eine Dehnung des Beckenbodens aus, der die Einatemwelle elastisch auffängt. Lebendige und meisterhafte Vorbilder für das Dehnen und Gähnen sind die Katzen.[46]

Trotzdem muss immer wieder zum Gähnen aufgemuntert werden. Anfänglich fällt es vielen Übenden schwer, die Hand **nicht** vor den Mund zu halten. Gelingt es schließlich, sich auf das Gähnen innerlich und äußerlich einzulassen, dann kann die betreffende Person das Gähnen oft nicht mehr stoppen, und das Gähnbedürfnis will erst einmal gestillt werden. Tränende Augen, vermehrtes Fließen von Nasensekret bzw. Speichel oder gluckernde Darmgeräusche weisen darauf hin, dass sich das Vegetativum aus der Überspannung löst.

Dehnen, Räkeln und Gähnen leiten am Anfang jeder Sitzung die Atemübungen ein und bilden am Ende der Stunde den organischen Übergang zum Hinsetzen. Ich lege den Übenden nahe, sich jeden Morgen nach dem Aufwachen und jeden Abend vor dem Schlafengehen genüsslich zu dehnen und zu räkeln und das Gähnen, vielleicht sogar ein Seufzen zuzulassen.

### *5.1.2 Lösende Bewegungen*

Neben den kreatürlichen Dehn- und Gähnbewegungen werden in der Atemtherapie bei Schlafstörungen auch andere **sanfte Bewegungen** angeboten, zunächst mit dem Ziel, Muskelverspannungen zu lösen, Gelenke durchlässiger zu machen und den Atem zu vertiefen. Diese Bewegungsangebote beinhalten keine technischen Abläufe, sondern bieten bewusst Spielraum für die eigene Bewegungsgestaltung. Häufig tauchen folgende Anfangsschwierigkeiten auf:

- Das Bewegungsangebot wird nicht angenommen. Der Patient hat die Erwartung abzuschalten und vermeidet jegliche Aktivität. Häufig sinkt er in einen tranceähnlichen Zustand oder schläft ein.
- Wenn Patientinnen und Patienten die Bewegungen ausführen, dann oft so, wie es ihrer Gewohnheit entspricht, nämlich mit angestrengter Konzentration, um es gut und „richtig“ zu machen. Die Bewegungen werden mechanisch gemacht, ohne Bezug zu sich selbst, d. h. ohne inneren Atem- oder Bewegungsimpuls.
- Die Bewegung wird nicht vom Atem getragen; Atmung und Bewegung laufen getrennt voneinander ab. Häufig stockt der Atem oder flacht ab. Die atemlose Bewegung wird dementsprechend als mühsam und lustlos empfunden, und das in einer Situation, wo man sowieso schon überanstrengt und müde ist. Verspannungen verstärken sich, Schmerzen und/oder Unruhe tauchen auf.

Für viele Anfänger ist es ungewohnt, Bewegung einzusetzen, um ruhig zu werden. Sie kennen Bewegung überwiegend unter funktionellen und aktivierenden Gesichtspunkten. Bewegung dient dann dazu, körperliche Funktionen zu verbessern mit dem Ziel, leistungsfähiger leben und arbeiten zu können. Unter diesem Leitmotiv wird die Bewegung mit willentlicher und konzentrativer Anstrengung ausgeführt. Der Übende überschreitet häufig seine individuellen Bewegungsmöglichkeiten, nimmt keine Rücksicht auf körperliche Einschränkungen und „Wehwehchen", um das Klassenziel zu erreichen. Als Ausgleich für dieses extreme Bewegungsverhalten wird dann die bewegungslose Entspannung gesucht.

Dass Bewegung aus einer inneren Haltung von Achtsamkeit und Hingabe **entstehen** kann, dass sie, wenn sie vom Atem getragen wird und mit inneren Gegebenheiten übereinstimmt, mühelos erfolgt und beruhigend wirkt, stellt für viele Erwachsene eine völlig neue Erfahrung dar.

In der Praxis mit schlafgestörten Patientinnen und Patienten sollten zunächst **einfache** Bewegungen in einem zeitlich begrenzten Rahmen angeboten werden, die relativ leicht Verspannungen lösen und Wohlbefinden hervorrufen (z. B. Kopfrollen). Verbale Erklärungen und Hinweise unterstützen den Lernprozess, z. B.:

- *„Machen Sie nicht die Bewegung, sondern lassen Sie die Bewegung entstehen."*
- *„Lassen Sie die Bewegung fließen."*
- *„Wenn die Bewegung anstrengend wird, dann lassen Sie Ihre Bewegung kleiner oder langsamer werden."*
- *„Legen Sie ruhig mal eine kleine Pause ein."*
- *„In der Pause spüren Sie, wie sich der entsprechende Körperteil anfühlt."*

Wohlspannung entsteht nicht durch Bewegungs-„Mache", sondern indem die übende Person mit einem Bewegungsangebot im Rahmen ihrer individuellen Möglichkeiten experimentiert. Über die Wiederholung einer Bewegungsabfolge lernt die übende Person, Verspannungszustände wahrzunehmen und zu differenzieren. Durch kleine Variationen macht sie sich auf die Suche nach der Bewegung, die Verspannungen löst und Wohlempfinden auslöst. Der individuelle Bewegungsspielraum wird ausgelotet, das **eigene Bewegungsmaß** (Größe, Stärke und Rhythmus der Bewegung) wird auf spielerische Art und Weise herausgefunden. Gelingt es der übenden Person, ihr eigenes Bewegungsmaß zu finden, stellen sich augenblicklich Wohlspannung und Wohlgefühl, Gelöstsein und innere Ruhe ein.

Die Frage nach dem Atem sollte vor allem bei Anfängern eher selten gestellt werden, da sie eine zu starke Konzentration auf die Atmung auslöst, wodurch der Atem sich zurückzieht (siehe Kap. 3). **Gleichzeitig** Bewegung und Atem zu spüren überfordert die Wahrnehmungsfähigkeit von vielen Laien. Hier ist z. B. folgende Aussage hilfreich: *„Wenn der Körper sich löst, dann entfaltet sich der Atem von selbst."* Oder die Teilnehmer werden ermuntert, in Ruhe den Atem fließen zu lassen, ohne einzugreifen.

Die Empfindungs- und Wahrnehmungsarbeit gelingt natürlich nur bei wacher Aufmerksamkeit. Viele Anfänger schalten ab und schlafen ein. Auch in der Wahrnehmung gilt es, den goldenen Mittelweg zu finden zwischen Überspannung (Konzentration) und Unterspannung (Abschalten). Dies gelingt am ehesten durch Übungen, die spielerische und rhythmische Elemente enthalten (z. B. Knie schaukeln) und Bewegungen, die elementare Empfindungsqualitäten wie „leicht-schwer", „weit-eng", „gespannt-gelöst" enthalten. Dann können sich Körper- und Atemräume relativ leicht lösen, und Wohlempfinden stellt sich ein. Auch sind verbale Hinweise hilfreich: *„Konzentrieren Sie sich nicht zu stark." „Gehen Sie spielerisch mit dem Übungsangebot um." „Sie dürfen ruhig Fehler machen." u. ä.*

Ich verbiete den Patientinnen und Patienten nicht das Einschlafen während einer Übung, aber ich weise sie darauf hin, dass sie langfristig ihren Schlaf nur durch achtsames und regelmäßiges Üben verbessern können. Dies ist wissenschaftlich nachgewiesen worden bei der Untersuchung von Entspannungsverfahren wie der Progressiven Muskelentspannung.[47] Deshalb empfehle ich den Betroffenen, vor allem in der Anfangszeit nicht vor dem Einschlafen oder nachts, sondern **tagsüber** in einer Ruhepause (ca. 20–30 Minuten) zu üben. Damit wird gleichzeitig der Erwartungsdruck gemildert, sofort einschlafen zu müssen. Außerdem wird die Bereitschaft gefördert, auch tagsüber für sein Wohlergehen zu sorgen.

Wachzustand und Schlaf sind trotz ihrer Verschiedenheit keine getrennten Welten, sondern bedingen einander: Das Tagesverhalten beeinflusst die Qualität des Schlafes und umgekehrt.

## 5.2 Das Liegen

### *5.2.1 Die Schlaflage und die Übungslage*

Üblicherweise findet das Schlafen im Liegen statt. Die Art und Weise des Liegens spielt für die Qualität von Schlaf und Atem eine wichtige Rolle. Anders als in der allgemeinen Atemtherapie finden die meisten Atemübungen bei Schlafstörungen im **Liegen** statt, genauer gesagt in der **Rückenlage**. Diese Übungslage sollte zunächst von der Schlaflage unterschieden werden.

In meinen Atemgruppen für Menschen mit Schlafstörungen können die Teilnehmer in einer eigenen Sitzung ihre gewohnte Schlaflage originalgetreu nachstellen und nachempfinden. Während meiner langjährigen Tätigkeit konnte ich beobachten, dass ca. 75 % der Patientinnen und Patienten in der Seitenlage schlafen. Ca. 20 % schlafen auf dem Rücken und eine Minderheit auf dem Bauch.

Nun hat es keinen Sinn, den Betroffenen die für Atem und Lösung ideale Rückenlage aufzuzwingen. Ich bespreche deshalb mit den Teilnehmer, wie sie ihre gewohnte Schlaflage entsprechend ihren körperlichen Einschränkungen am günstigsten einrichten können. Beispielsweise probieren die Patienten aus, wie sie sich in der gewohnten Seitenlage mehr Stabilität verschaffen können (z. B. durch Anwinkeln der Beine) und wie sie die Arme besser ablegen können, damit keine nächtlichen Taubheitsempfindungen auftreten (was sehr häufig berichtet wird).

Für die Atemübungen hingegen schlage ich den Übenden meistens die Rückenlage vor. Hier mache ich vor allem bei Anfängern die immer wieder erstaunliche Beobachtung, dass viele Menschen nicht mehr gelöst auf dem Rücken liegen können. Viele verschränken die Beine oder ziehen unbewusst die Zehen an, ballen die Hände zu Fäusten oder üben mit ihren Händen Druck auf die Unterlage oder den Körper aus. Der Kopf wird oft zu tief abgelegt oder mit Hilfe eines eingeknüllten Handtuchs instabil gelagert. Die Körperhaltung im Liegen lässt Rückschlüsse auf das Tagesverhalten und die seelisch-geistige Situation der Person zu. Manche werden unruhig, wenn sie längere Zeit auf dem Rücken liegen; sie müssen die Arme oder Beine ständig bewegen. Oder sie liegen zwar äußerlich ruhig da; aber innerlich können sie nicht abschalten und kreisen in ihrem Gedankenkarussell. Einigen ist es nicht möglich, die Augen zu schließen. Andere Patientinnen und Patienten wiederum klagen über Schmerzen in der Rückenlage oder über Beklemmungszustände im oberen Brustkorb und über ein Kloßgefühl im Hals. Solche und ähnliche Missempfindungen treten auch in der Situation der nächtlichen Schlaflosigkeit auf.

Diesen Teilnehmerinnen und Teilnehmern empfehle ich, vor allem in der Anfangszeit, sich immer wieder während des Übens zu dehnen oder sich für eine Weile auf die Seite zu rollen. In Extremfällen können sie sich aufsetzen. Vor allem bei starken Angst- oder Schmerzzuständen ist es oft günstiger, im Stehen oder Sitzen zu üben (siehe auch Kap. 7).

### *5.2.2 Sich tragen lassen vom Boden*

Eine zentrale Erfahrungsqualität, die durch das Liegen angesprochen wird, bildet das Getragenwerden durch den Boden. Dieses Thema spreche ich in jeder Atemsitzung bei Schlafstörungen explizit am Anfang und am Ende des Übens an.

In der Rückenlage hat der Körper (neben der Bauchlage) die größte Auflagefläche zum Boden, und der Kopf kann ohne Verdrehung der Halswirbelsäule abgelegt werden. Die Kräfte, die im Stehen für die Aufrichtung des Muskel-Skelett-Systems entgegen der Schwerkraft und für die Aufrechterhaltung des Gleichgewichts eingesetzt werden, können im Liegen eingespart werden. Hier können Verspannungen eher losgelassen werden, und vielen Menschen fällt es leichter, in den Becken-Bauchraum zu atmen als im Sitzen oder Stehen.

In der Rückenlage darf der Körper der Schwerkraft nachgeben, die dazu einlädt, sich dem Boden zu überlassen. Dies bedeutet jedoch nicht, wie viele Menschen irrtümlich glauben bzw. oft in anderen Entspannungsverfahren gelernt haben, schwer zu werden und in den Boden zu versinken. Lässt man sich in den Boden „fallen", „versackt" der Atem durch die Erschlaffung der Muskeln und wird oberflächlich. Das Ziel ist vielmehr, sich **bewusst** der haltgebenden Kraft des Bodens anzuvertrauen und sich für diese Kraft empfänglich zu öffnen.

Im Spüren der Kontaktstellen des Körpers zum Boden kann der Rücken nachgeben und durchlässig werden. In der auf den Boden bezogenen Bewegung (z.B. Räkeln) kann sich der Atem aus der Dehnung heraus auch in den Rücken und in den unteren Atemraum entfalten.

Der Atem braucht immer – sei es im Liegen, sei es im Stehen, Sitzen oder Gehen – die Erfahrung des Widerstandes und des Halts durch den Boden. In der Rückenlage kann der größte Halt erfahren werden. In der lebendigen Wechselwirkung zwischen Körper und Boden können Verspannungen abgebaut und in wohliges Gelöstsein umgewandelt werden. Diese Wohlspannung bildet die Voraussetzung für tieferen Atem und Schlaf. Deshalb ist es auch wichtig, im Liegen keine zu weiche Unterlage zu benutzen, sei es zum Üben oder zum Schlafen. Eine zu weiche Matratze fördert die Erschlaffung der Muskulatur und führt zur Verflachung des Atems.

Durch das achtsame Einspüren in den Kontakt von Körper und Boden kann das Gefühl, sich tragen zu lassen, wieder hergestellt werden. Dieses ist nicht nur eine körperliche Empfindung, sondern beinhaltet auch ein Vertrauen in etwas, das größer ist als man selbst: ***Die Erde trägt mich***. Dieses kann eine zutiefst spirituelle Erfahrung sein. Nicht mehr das Tun, das Machen, das Ego sind gefragt, sondern die Hingabe an die tragende Kraft des Bodens.

Die Empfindung des Getragenwerdens haben viele Erwachsene verloren, obwohl es eine elementare Lebenserfahrung darstellt. Das Baby, das bei der Geburt aus dem Schwebezustand der vorgeburtlichen Wasserwelt des Uterus heraustritt, erlebt nun die gerichtete Schwerkraft zwischen oben und unten. Gleichzeitig spürt es die Luft und fängt an, selbständig zu atmen. Schwerkraft und Atem sind von Geburt an eng miteinander verbunden.

Das Baby ist in den ersten Lebensmonaten auf das Getragen- und Gehaltenwerden extrem angewiesen Nicht einmal den Kopf kann es anfangs selbst tragen, und die meiste Zeit verbringt es im Liegen. Der Erwachsene hat keine Eltern mehr, die ihn tragen. Er muss sich selbst (er)tragen und die Verantwortung für sich übernehmen. Das heißt: Er muss selbst dafür sorgen, wie er äußeren und inneren Halt bekommt. Dies sollte – physisch gesprochen – weder in Anstrengung geschehen (sich mühsam „gerade" halten), noch in Erschlaffung (sich schwer in den Boden fallen lassen).

Interessanterweise kehrt der Erwachsene allabendlich in eine ähnliche Situation wie das Baby und Kind – in das Liegen und Getragenwerden, in die Offenheit und das Ausgeliefertsein – zum Schlafen zurück. Hier sind nun plötzlich andere Qualitäten gefragt, als sie im Alltag eine Rolle spielen:
statt rationaler Selbständigkeit – die Abhängigkeit von vegetativen und unbewussten Funktionen; statt Leistung – Loslassen; statt Kontrolle – Hingabe und Vertrauen; statt Denken – Empfinden; statt Aktivität – Ruhe usw.

Vielen Betroffenen fällt es schwer, aus dem Leistungs- und Gedankenkarussell auszusteigen und „nur" auf dem Boden anzukommen. Die Empfindung für den Boden und das Sich-tragen-Lassen im Atem gilt es wieder zu erwecken und zu genießen.

Schlimmstenfalls ist das Gefühl des Getragenwerdens durch frühkindliche Störungen oder traumatische Erfahrungen (sexueller Missbrauch) schwer blockiert. Die schutzlose Rückenlage löst dann vegetative Stressreaktionen und negative Gefühle aus. In solchen Fällen ist es sinnvoller, im Sitzen oder Stehen zu üben (siehe auch Kap. 7).

## 5.3 Der Hintergrund

Das Hinlegen beinhaltet eine wesentliche Zustandsveränderung sowohl auf körperlicher als auch auf seelisch-geistiger Ebene. Im Sitzen, Stehen, Gehen hält sich der Mensch mit Hilfe der Muskelkraft und des Atems aufrecht. Die

Augen sind geöffnet und auf die Wahrnehmung der Außenwelt gerichtet (Exterozeption). Das (Tages-)Bewusstsein ist überwiegend zielorientiert mit der Aufgabenbewältigung und der Kontrolle über sich und die Umwelt beschäftigt.

Im Hinlegen findet ein Wechsel von dem räumlichen Vordergrund in den Hintergrund statt. Nicht mehr die Vorderseite des Körpers, die für das Auftreten und die Wirkung in der Welt eine Rolle spielt, sondern die Rückseite und die Wahrnehmung des **Innenraums** gewinnen an Bedeutung. Die Augen können nur noch einen begrenzten Radius wahrnehmen; wenn sie geschlossen werden, spielt das äußere Sehen keine Rolle mehr; an seine Stelle tritt die Innenschau. Selbst der Kopf, dieses oberste Denkorgan, das im Sitzen und Stehen an der Spitze von Körper und Bewusstsein „thront“, muss im Liegen als Gleicher unter Gleichen zurücktreten und kann vielleicht zum ersten Mal als sinnlicher Körperteil mit Haut und Haaren erlebt werden!

Denken, Sehen und Außenwahrnehmung weichen den taktilen und kinästhetischen Empfindungen, die das Tor öffnen für das Erleben des Innenraums. Die körperliche und sinnliche Zustandsveränderung von der aufrechten Haltung zum Liegen spiegelt auch die Zustandsveränderung vom Wachen zum Schlafen wider. Spielen vorher die Außenwelt und das Auftreten in der Gemeinschaft eine Rolle, so kehrt der Mensch beim Schlafen zu sich selbst zurück und ist mit sich allein. Er muss die Selbstkontrolle und sein bewusstes Ich für die Dauer des Schlafes vorübergehend aufgeben und sich den vegetativen und unwillkürlichen Kräften anvertrauen. Unbewusste Seeleninhalte gewinnen in den nächtlichen Träumen die Oberhand. Dies ist ein extrem passiver und empfänglicher Zustand und fällt gerade rational ausgerichteten Menschen schwer.

Die Aufgabe der Atemtherapie liegt nun darin, dass der Betroffene seinen Hintergrund wieder wahrnehmen und sich in seinem Innenraum sammeln kann. Der Rücken wird im Alltag oft als Belastung empfunden. Im Sitzen oder Stehen gilt es, den Rücken „gerade“ zu halten, was mit viel Energie und Zwang verbunden ist. „Ich muss mich zusammenreißen“ (um zu funktionieren) schlägt sich häufig in Rücken- und Nackenverspannungen, Blockaden und Schmerzen nieder und in einer oberflächlichen Brustkorb- und Schlüsselbeinatmung. Hier gilt es, den Rücken und damit den Hintergrund wieder positiv erfahrbar und als **Raum** für Rückzug, Halt und Geborgenheit spürbar werden zu lassen. Durch Dehnen, Räkeln und lösende Bewegungen im Liegen kann der Rücken von Verspannungen befreit werden. Durch die Lenkung der Aufmerksamkeit in den rückwärtigen Körperraum und dessen Kontakt zum Boden kann der Atem dort wieder zugelassen werden. Für viele Menschen ist es eine neue überraschende Erfahrung, wenn sie den

Atem nicht nur zur Vorderseite hin, sondern auch in den Rücken hinein spüren. Die wohlige Öffnung und Weitung in den Rücken und Hintergrund hinein in Verbindung mit der Halt gebenden Kraft des Bodens führt dazu, dass der Atem an Tiefe gewinnt und sich der seelische Eigenraum entfalten darf:

*Der Rücken wird wieder zu einem Raum, in den ich mich zurücksinken und niederlassen, in dem ich aufatmen und mich erholen kann, in dem ich mich geborgen fühle und in dem ich sein darf, wie ich bin.*

## 5.4 Der Ateminnenraum

Das Einlassen in den Rücken und Hintergrund bildet eine wesentliche Voraussetzung für die Empfindung des Ateminnenraums. Der Ateminnenraum umfasst den gesamten Körper von den Fußsohlen bis zum Schädeldach. Er wird begrenzt durch die Körperwände (Haut, Muskeln, Knochen und Gelenke, Bindegewebe) nach vorne, nach hinten und zu den Seiten hin. Atemraum entsteht dort, wo sich die Atmung in einem bestimmten Körperraum entfalten kann. Je nach dem entsprechenden Körperraum unterscheidet man den unteren, den mittleren und den oberen Atemraum (siehe Kap. 3).

Die Empfindung für die Körper- und Atemräume ist – wie bei vielen Menschen mit oder ohne psychosomatische Erkrankungen – auch bei Menschen mit Schlafstörungen erheblich unterentwickelt bzw. gestört aus folgenden Gründen:

- Die Aufmerksamkeit ist überwiegend nach außen gerichtet.
- Die Aufmerksamkeit nach innen zu lenken, sich innerlich zu sammeln mit einer nicht wertenden, offenen Einstellung sich selbst gegenüber ist unüblich und wird von der Außenwelt nicht honoriert.
- Die Anpassung an die Außenwelt und ihre Normen (Funktion, Leistung, Anerkennung) hat Vorrang vor den inneren Werten und dem seelischen Wachstum.[48]

Empfunden wird das Körper- und Atemgeschehen meistens nur punktuell und eindimensional. Häufig drängen sich Missempfindungen wie Schmerzen oder andere negative Körpersensationen in den Brennpunkt der Aufmerksamkeit, wenn es dem Übenden gelingt, nach innen zu spüren. Darüber hinaus engen Verspannungen den Körperinnenraum ein.

Der Körperinnenraum kann wahrgenommen werden durch

- die Lenkung der Aufmerksamkeit nach innen, verbunden mit innerer Sammlung, Hingabe und Achtsamkeit,

– den Kontakt der Körperwände mit dem Boden, mit den eigenen Händen (bzw. Partnerhänden) oder mit einem Gegenstand (z. B. einem Kirschkernkissen),
– die Empfindung der Atembewegung. Im Einatem dehnen sich die Körperwände aus (vorausgesetzt sie sind elastisch) und im Ausatem schwingen die Körperwände wieder zurück.

Dehnungen, Druckpunktarbeit und Massagegriffe lösen Verspannungen und bewirken ein Weitwerden der Atemräume.

Mit der Empfindung der Körper- und Atemräume sind entsprechende Erfahrungsqualitäten verbunden. Bei Menschen mit Schlafstörungen sollten vor allem Qualitäten wie Ruhe, Schutz, Geborgenheit und innere Zentrierung als Voraussetzung für das Schlafen entstehen. Diese Qualitäten lassen sich vor allem im unteren Atemraum erfahren (siehe Kap. 5.6).

Gefördert werden oben genannte Qualitäten generell durch die Atemarbeit mit höhligen Körperstrukturen. Neben der Becken- und Bauchhöhle (unterer Atemraum), der Brust- und der Kopfhöhle existieren kleinere Körperhöhlen in den Händen, Fußsohlen, Achselhöhlen, Augenhöhlen, der Mundhöhle usw. In der Atemarbeit mit diesen höhligen Strukturen treten Empfindungen von Wärme und Weichheit mit den entsprechenden Gefühlsqualitäten von Ruhe und Geborgenheit auf. Legt man z. B. die Hände auf die Augenhöhlen, kann man die beruhigende Wirkung auf sich selbst recht deutlich erfahren.

Der Rückzug aus der Außenwelt, die Verlagerung der Aufmerksamkeit weg von den Außenreizen hin zur Wahrnehmung des Körperinnenraums, die Rückbindung an das vegetative Organgeschehen bilden eine gute Grundlage für das Einschlafen und den erholsamen Schlaf.

Je achtsamer sich die übende Person in ihrem inneren Körper- und Atemraum ein- und niederlassen, innere Anwesenheit und Sammlung entwickeln kann, desto mehr gewinnt sie an seelischem Eigenraum und Autonomie, desto mehr kommt sie in Einklang mit tieferen Schichten ihrer Persönlichkeit (dem Wesen oder Selbst). Je stabiler sich die übende Person in ihrem inneren Körper- und Atemraum zentrieren kann, desto mehr ruht sie in ihrer eigenen Mitte und umso weniger kann sie sich an die Außenwelt mit ihren Reizen und Forderungen verlieren. Der kreative Umgang mit offenen Übungsstrukturen, die den individuellen Bedürfnissen im Rahmen der eigenen Grenzen und Möglichkeiten Rechnung tragen, lässt den Innenraum zu einem Spielraum werden, in dem die übende Person durch das Einlassen auf ihr Körper- und Atemgeschehen zu sich selbst finden kann:

***Der Innenraum ist der Raum, in dem ich sein darf, wie ich bin – ohne funktionieren zu müssen.***

Im Innenraum kann die übende Person ihre seelische Substanz nähren, entwickeln und entfalten. Dies bedeutet „Auftanken" in der Atemarbeit.

Um die Aufmerksamkeit und die Empfindung für den Innenraum zu fördern, wird in der Atemtherapie bei Schlafstörungen immer wieder danach gefragt, wo sich der Einatem im Inneren entfaltet. Diese Betonung des Einatems mag für manche Übende im Zusammenhang mit Lösung und Entspannung erstaunlich sein. Viele Entspannungsverfahren betonen den Ausatem mit dem Ziel, lästige Anspannungen, Gedanken und Gefühle loszulassen („leer" zu werden).

Die Atemtherapie bei Schlafstörungen kennt auch das Loslassen im Ausatem, spricht aber darüber hinaus noch eine tiefere Ebene an. Hier geht es nicht nur um das Lösen von körperlichen, seelischen und geistigen Anspannungen, um das Niederlassen und das Zentrieren im Ausatem, sondern es geht auch darum, leib-seelische Substanz aufzubauen und zu pflegen. Der Einatem und seine Entfaltung im Innenraum können diese wesentliche Substanz stärken. Das Ziel besteht darin, dass sich das Individuum in seinem Innenraum niederlassen und erholen kann. Dann verliert es sich nicht mehr so leicht an die Reize und Forderungen der Außenwelt und lässt sich auch nicht durch innere Leistungszwänge aus der Ruhe bringen.

## 5.5 Hände und Berührung

Die Hände sind (neben dem Mund) am stärksten mit unserem Empfindungsbewusstsein gekoppelt.[49] In der Hand spiegelt sich der ganze Mensch. Bezogen auf den Atem heißt dies: Die Finger entsprechen dem oberen Atemraum, die Handmitte dem mittleren Atemraum und die Handwurzel dem Becken-Bauchraum.

Der Hautkontakt mit den Händen stellt wie das Getragenwerden eine grundlegende und lebensnotwendige Erfahrung dar. Die Haut des Babys wird während der Wehentätigkeit durch die Kontraktionen des Uterus stark stimuliert, wodurch die selbständige Tätigkeit der vegetativen Funktionen, u. a. auch die eigenständige Atmung, vorbereitet wird.[50] Bei der Geburt wird das Baby mit den Händen der Geburtshelfer zur Welt gebracht. Wenig später wird es von der Mutter berührend empfangen; vielleicht darf es auf dem Bauch liegen. Die Berührung des Babys – ob hart (Klaps auf den Po) oder sanft – löst den ersten Schrei und Atemzug aus. Später lernt das Baby, mit Hilfe von Mund und Händen die Umgebung und sich selbst zu be-greifen.

Babys und Kleinkinder brauchen sowohl für ihr körperliches als auch seelisch-geistiges Wohlergehen und Wachstum viel Hautzärtlichkeit. An Kindern kann man beobachten, wie beruhigend Hautkontakt wirkt, wenn die Hände z.B. auf eine schmerzende Stelle gelegt werden. Der Erwachsene vergisst und unterdrückt häufig die grundlegend wohltuende Wirkung der Hände auf Vegetativum, Atem und Seele. Er benutzt die Hände gewohnheitsmäßig und zweckgerichtet für die alltäglichen Verrichtungen wie etwas ergreifen, herstellen oder abgeben.

Seine Haut- und Handkontakte mit anderen beschränken sich auf ritualisierte Formen wie Händedruck oder kurze Umarmung im Verwandten- und Freundeskreis. Am ehesten werden Hand- und Hautberührung noch in der sexuellen Begegnung mit dem Ziel der erotischen Stimulation und dem Bedürfnis nach Nähe zugelassen. Der Hautkontakt mit sich selbst erschöpft sich meistens in rein funktionellen Handhabungen wie Waschen oder Eincremen. Ansonsten ist die Selbstberührung eher ungewohnt oder verpönt.

In der Atemtherapie bei Schlafstörungen spielen der Kontakt und die Empfindungsarbeit mit den eigenen Händen eine zentrale Rolle. Die Hände werden warm gerieben und über die Augenhöhlen gelegt. Sie werden auf verschiedene Stellen des Körpers gelegt (z. B. auf den Brustkorb oder auf den Bauch), wo sie achtsam wahrgenommen werden. Die Hände helfen, den Atem **räumlicher** zu spüren, indem sie nicht nur oben auf den Körper, sondern auch seitlich in die Flanken und unter den Rücken neben die Lendenwirbelsäule gelegt werden (siehe B 2). Für viele Übungsanfänger ist es eine völlig neue und überraschende Erfahrung, wenn sie ihren Atem nicht nur oben, sondern auch seitlich oder nach unten zum Rücken hin wahrnehmen können.

Häufig legen die Patientinnen und Patienten ihre Hände sehr angespannt ab, ohne es zu merken: Handteller und Finger sind durchgestreckt, die Handgelenke sind festgestellt; manchmal werden die Hände zu Fäusten geballt. Schon an dieser „Kleinigkeit" kann man ablesen, mit welcher Spannung sich der Betroffene zusammenhält und wie wenig er sich sein lässt. Hier gilt es, die unbewusste Anspannung oder Druckmache der Hände direkt anzusprechen. Ich bitte die Übenden, die Hände erst einmal zu bewegen, um sie dann bewusst loszulassen und gelöst auf die Unterlage oder auf den Körper abzulegen.

Werden die Hände losgelassen, sind sie leicht gekrümmt; das Handinnere bildet eine höhlenartige Struktur. Legt man die Hände auf den Bauch, dann schmiegen sie sich dank ihrer konkaven Innenfläche der mehr oder weniger leicht gewölbten Körperoberfläche wie „aus einem Guss“ an. Die Hände sollten immer als Ganzes aufgelegt werden. Auch dies ist keine Selbstverständlichkeit. Häufig haben nur die Fingerkuppen Kontakt zum Körper oder die Hände liegen leicht geballt auf. Hier wird deutlich, wie wenig der Betroffene in seinen Händen und in seiner Empfindung anwesend (gesammelt) ist. Ich weise in diesem Fall darauf hin, dass die Hände nicht nur mit den Fingern, sondern auch mit den Handtellern und Handballen aufgelegt werden sollen.

Wie und wo auch immer die Hände aufgelegt werden: Die Patientinnen und Patienten werden gebeten, die Hände als Ganzes im Kontakt mit dem entsprechenden Körperteil zu spüren. Üben die Hände Druck aus oder können sie gelöst aufliegen? Wie warm oder wie kühl, wie leicht oder wie schwer fühlen sich die Hände an? Wenn die Hände gut gespürt worden sind, werden sie aufgefordert, ihre Aufmerksamkeit von den Händen mehr nach innen zu lenken, indem ich folgende Fragen stelle:

- *Was kommt von den Händen innerlich bei Ihnen an? Lösen die Hände Wohlgefühl aus oder eher Unbehagen oder gar nichts?*
- *Nimmt der Atem Kontakt zu Ihren Händen auf?*
- *Ist Atembewegung unter den Händen spürbar?*
- *Vielleicht können Sie mit den Händen noch deutlicher spüren, wie sich der Einatem unter den Händen ausdehnt und der Ausatem von den Händen abfließt?*

Durch den achtsamen Kontakt der Hände mit dem Körper lösen sich Verspannungen und vegetative Unruhe „wie von selbst“. Mit Hilfe der Hände und ihrer Empfindung kann die Aufmerksamkeit leichter nach innen gelenkt werden. Wenn die damit verbundene Sammlung und Hingabe an das Körper- und Atemgeschehen gelingt, vertieft sich der Atem, und innere Ruhe tritt ein. Durch die bewusste Arbeit mit der höhligen Struktur der Hände lassen sich Atemräume öffnen, und seelische Qualitäten wie Schutz und Geborgenheit stellen sich ein.

Neben dem passiven Handauflegen, welches eine rezeptive, gewährende Einstellung sich selbst gegenüber fördert, gibt es auch die aktive Arbeit mit den Händen. Es werden bestimmte Körperteile (z.B. Beine) ausgestrichen. Die Wirkung des Ausstreichens auf Körper und Atem kann der Übende in der Pause danach spüren und mit dem nicht ausgestrichenen Körperteil vergleichen. Meistens fühlt sich der behandelte Körperteil deutlich gelöster an, und der Atem fließt dorthin. Oder es werden bei starken Verspannungen sanfte Selbstmassagen, z. B. von Kiefergelenken, Nacken, Schultern angeboten. Auch hier ist es wichtig, eine Pause einzulegen und die Nachwirkung auf Körper und Atem zu spüren.

In der wechselseitigen achtsamen Empfindung von Händen, Körper und Atembewegung können die Hände ihre umfassende Wirkung auf verschiedenen Ebenen entfalten:

- Durch den Kontakt der Hände mit dem Körper fällt es vor allem Anfängern leichter, die Aufmerksamkeit nach innen zu sammeln (Interozeption). Die Außenwahrnehmung (Exterozeption) wird verringert. Störende Außenreize (Licht und Geräusche) oder innere Fehlimpulse (z. B. Tinnitus) treten in den Hintergrund.
- Die Hände helfen die Körperwände zu spüren und fördern die Wahrnehmung des Innenraums.
- Die Hände ermöglichen es, die Atembewegung in Ruhe wahrzunehmen, sich dem Fließen des Atems innerlich zu öffnen und den Atem in der Tiefe zuzulassen.
- Durch die Stimulation der Haut beruhigen die Hände das vegetative Nervensystem, vermindern körperliche Unruhe und lindern Schmerzen bzw. Juckreiz.
- Die Hände vermitteln ein Gefühl von Schutz und Geborgenheit.
- Durch die Lenkung der Aufmerksamkeit auf Hände und Innenraum erfolgt die Distanzierung von seelischem Aufruhr und Gedankenkreisen hin zu tieferen und ruhigeren Schichten der Persönlichkeit, die man als Wesenskern umschreiben kann. Nicht mehr das Funktionierenmüssen und Darstellen in der Außenwelt, sondern das Erleben im Hier und Jetzt, das einfache Da-Sein rücken in den Mittelpunkt der Erfahrung. Grübeln über das vergangene Tagesgeschehen und negative Erwartungen bezüglich des folgenden Tages treten in den Hintergrund und können leichter losgelassen werden.

In der achtsamen Berührung mit den eigenen Händen finden auf der Empfindungsebene eine Begegnung und ein Dialog mit sich selbst statt. Diese Selbst-Begegnung

- wartet ab, statt zu fordern
- lässt zu, statt zu kontrollieren
- gibt Raum, statt einzuengen
- lässt den Atem entstehen, statt ihn zu manipulieren.

Der innere Empfindungsdialog erlaubt dem Menschen, sich in seinem Körper und Atem niederzulassen und sich vertrauensvoll zu öffnen für das unbewusste Geschehen des Schlafes.

## 5.6 Der tiefe Atem

Wie bereits erwähnt, verändert sich die Atmung im Laufe des Schlafes (siehe Kap.1.1) Befindet sich der Mensch vor dem Einschlafen in einem ruhigen Wachzustand, so atmet er gleichmäßig, langsam und tief. Seine Atmung spielt sich schwerpunktmäßig im Becken-Bauchraum ab. Während des Übergangs vom Wachen zum Schlafen, also in der Einschlafphase, die dem Schlafstadium 1 entspricht, wird die Atmung zunächst flach. A. Schaarschuch stellt in diesem Zusammenhang fest: „Der klein werdende Atem beim Einschlafen sorgt für einen gewissen Überschuss an Kohlendioxyd, der einschläfernd, ein wenig betäubend auf unsere lebhaften Hirnfunktionen wirkt."[51]

Die Atemfrequenz sinkt wie die Herzfrequenz bis zum Tiefschlafstadium 4 kontinuierlich ab; im REM-Schlaf ist sie wie die Herzfrequenz stark erhöht. Im REM-Schlaf reagiert die Atmung flexibler – ähnlich wie im Wachzustand. Im Tiefschlaf atmet der Mensch so ruhig und tief wie im gelösten Wachzustand.

Menschen, die vor allem unter Einschlafstörungen leiden, befinden sich vor dem Einschlafen meistens in allem anderen als in einem ruhigen Zustand. Dieser ist aber Voraussetzung für das Einschlafen und einen guten Schlaf. Deshalb stellt die Beschäftigung mit der Tiefenatmung einen hervorragenden Weg dar, um Einschlafen und Schlafqualität zu verbessern:

„Für den Schlaf aber ist Atemfreiheit der Basisregion unerlässlich. Die nächtliche Regenerationsarbeit vollzieht sich in diesem Wurzelgebiet der vegetativen Lebensvorgänge gründlich genug nur unter einer ungestörten Basisatmung."[52]

Der Bauch wird häufig als das „vegetative Gehirn" bezeichnet. Im Bauch und an den Darmwänden befinden sich besonders viele autonome Nervenzellen und Nervengeflechte.

Der untere Atemraum, in dem sich die Tiefenatmung abspielt, umfasst den Becken-Bauchraum in Verbindung mit Beinen und Füßen. In diesem Raum entfaltet sich die Tiefenatmung, wenn sich das Zwerchfell im Einatmen nach unten bewegt und die Bauchorgane abwärts schiebt. Der populäre Begriff „Bauchatmung", der sich auf diesen Vorgang bezieht, ist meines Erachtens irreführend. Er verleitet dazu, die tiefe Atmung nur eindimensional an der Vorderseite im Bauchbereich und in dessen Muskelbewegungen zu suchen. Tatsächlich sind aber an der tieferen Atembewegung der **Beckenboden** (der zwischen Sitzhöckern, Steißbein, Kreuzbein und Schambein wie eine Art Trampolin eingespannt ist) und der untere Rücken mit Kreuzbein und Lendenwirbelsäule beteiligt. Der Beckenboden fängt die Einatemwelle, die durch das Zwerchfell ausgelöst wird, elastisch auf. Im Ausatem zieht er sich zusammen, während das Zwerchfell nach oben Richtung Brustkorb in die Ausgangslage zurückschwingt. Der Beckenboden gilt deshalb als **Atembasis**. Zwischen den beiden Diaphragmen des Zwerchfells und des Beckenbodens spielt sich die Basisatmung ab. Deshalb verwende ich die Begriffe „Tiefenatmung bzw. -atem", „Becken-Bauchraum-Atmung bzw. -atem" oder „Basis-Atmung bzw. -atem", wenn ich vom unteren Atemraum spreche.

Im Becken-Bauchraum, zwischen Nabel und Schambein, befindet sich im Inneren ein wichtiges Zentrum. Zum einen ist es rein physikalisch der körperliche Schwerpunkt, in dem das Gewicht des Menschen im Stehen und Sitzen zentriert ist. Durch den Schwerpunkt läuft jede Bewegung, vorausgesetzt man ist durchlässig, gut geerdet und kann mit den natürlichen Gesetzen von Schwerkraft, Aufrichtung und Atmung angemessen umgehen. Dieser Punkt spielt in vielen asiatischen Meditationslehren (Zen), Bewegungs- und Heilverfahren (Tai Chi, Chi Gong) eine wichtige Rolle: Er gilt als Zentrum der Lebensenergie. Im „Hara"[53] kann sich der Mensch niederlassen, verankern und zu innerer Gelassenheit finden.

Lässt man sich auf den Tiefenatem ein, kann man spüren, wie die Einatembewegung (die anatomisch vom Zwerchfell ausgelöst wird) sich von diesem Zentrum in alle Richtungen des Becken-Bauchraums ausbreitet. Die Ausatembewegung fließt zurück und verdichtet (zentriert) sich wieder in dieser Mitte. In der Atemlehre nennt man diesen Ort deshalb den „Atempulspunkt"[54] (siehe auch B 8).

Im unteren Atemraum von Bauch und Becken können „erdige" Qualitäten erfahren werden: auf der einen Seite Lebenskraft, Sexualität und Lebenslust, auf der anderen Seite Ruhe, Sicherheit und Geborgenheit.

„Als Fundament unserer Leiblichkeit ist der untere Raum mit den Wurzeln eines Baumes zu vergleichen. Er lebt aus der Erdkraft, die wir als tragend, aufbauend, warm, bergend, aber auch als drängend, treibend, impulshaft empfinden können. Er ist über das Wurzelhafte hinaus der Raum des Blutes, der Leidenschaft, der Triebe, der körperlichen Fruchtbarkeit, der warmen mütterlichen Geborgenheit. Er ist aber auch der Raum der Lebenskraft an sich, die, aus dem Kreuzbein (Sacrum) aufsteigend, den Menschen ganzheitlich speist. Er ist vor allem die Kraft, die durch rechtes Atmen nicht nur körperliche Lasten, sondern auch die geistig-seelischen zu tragen weiß. Elefant und Pferd als Bilder aus der Mythologie repräsentieren die zuverlässigen Kräfte dieser Tiefen, die, vertrauend angenommen, unsere hochgezogenen Schultern, unsere Überlast in Kopf und Rücken erlösend aufzunehmen vermögen."[55]

Die Erfahrungsqualitäten der Ruhe und Geborgenheit spielen eine wichtige Rolle als Voraussetzung für das Einschlafen. Deshalb wird in der Atemtherapie bei Schlafstörungen viel am Tiefenatem gearbeitet.

Hierfür ist es nötig, Verspannungen zu lösen, die sehr häufig im unteren Rücken (LWS, Kreuzbein und Ileosakralgelenke) angesiedelt sind. Diese Verspannungen stehen oft in einem Wechselspiel mit Anspannungen, die an ganz anderen Stellen im Körper anzutreffen sind, z.B. Verspannungen im Unterkiefer- und Nackenbereich (über diese Zusammenhänge mehr im nächsten Kapitel). Zum Lösen der Verspannungen bieten sich Dehnungen und sanfte Bewegungen an (z. B. Knieschaukeln), die gleichzeitig die Basisatmung anregen (siehe z.B. B 5). Daran schließt sich die ruhige Empfindungsarbeit mit den Händen an. Z. B. werden die Hände auf den Bauch, in die Flanken oder unter den Rücken neben die Lendenwirbelsäule gelegt (siehe B 2). In Ruhe kann der tiefe Atem vor allem von Anfängern leichter gespürt und zugelassen werden als in Bewegung. Interessant ist, wenn sich der Becken-Bauchraum für den Atem öffnet, dass dann auch die Füße und Hände warm werden können: eine „Kleinigkeit“, die sich sehr schlaffördernd auswirkt.

Im Zusammenhang mit der Basisatmung werden die Patientinnen und Patienten zur Nasenatmung angeregt (siehe B 3). Die Aufmerksamkeit wird immer wieder vom Becken-Bauchraum auf die Nase gelenkt. Hier spürt der Übende das feine Strömen des Ein- und Ausatems an den Nasenlöchern und im Naseninneren. Manche Patientinnen und Patienten berichten in diesem Zusammenhang, dass sie gewohnheitsmäßig mehr durch den Mund als durch die Nase atmen. Ich weise darauf hin, dass die Nasenatmung eine wichtige Voraussetzung für die Tiefenatmung darstellt. Durch den Widerstand, den der Einatemstrom in den Nasengängen (durch die Nasenmuscheln) erfährt, wird die Bewegung des Zwerchfells reflektorisch verstärkt. Bei der Mundatmung hingegen wird die Atmung oberflächlicher, da das Zwerchfell erschlafft.[56]

Dass in der Atemtherapie bei Schlafstörungen der Schwerpunkt auf die beruhigende und lösende Wirkung der Tiefenatmung gelegt wird, heißt jedoch nicht, die beiden anderen Atemräume auszuschließen. Auch der mittlere Atemraum (Oberbauch, Flanken) und der obere Atemraum (Herz, Brustkorb, Schultern, Arme, Hände, Kopf) werden angesprochen. Ohne die Öffnung dieser Atemräume kann der Atem gar nicht in den Becken-Bauchraum fließen, es sei denn, man würde ihn willentlich hindurchpressen. Im Hinblick auf den Schlaf ist es wichtig, die **Durchlässigkeit** zwischen den Atemräumen herzustellen, um ein Gefühl der Ganzheit wiederzugewinnen. Hierauf gehe ich im nächsten Kapitel ein.

## 5.7 Körperliche Verbindungen und ihre Durchlässigkeit im Atem

Viele psychosomatisch Erkrankte, darunter auch solche mit Schlafstörungen, spüren ihren Körper vor allem am (negativen) Spannungsgrad der Muskeln und sind in ihrer Wahrnehmung eher auf einzelne Körperteile, die scheinbar unabhängig voneinander existieren, beschränkt. Sie erleben den Körper als uneinheitliches Konglomerat von Einzelteilen, weniger als zusammenhängendes und miteinander verbundenes Ganzes.

Häufig stehen Körperregionen im Brennpunkt der Aufmerksamkeit, die durch Verspannungen, Schmerzen, motorische oder nervale Fehlimpulse (z.B. unkontrolliertes Gliederzucken, unruhige Beine) und andere Symptome (z.B. Tinnitus) belastet sind. Nun stellt aber jeder Körperteil ein Element des gesamten Körpersystems dar, und als solches wirkt sich sein Zustand auf den Körper als Ganzes aus. Das bedeutet, dass auch weiter voneinander entfernte Körperteile sich gegenseitig beeinflussen – im Positiven wie im Negativen. Dieses ist aber vielen Betroffenen nicht bewusst. Beispielsweise ruft die Frage „Was haben Ihre Nackenverspannungen mit Ihrem unteren Rücken zu tun?“ nicht selten ratloses Schulterzucken hervor.

Auch die anatomischen Grundkenntnisse weisen große Lücken auf. So sind Existenz und Bedeutung des Kreuzbeins, dieses wichtigen Knochens, der für die dynamische Aufrichtung der Wirbelsäule und für die Tiefenatmung eine große Rolle spielt, häufig unbekannt, obwohl gerade in dieser Region sehr oft Schmerzen auftreten. Das **subjektive** Körperschema, das weniger auf objektiven anatomischen Kenntnissen, sondern vielmehr auf der persönlichen Körpererfahrung beruht, gleicht einer Landkarte mit vielen zersplitterten Einzelprovinzen und etlichen weißen Flecken. In einigen Regionen blinken rote Lämpchen auf als Zeichen für Anspannung und Schmerz.

Ähnlich bruchstückhaft und undifferenziert gestaltet sich die Wahrnehmung der Atmung. Zwar spüren viele die Atembewegung in Brustkorb oder Bauch, aber hier nur eindimensional zur Vorderseite hin. Die **räumliche** Erfahrung der Atembewegung, die sich in den Atemräumen nach allen Seiten hin ausbreitet, oder das Gespür für die Atemschwingung, die die Körpergewebe durchströmt und verschiedene Körperräume miteinander verbindet, fehlt. Der Atem wird in erster Linie als Lungen-, bestenfalls noch als Zwerchfellfunktion („Bauchatmung ist wichtig!“) in seiner quantitativen Größe betrachtet (möglichst viel Luft möglichst tief einatmen). Er wird weniger in seiner **Qualität** (Atemsubstanz und Atemkraft), geschweige denn in seinem feinen Wechselspiel mit seelisch-geistigen Prozessen wahrgenommen.

Der Atem schafft Verbindungen. Er zeigt aber auch deutlich, wo Verbindungen unterbrochen sind. Stellt sich eine körperliche Verbindung im Atem her, dann bin ich an diesen Körperteil mit den entsprechenden Empfindungs- und Erfahrungsqualitäten angeschlossen. Ich spüre mich mehr als einheitliches Ganzes. Die Empfindung der körperlichen Ganzheit und der Durchlässigkeit im Fließen des Atems fördert auf der seelisch-geistigen Ebene Erfahrungsqualitäten von Wohlgefühl, innerer Ruhe und Ganzheit.

Im Körper existieren vielfältige Verbindungen auf unterschiedlichen Ebenen. In der Atemtherapie spielt vor allem die Arbeit an den muskulären und gelenkigen Verbindungen eine große Rolle, um den Körper für die Atembewegung durchlässig zu machen. Über Muskel- und Gelenkketten sind auch weiter entfernte Körperregionen miteinander verbunden und beeinflussen sich gegenseitig.

Werden die muskulären und gelenkigen Verbindungen durch Verspannungen blockiert, so kann sich der Atem in den betroffenen Körperregionen und -räumen nicht entfalten. Zunächst müssen die Verspannungen bewusst aufgespürt und unterschieden werden. Die Bewusstmachung und Unterscheidung von häufig unbewussten Verspannungsmustern stellen den ersten Schritt dar. Im Lösen der Verspannungen kann die übende Person körperliche Verbindungen wieder herstellen und empfinden, wie auch weiter entfernte Körperregionen zusammen wirken. Die zunehmende Durchlässigkeit der muskulären und gelenkigen Verbindungen fördert das freie Fließen des Atems. Dies äußert sich durch Empfindungen von angenehmer Wärme oder Kühle, wohligem Kribbeln und geht einher mit Erfahrungsqualitäten von innerer Gelöstheit und Harmonie.

Darüber hinaus spielen auch nerval-reflektorische Verbindungen und körperliche Entsprechungen eine Rolle, die eine Auswirkung auf das Atemgeschehen haben. Letztere stellen Erfahrungswerte dar, die noch nicht wissenschaftlich erforscht sind. Zum Beispiel spiegelt sich in einzelnen Körperregionen der ganze Mensch (in den Füßen, den Händen, im Gesicht usw.). Indem man dort bestimmte Bereiche stimuliert, kann man die Atembewegung in den entsprechenden Atemräumen anregen.

Im Folgenden werde ich beispielhaft einige körperliche Verbindungen erläutern, die in der Atemtherapie bei Schlafstörungen eine große Rolle spielen.

Einer der wichtigsten Zusammenhänge – um sich als Vorbereitung für das Einschlafen im Rücken/Hintergrund zu lösen – stellen Kreuzbein und Halswirbelsäule dar. Die Spannungsverhältnisse des Beckens werden über das Kreuzbein durch die Wirbelsäule hindurch bis in den Nackenbereich übertragen und umgekehrt. Das heißt, dass sich Nackenverspannungen bis in die

Beckenregion auswirken und die tiefere Atmung blockieren. Umgekehrt ziehen Verspannungen im Beckenbereich und im unteren Rücken den Nacken in Mitleidenschaft. Die Spannung des Nackens steht wiederum in Wechselwirkung mit dem Unterkiefer.

Ähnliches gilt auch für die Atmung. So steht der Unterkiefer-Rachen-Kehlkopf-Bereich in unmittelbarer Wechselwirkung zur Atembasis des Beckens (Beckenboden). Hier bestehen sowohl muskuläre als auch reflektorische Verbindungen.[57] Das heißt: Wenn ich meinen Unterkiefer verspanne, dann hemme ich die Becken-Bauch-Atmung. Umgekehrt kann ich erfahren, wie die achtsame und lösende Arbeit mit dem Unterkiefer die Tiefenatmung befreit. Wohlgemerkt geht es weniger um ein anatomisch-intellektuelles Verständnis dieser Zusammenhänge, sondern es geht darum, dass der Übende **praktisch erfährt**, wie die Lösung einer Körperregion sich auf seinen ganzen Körper und auf seinen Atem auswirkt.

Im Muskel-Skelett-System bilden die **Gelenke** die brückenartigen Verbindungen zwischen Körperteilen und –regionen. Viele Menschen spüren ihren Körper vor allem in den Muskeln; die Gelenke führen in der Wahrnehmung des eigenen Körpers eher ein Schattendasein. Nun beeinflussen aber nicht nur die Muskeln, sondern auch die Gelenke – je nachdem, ob sie festgestellt oder durchlässig-beweglich sind – die Atmung einengend oder befreiend. Die Wirbelsäule stellt die zentrale Gelenkkette im Körper dar Die Wirbel bilden nicht nur untereinander, sondern auch mit den Rippen, dem Kopf usw. zahlreiche gelenkige Verbindungen. An der Beweglichkeit und Durchlässigkeit der Wirbelsäule wird auch in der Atemtherapie bei Schlafstörungen gearbeitet, weil sie entscheidenden Einfluss auf alle Atemräume hat.

Bestimmten Gelenken können entsprechende Körperregionen und Atemräume zugeordnet werden. Diese Zusammenhänge erscheinen bei einem intellektuell-anatomischen Körperverständnis zunächst unlogisch. Sie stellen aber **Erfahrungsqualitäten** dar, die bei längerem, achtsamem Üben regelmäßig auftauchen. So wirkt sich z.B. die Arbeit an den Sprung- und Handgelenken lösend auf den Becken-Bauch-Raum und die tiefere Atmung aus. Gleichzeitig wird die Nackenregion entspannt. Für das Einschlafen spielt auch die Lösung des oberen und unteren Kopfgelenks am Ende der Halswirbelsäule eine wichtige Rolle (siehe B 26).

Letztendlich geht es darum, dass die übende Person ihre **innere** Verbindung mit dem Atem auf eine zulassende und gewährende Art wieder findet. Am leichtesten kann diese innere Beziehung in der Ruhe und durch den Kontakt der Hände mit dem eigenen Körper gespürt werden (siehe Kap. 5.5). Es können auch verschiedene Atemräume durch Handauflegen und

Ausstreichen miteinander verbunden werden. Beispielsweise wird eine Hand auf den Bauch und eine Hand auf den oberen Brustkorb gelegt und ihre Verbindung im Atmen empfunden. Dies fördert die innere Durchlässigkeit für das Strömen des Atems vom oberen Atemraum bis in die Tiefe des Becken-Bauchraums.

Kann die innere Öffnung und Durchlässigkeit im Atmen zugelassen und gespürt werden, tritt augenblicklich eine seelische Lösung und Ruhe ein. Das Empfinden der Durchlässigkeit in Körper und Atem erleichtert das Loslassen von einzwängenden Gefühlen und Gedanken. Sorgen und Probleme müssen nicht mehr festgehalten werden, sondern werden mit dem Atem „durchgelassen", so wie man einen Zweig in einen Fluss wirft und das Wasser ihn hinwegträgt. Diese im Grunde genommen meditative Wirkung des Atems, die letztendlich auch das Vertrauen in die ständige Veränderung des Lebens enthält, stellt sich allerdings nicht von heute auf morgen ein. Wie jeder meditative Weg will die leib-seelische Durchlässigkeit, will die innere Rückbindung und Hingabe an den Atem geduldig geübt und zugelassen werden.

## 5.8 Rhythmus

Eine Insomnie zeichnet sich dadurch aus, dass Schlafen und Wachen nicht mehr in einem ausgewogenen Verhältnis zueinander stehen. Die Waagschale neigt sich zur Seite des Wachseins, und der Schlaf wird zu kurz oder zu leicht. Auf der vegetativen Ebene ist das normalerweise flexible Wechselspiel zwischen Spannung und Entspannung, zwischen Aktivität und Erholung gestört. Schlafen und Wachen bilden gemeinsam einen circadianen Rhythmus und beeinflussen sich gegenseitig. Die Frage liegt nahe: Wie gehen die Betroffenen mit ihren Ruhe-Aktivitätszyklen tagsüber um? Bei entsprechender Nachfrage berichten Menschen mit Schlafstörungen häufig, dass sie im Alltag, vor allem im Arbeitsleben, keine Möglichkeiten sehen, Zeit für sich zu nehmen und Pausen zu machen. Hier entsteht das Bild des Arbeitssklaven, der seine natürlichen Ruhebedürfnisse aus Sach-, Leistungs- oder anderen Zwängen unterdrückt bzw. unterdrücken muss.

Die Betroffenen kennen oft nur noch die **mechanische** Uhr-Zeit, also die physikalisch und sozial genormte Zeit, der sie sich rückhaltlos unterordnen. Dies setzt sich nachts fort, indem der Schlaflose immer wieder auf die Uhr schaut und die Minuten, Stunden zählt, die er nicht schlafen kann. Dass die **biologische** Zeit, also der individuelle Ruhe-Aktivitäts-Rhythmus, darunter leidet bzw. das Empfinden für ihn verloren geht, ist eine den Schlaf und die Gesundheit gefährdende Konsequenz.

In der Atemgruppe bei Schlafstörungen werden die Patientinnen und Patienten über die Zusammenhänge zwischen Tagesverhalten und Schlaf aufgeklärt. Es werden Möglichkeiten besprochen, wie sie Pausen in ihren Tages- und Arbeitsablauf einbauen können (siehe Kap. 6).

Die Atmung stellt einen Rhythmus dar, der mit anderen vegetativen Rhythmen (z. B. Herzschlag) korrespondiert. Das Wort „Rhythmus“ stammt aus dem Griechischen und heißt in seiner ursprünglichen Bedeutung „Fließen“. Im modernen Sprachgebrauch bedeutet Rhythmus „periodischer Wechsel, gegliederte Bewegung“[58] . Im Unterschied zu der mechanischen Uhrzeit, die nach physikalisch-astronomischen Parametern genormt ist und einem festgelegten Takt folgt, sind biologische Rhythmen flexibel und passen sich inneren und äußeren Einflüssen an.

Ähnlich wie die biologischen Rhythmen folgen auch die Rhythmen in der Natur einem periodischen Muster. Hier seien der Wechsel der Jahreszeiten, der Wechsel von Tag und Nacht, von Ebbe und Flut als Beispiele genannt. Auch diese Rhythmen laufen niemals völlig gleichförmig ab, sondern unterliegen einer ständigen Veränderung bei gleichzeitiger Wiederholung. Entgegen der mechanischen Uhrzeit, die nur noch minimale Abweichungen zulässt („Atomzeit“), weisen biologische und natürliche Rhythmen fließende Veränderungen auf.

Je langsamer und natürlicher ein Rhythmus fließt, desto beruhigender wirkt er auf den Menschen. Dies berücksichtigt auch anspruchsvolle Entspannungsmusik. Dort werden rein mechanische Taktgeber (computergesteuerte Beats) vermieden, weil man festgestellt hat, dass eine lebendige Taktführung mit natürlichen Abweichungen den Hörer eher beruhigt.[59]

Jeder Mensch hat seinen individuellen und einzigartigen Atemrhythmus, der eng mit seiner körperlichen, seelischen und geistigen Konstitution verwoben ist. Und jeder Mensch entwickelt im Laufe seines Lebens so genannte Atemmuster, in denen seine innere Einstellung und Situation zum Ausdruck kommt.

Bei einer hastigen Lebensweise ohne ausreichende Pausen wird der Atemrhythmus insgesamt schneller und oberflächlicher, das heißt: Die Atembewegung findet überwiegend im oberen Atemraum statt (Brustkorbatmung); in extremen Stress-Situationen zieht sich die Atmung bis unter die Schlüsselbeine zurück (Schlüsselbeinatmung) und wird sehr schnell und flach. Die stressige Lebensführung beeinflusst auch das Bewegungsverhalten. Bewegungen werden dann hastig, peripher (ohne Verbindung zum Körper-Schwerpunkt im Unterbauch) und ohne Pausen ausgeführt. Atmung und Bewegung, die von Natur aus rhythmisch ineinander fließen, d. h. sich wechselseitig beeinflussen und „tragen“, trennen sich voneinander. Nicht selten stolpert der Atem in der Bewegung oder eine Bewegung wird mit angehaltenem Atem ausgeführt; der Atem kann erst bei Beendigung der Bewegung wieder hastig zugelassen werden. Wenn Atmung und Bewegung nicht mehr ineinander spielen, dann wird Bewegung sehr anstrengend. Die Muskulatur muss die Atemkraft ersetzen, was wiederum zu Verspannungen führt.

In der Atemtherapie bei Schlafstörungen beobachte ich immer wieder, wie Patientinnen und Patienten Bewegungsangebote in einem mechanischen Rhythmus, wie eine aufgezogene Marionette eher zu schnell als zu langsam ausführen. Meistens liegt die Betonung auf der aktiven Komponente der Bewegung. Geht es dann um die Lösung aus einem Bewegungsablauf (passive Komponente), dann geschieht häufig ein abruptes „Fallenlassen“, aus dem heraus ohne Pause die nächste Bewegung angefangen wird. Sie berichten dementsprechend, wie anstrengend sie die Bewegung empfinden und dass der Atem holpert oder stockt.

Hier bildet die Beschäftigung mit dem **eigenen** Atem- und Bewegungsrhythmus einen Königsweg, um wieder in Einklang mit seinen organischen Rhythmen und Bedürfnissen zu kommen. Durch das Empfinden und Zulassen des eigenen Atem- und Bewegungsrhythmus im Hier und Jetzt findet der Übende zurück zu seiner subjektiven Zeit und seinem subjektiven Maß. Dies gelingt bei Anfängern am ehesten über die Bewegung. Die Teilnehmerinnen und Teilnehmer werden angeregt, ihren individuellen Bewegungsrhythmus herauszufinden. Ich biete Bewegungsabläufe an, die in ihrer Grundstruktur rhythmische Elemente enthalten wie Schaukeln, Wiegen, Pendeln, Rollen.

Wenn der eigene Rhythmus entstehen kann, dann verliert die Bewegung ihre Anstrengung und bekommt einen fließenden Charakter. Bewegung und Atem geraten langsam wieder in Einklang und können ineinander spielen.

Der natürliche Atemrhythmus besteht aus den Phasen Einatem – Ausatem – Atemruhe. Den Atemphasen entsprechen Erfahrungsqualitäten, die wesentliche Lebensprinzipien beinhalten. Der Atemzyklus beinhaltet einen ständigen periodischen Wechsel zwischen Rezeptivität, Aktivität/Loslassen und Ruhe.

Nun stellen diese grundsätzlichen Atemqualitäten nur eine grobe Einteilung dar: Sie werden je nach Individuum in unterschiedlicher Ausprägung, Färbung und Intensität erlebt. Interessant ist, dass auf der physiologisch-anatomischen Ebene Aktivität und Passivität genau anders herum ablaufen: Die Einatmung ist ein aktiver Vorgang (u. a. zieht sich der Hauptatemmuskel, das Zwerchfell, zusammen), und die Ausatmung stellt eher einen passiven Prozess dar.[60]

Im natürlichen Atemrhythmus manifestieren sich Lebensprinzipien, welche die Chinesen in ihrer jahrtausendealten, aus der Naturbetrachtung abgeleiteten Philosophie Yin (das weibliche Prinzip) und Yang (das männliche Prinzip) nennen. Nach Auffassung der chinesischen Philosophie durchdringen sich Yin und Yang gegenseitig. Beide Prinzipien bedingen einander und können sich nicht ohne das andere manifestieren. Yin ist in Yang enthalten und umgekehrt. Die Grenze zwischen beiden verläuft wellenförmig, das heißt: fließend, wodurch das rhythmische Wechselspiel zwischen den Yin- und Yangqualitäten angedeutet wird. Das bekannte Yin-Yang-Symbol stellt dies anschaulich dar:

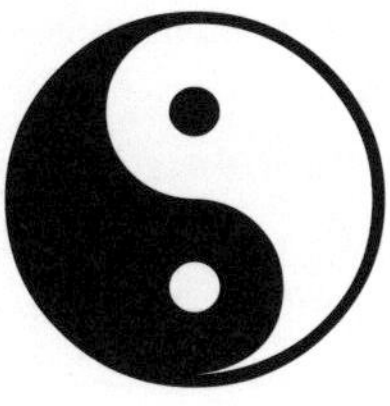

Die Traditionelle Chinesische Medizin übernimmt diese Prinzipien, die komplementäre Lebensenergien darstellen. Sie ordnet dem Schlaf die Yin-Energie und dem Wachzustand die Yang-Energie zu. Hier zeigen sich grobe Parallelen zu der modernen Schlafforschung und den Erkenntnissen über die ultradianen Ruhe-Aktivitäts-Zyklen.

Nicht die aktive „Macher"-Haltung, sondern eine gewährende, aufnahmebereite Einstellung sich selbst und seinem Organismus gegenüber ermöglicht das Einschlafen. Allerdings heißt dies nicht, in das andere Extrem zu verfallen und insgesamt möglichst inaktiv zu sein. Es geht nicht um ein Entweder-Oder, sondern um ein Sowohl-als-auch. Entscheidend ist, dass der Mensch – so weit es möglich ist – im **Rhythmus** seiner Ruhe-Aktivitäts-Zyklen leben kann, die sich bis zu einem gewissen Grad durchaus flexibel an äußere Gegebenheiten anpassen können und müssen. Im Spannungsfeld zwischen sozialer Anpassung (Synchronisation mit festgelegten Arbeitsabläufen, anderen äußeren Bedingungen und Mitmenschen) und seinen biologischen Rhythmen sollte jeder Mensch sein individuell verträgliches Maß finden.

Nun geht es hier nicht so sehr um das intellektuelle und allgemeine Verständnis der Erfahrungsqualitäten von Einatem, Ausatem und Atemruhe. Bei Atemanfängern und bei Menschen, die in erster Linie mental-willentlich mit ihrem Körper umgehen – und dazu gehören auch viele Menschen mit

Schlafstörungen –, ist es **nicht** sinnvoll, die Grundqualitäten von Einatem, Ausatem und Atemruhe zu benennen. Die Gefahr des Schubladen-Denkens, intellektuellen Einordnens und „Richtig“-Machen-Wollens ist einfach zu groß. Häufig fragen Übende, wenn sie über ihre Wahrnehmungen berichten: „Ist meine Empfindung richtig?“ Oder sie wundern sich, wenn ein anderer Teilnehmer bei derselben Übung eine ganz andere Empfindung hat (z. B. spürt der eine, dass sein Bein leichter, der andere hingegen, dass sein Bein schwerer geworden ist). Ich weise immer wieder darauf hin, dass jede individuelle Empfindung „richtig“ ist. Eine Empfindung ist, wie sie ist. Der Weg liegt darin, dass der Übende seine **individuellen** Empfindungen zulassen, wahr-nehmen und akzeptieren und dass er seine Empfindungen im Gesamtzusammenhang seiner persönlichen leib-seelisch-geistigen Situation einordnen und reflektieren kann.

Ich ziehe es vor, den Atemrhythmus als **Ganzes** in seiner lebendigen Schwingung anzusprechen und die Empfindungsfähigkeit der Übenden hierfür zu fördern. In diesem Zusammenhang verwende ich manchmal einen bildhaften Vergleich (ansonsten benutze ich Bilder sehr sparsam, da die Gefahr groß ist, zu sehr ins Bild, also in die Fantasie, statt in die unmittelbare Empfindung von Körper und Atemgeschehen zu gehen): Die Teilnehmer und Teilnehmerinnen werden gebeten, ihre Hände dort auf ihren Körper zu legen, wo sie gerade ihre eigene Atembewegung am deutlichsten empfinden:

*„Mit den Händen können Sie vielleicht noch deutlicher spüren, wie der Atem in Ihrem Inneren kommt und geht.“* (Pause)

*„Der Atem kommt und geht ähnlich wie Meereswellen, die auf- und abfluten.“* (Pause)

*„Lassen Sie dem Ausatem genügend Zeit, um abzufließen. Warten Sie, bis die nächste Einatemwelle von selbst auftaucht.“*

Der Vergleich mit dem Meer bietet sich deshalb an, weil sowohl beim Meer als auch beim Atem jede Welle einzigartig ist, die Wellen in ihrer Vielfalt einen lebendigen, fließenden Rhythmus erzeugen, der sowohl in der Natur- als auch in der Atemerfahrung sehr beruhigend wirkt.

Eine andere Möglichkeit, die fließenden Übergänge von einer Qualität in die andere zuzulassen, wird durch entsprechende Bewegungsabläufe gegeben. Es werden Bewegungen angeboten, die zwischen komplementären Empfindungsqualitäten wie Weite und Nähe, Öffnen und Schließen, Hoch und Nieder, Leicht und Schwer, Spannung und Lösung wechseln. Die Teilnehmer werden ermuntert, die Phasen und Übergänge zwischen den verschiedenen Bewegungselementen langsam-fließend zu gestalten und ihre Empfindungsqualität zu spüren. Sie lernen, in der Bewegung den Phasen der

Aktivität, des Loslassens und der Ruhe gleichermaßen Aufmerksamkeit zu schenken.

Nach den kleineren Pausen in und während des Übens endet die Atemstunde in einer Ruhephase von mehreren Minuten. Nach der letzten Übung und Ansage tritt Stille ein. Eine wichtige Funktion der Ruhephase besteht darin, die **Nachwirkung** des vorangegangenen Tuns auf Körper und Atem zu spüren. Erst in der Ruhe kann die vorangegangene Übung innerlich weiterwirken und zu einer tiefen Lösung von Atem, Körper und Seele führen. Die Übenden erfahren an sich selbst, was in der Ruhe entsteht und wie es ihnen in der Stille und im Nicht-tun geht. In dem anschließenden Feedback wird neben der Frage nach den Empfindungen während des Übens auch gezielt nach ihrem Zustand in der Ruhephase gefragt.

Häufig berichten die Patienten über wohltuende Entspannung, traumähnliche Bilder (hypnagoge Halluzinationen) oder Einschlafen. Für manche, vor allem in der Anfangszeit, sind Stille und Ruhe noch ungenießbar. Zwar spüren sie eine körperliche Entspannung, doch der Kopf spielt noch nicht mit (sei es, dass Kopfbeschwerden, z. B. Tinnitus, deutlicher werden oder die Gedanken zu kreisen beginnen). Die positive Erfahrung von Ruhe und Stille will geduldig wiedererlernt werden. Dass dies nach anfänglichen Schwierigkeiten möglich wird, berichten immer wieder Teilnehmer, wenn sie mehrere Atemstunden besucht haben.

Von großer Bedeutung ist in diesem Zusammenhang der Rhythmus der Ansage. Der Sprechrhythmus der Therapeutin sollte Bezug nehmen auf den Atem- und Bewegungsrhythmus der Patientinnen und Patienten. Ihnen wird genügend Zeit gewährt, um ihre Bewegungen und Pausen zu machen und zu spüren. Auf der anderen Seite dürfen die Ansagepausen nicht zu lang sein, da sonst viele Übende, die mit einem beschleunigten Zeitempfinden in die Gruppe kommen, durch die Länge der Sprechpausen überfordert sind. Das Ergebnis wären dann Nervosität, Gedankenkreisen, inneres Aussteigen aus der Übung oder Einschlafen.

Sprechrhythmus, Ansage und Pausen stellen für die Therapeutin eine lebendige Gratwanderung dar, die gestützt wird durch den eigenen Atemrhythmus, durch langjährige Erfahrung im Umgang mit eigenen und fremden Pausen sowie der achtsamen Beobachtung der Teilnehmerinnen und Teilnehmer im Hier und Jetzt.

# 6. Gruppenarbeit

In der psychosomatischen Klinik, in der ich arbeite, findet die Atemtherapie bei Schlafstörungen in Form von Gruppenarbeit einmal wöchentlich 60 Minuten statt. Es handelt sich um stationsübergreifende Gruppen: Hier nehmen Patienten mit primären Insomnien teil, die unter einer mittelgradigen bis schweren chronischen Schlafstörung leiden (Ein- und Durchschlafstörungen, frühzeitiges Erwachen, nicht erholsamer Schlaf). Es kommen aber auch viele Patienten, die im Rahmen einer psychosomatischen Grunderkrankung (z. B. Tinnitus, Depression) von chronischer Schlaflosigkeit betroffen sind.

Die Betroffenen sollen 4–6-mal erscheinen. Häufig wird das Minimum von 4 Gruppenstunden unterschritten, da die klinischen Aufenthaltszeiten immer kürzer werden und die Patienten manchmal warten müssen, bis ein Platz frei geworden ist. Es handelt sich um so genannte offene Gruppen mit durchschnittlich 8 Teilnehmern. Wenn ein Platz frei wird, rückt eine neue Person nach. Dementsprechend kann kein Atemangebot auf dem anderen aufbauen, sondern jede Stunde muss eine selbständige Übungseinheit bilden, die für jeden und jede verständlich und nachvollziehbar ist.

Neue Patientinnen und Patienten erhalten in der ersten Stunde ein Informationsblatt. Neben organisatorischen Hinweisen, so genannten Schlafregeln, („Schauen Sie nachts nicht auf die Uhr“) und einem Verzeichnis über Schlafliteratur enthält dieses Infoblatt die Ziele der Atemtherapie bei Schlafstörungen (Eutonie und ruhiger Wachzustand) sowie konkrete Hinweise zum Übungssetting. Diese Empfehlungen werden detailliert im Übungsteil des Buches beschrieben (siehe Kap. 9).

Jede Gruppensitzung besteht aus drei Phasen:
- einleitendes Informationsgespräch (ca. 15 Minuten)
- Übungsteil (ca. 30 Minuten)
- Feed-back (ca. 15 Minuten).

In dem **Informationsteil** können die Fragen zum Schlaf bzw. zur Schlaflosigkeit und zum Üben stellen. Meistens erwähnen sie ihr persönliches Leiden an der Schlaflosigkeit und ihre damit verbundene Rat- und Hilflosigkeit. Die Gruppentherapeutin geht möglichst empathisch und konkret auf die Situation der Patientinnen und Patienten ein, indem sie aufklärt und motiviert. Forderungen und strenge Verhaltensmaßregeln sollten vermieden werden. Vor dem Hintergrund der Kernfrage „Was kann der Betroffene selbstverantwortlich tun, um langfristig seinen Schlaf zu fördern?“ und im Zusammenhang mit dem atemtherapeutischen Übungsangebot kommen folgende Themen zur Sprache:

- ***Aufklärung über ein schlafförderndes Tagesverhalten***

Die Betroffenen werden darüber informiert, dass Schlafen und Wachen durch vegetative Rhythmen organisch miteinander verbunden sind und dass das Tagesverhalten langfristig den Schlaf-Wachrhythmus beeinflusst. Ich empfehle deshalb, genügend Pausen in den Tagesablauf einzubauen. Nun werden im Arbeitsleben leider selten biologische Rhythmen berücksichtigt. Im Gegenteil: Viele Arbeitsprozesse fordern implizit oder explizit Leistungen, die unabhängig von individuellen Ruhe-Aktivitäts-Zyklen in festgelegten Zeitabschnitten immer schneller erbracht werden müssen. Patientinnen und Patienten äußern dieses schlüssige Gegenargument, wenn ich ihnen nahelege, tagsüber ihre eigenen Pausenbedürfnisse zu leben. Hier gilt es – trotz aller objektiven Leistungszwänge – nicht zu resignieren, sondern den Weg der kleinen Schritte zu gehen. E. Rossi gibt in diesem Zusammenhang viele **realisierbare** Anregungen: Wenn z. B. in der Arbeit die Konzentration nachlässt, sollte man kurz etwas anderes tun, was nicht so anstrengend ist. Oder man sollte bei sitzender Tätigkeit immer wieder zwischendurch kleine Haltungsveränderungen und Bewegungen zulassen, vielleicht auch kurz aufstehen und ein paar Schritte gehen. In der Mittagspause sollte man sich je nach den Gegebenheiten Zeit für Ruhe und Rückzug nehmen usw.[61]

Außerhalb der Arbeitszeit empfiehlt es sich, möglichst jeden Tag (sei es vor oder nach der Arbeit) eine kleine Auszeit zu nehmen. In dieser Zeit (ca. 30 Minuten) sollten alle störenden Außenreize (Telefon u. ä.) vermieden werden. Hier gilt es, bei sich selbst anzukommen, d.h. zu innerer Ruhe und Gelöstsein zu finden. Dies kann auf verschiedene Weise geschehen, sei es durch einen kleinen Spaziergang oder eine wohltuende Lösungs-/Atemübung usw.

- ***Aufklärung über das Verhalten bei Schlaflosigkeit***

Die am häufigsten gestellte Frage von Betroffenen lautet: „Was soll ich tun, wenn ich nachts wachliege?“ Hier empfehle ich die verhaltenstherapeutische Schlafregel, aufzustehen, wenn man länger als 15–20 Minuten wachliegt. Diese Verhaltensmaßnahme ist vor allem dann sinnvoll, wenn Unruhe auftaucht (sei es auf körperlicher, seelischer oder geistiger Ebene) und der Betroffene nicht mehr ruhig wachliegen kann. Unruhe geht immer einher mit einer physiologischen Stressreaktion. Bei Bedarf erkläre ich das Stressmodell. Im Zusammenhang mit der nächtlichen Schlaflosigkeit lässt sich Stress am ehesten durch eine ruhige Tätigkeit abbauen – sei es, dass man ein angenehmes Buch liest, eine Lösungs- und Atemübung im Sitzen oder Stehen macht usw.

- ***Das Ziel der Atemtherapie bei Schlafstörungen***

Die Atemübungen dienen nicht dazu, möglichst schnell einzuschlafen, auch wenn sich dies die Patientinnen und Patienten am sehnlichsten wünschen. Langfristig geht es darum, aus den Extremen von Überspannung und Unterspannung herauszukommen und einen Grundzustand von Wohlspannung zu entwickeln. Ein ruhiger und gesammelter Wachzustand stellt die beste Voraussetzung dar für einen erholsamen Schlaf.

- ***Aufklärung über das Üben***

Eine Schlafstörung entsteht nicht von heute auf morgen, sondern entwickelt sich über Wochen und Monate. Es erfordert einen längeren Prozess des Umlernens, um wieder befriedigend schlafen zu können. Folgende Frage kann hilfreich sein: *„Wie lange haben Sie gebraucht, um Lesen oder Autofahren zu lernen?“* Jeder Lernprozess, zumal wenn er nicht nur auf der gedanklichen, sondern auf der körperlichen Ebene abläuft, braucht Geduld und Zeit, erfordert sprichwörtlich einen „langen Atem“.

Die Atemübungen verbessern nur dann den Schlaf, wenn sie möglichst täglich ca. 20–30 Minuten über einen längeren Zeitraum (mehrere Wochen oder Monate) ausgeführt werden. Dies hören viele Betroffene nicht so gerne. Hier sollten allerdings keine Forderungen gestellt werden.

Die Vorzüge des Übens werden schmackhaft gemacht z. B. durch folgende Erklärung: Das Üben stellt keine Arbeit im üblichen Sinne dar, sondern es geht darum, sich etwas Gutes zu tun, innere Ruhe und Gelassenheit zu finden. Dass die Atemübungen sehr wohltuend sein können, bestätigen viele Patientinnen und Patienten nach gemachten Übungserfahrungen. Auch kann folgender Hinweis motivierend sein: Wir sind inzwischen gewohnt, uns täglich die Zähne zu putzen und unseren Körper zu pflegen. Warum sollten wir nicht Ähnliches für unsere Seele und unser Wohlbefinden tun?

In der Lernphase (2–3 Wochen) sollten die Atemübungen **tagsüber** und nicht abends vor dem Schlafengehen bzw. nachts ausgeführt werden aus folgenden Gründen:

- Das Üben am Tag kann mit größerer Aufmerksamkeit geschehen.
- Die Erfahrung, dass Tagespausen keine verlorene Zeit darstellen, sondern die Erholung und Leistungsfähigkeit fördern, wird durch die unmittelbar wohltuende Wirkung verstärkt.

– Das Üben am Tag geschieht ohne den Erwartungsdruck, gleich einschlafen zu müssen. Übungsstrukturen und Wirkmechanismen etablieren sich im Unbewussten und können dann auch in Krisensituationen ihre Wirkung entfalten.

Die Schlaferwartung sollte nicht zu hoch geschraubt werden. Kann man sich bei geduldigem Üben längere Zeit in einem tiefen, ruhigen und gelösten Wachzustand aufhalten, so stellt dies bereits einen hohen Erholungswert dar.

Im **Mittelteil** der Gruppensitzung lernen die Patientinnen und Patienten eine Atemübung kennen, die ich unter einem thematischen Schwerpunkt ausgewählt habe (siehe Kapitel 5). Die Auswahl und Anleitung der Atemübungen ist niemals starr, sondern geht flexibel auf die konkrete Situation ein. Es handelt sich um so genannte offene Scores, die ich ständig variiere und evaluiere, so wie es der Natur des Atems entspricht. Bei dem aktuellen Übungsangebot berücksichtige ich individuelle Bedürfnisse der Teilnehmer und Teilnehmerinnen, die ich aus meiner Beobachtung oder aufgrund ihrer Äußerungen zu Beginn der Stunde erhalte. Manchmal schildern sie ein bestimmtes Problem (z. B. Kieferverspannungen mit nächtlichem Zähneknirschen, unruhige Beine usw.), auf das ich so weit wie möglich in einer Übung konkret eingehe.

Der Übungsteil besteht aus drei Phasen:

– **Eingangsphase**. In der Rückenlage auf dem Boden ankommen, indem man bewusst einzelne Körperteile spürt und durch entsprechende Bewegungen löst.
– **Hauptphase**. Sie besteht aus einer Übung oder Übungsabfolge, die sich mit dem thematischen Schwerpunkt (ein bestimmter Körperteil und Atemraum) beschäftigt. Manchmal wird die Hauptphase durch eine Vorübung (Massage oder Ausstreichen des entsprechenden Körperteils) eingeleitet und am Ende durch eine Ausklang-Übung abgerundet.
– **Ruhephase**. Die übenden ruhen ca. fünf Minuten nach und spüren die Nachwirkung der Übung in Stille. Daran anschließend werden sie eingeladen, sich sanft zu dehnen, zu räkeln und zu gähnen, zu seufzen, bevor sie langsam ins Sitzen kommen.

Zu Beginn der **Feed-back**-Runde am Ende der Stunde fasst die Atemtherapeutin die Elemente der vorangegangenen Übung zusammen. Dann leitet sie die Rückmeldungen mit folgenden Fragen ein:

– *„Welche Übungselemente haben Sie angesprochen; was hat Ihnen gut getan?“*
– *„Welche Übungselemente waren schwierig?“*

- *„Sind Sie in der Ruhephase nach dem Üben eher ruhiger geworden, vielleicht sogar eingeschlafen? Oder sind Sie eher unruhig geworden?“*

Die Teilnehmer berichten über ihre Übungserfahrungen und darüber, wie sie die Ruhephase nach dem Üben erlebt haben. Bei Bedarf geht die Atemtherapeutin auf einzelne Rückmeldungen ein. Die individuelle Empfindung der Teilnehmer steht im Mittelpunkt der Rückmelderunde. Wenn Teilnehmer in ihrem Feedback in die Vergangenheit abdriften oder ihre Erfahrung rationalisieren, versucht die Gruppentherapeutin immer wieder, an die konkrete Empfindung in der jeweiligen Übung zu erinnern.

Viele Patientinnen und Patienten erfahren in den Gruppenstunden zum ersten Mal seit langer Zeit, dass sie sich lösen oder gar problemlos einschlafen können. Etliche berichten im Nachhinein, dass sie in der Nacht nach der Atemtherapie bei Schlafstörungen auffallend gut geschlafen haben. Diese Anfangserfahrung von Ruhe und Gelöstsein stellt einen **ersten Schritt** auf dem langen Weg zur Verbesserung des Schlafes dar.

Die meisten Patientinnen und Patienten sind froh, wenn sie unter ihresgleichen zusammenkommen. Durch ähnlich leidvolle Erfahrungen mit der Schlaflosigkeit fühlen sie sich nicht mehr isoliert, und das Gefühl der Gemeinsamkeit trägt zur inneren Lösung und Schlafbereitschaft bei. Auch die ruhige Übungs-Atmosphäre spielt eine nicht zu unterschätzende Rolle. In der Übungsansage werden Forderungen vermieden. Die Stimme der Atemtherapeutin bildet ein wichtiges atmosphärisches Instrument, welches den Patientinnen und Patienten ein Gefühl des Angenommen- und Getragenseins vermittelt. Sie freuen sich auf diese Stunde, wo sie endlich die Anforderungen des Klinikprogrammes hinter sich lassen und zur Ruhe kommen dürfen.

Trotz der überwiegend positiven Reaktion schränken einige Faktoren die atemtherapeutische Arbeit und ihre langfristige Wirkung bei Schlafstörungen erhebliche ein:

- Etliche können aus organisatorischen Gründen weniger als 4 Atemstunden besuchen.
- Es herrscht eine ständige Fluktuation in den offenen Atemgruppen. Dadurch ist ein schrittweiser, konsequenter Übungsaufbau nicht möglich. Der Lern- und Übungsprozess der Teilnehmer und Teilnehmerinnen gestaltet sich bruchstückhaft.
- Jede Sitzung besteht aus (sich ständig wiederholender) Schlaf- und Übungsinformation, aus dem Atemübungsteil und der Reflexion der Übungserfahrungen. 60 Minuten reichen nicht aus, um diese drei Therapieschritte befriedigend auszuführen. Andererseits besteht bei den ihnen ein großer Bedarf für jedes dieser Therapieelemente.

Ich halte deshalb im gegenwärtigen klinischen Setting folgende Verbesserungen für dringend erforderlich:

- Die Atemtherapie bei Schlafstörungen sollte in geschlossenen Gruppen mit je 8 Teilnehmern erfolgen und möglichst 2-mal wöchentlich je 60 Minuten stattfinden über einen Zeitraum von drei bis vier Wochen (6–8 Sitzungen).
- Die Schlafinformation sollte in einer eigenen Sitzung (am besten auf psychotherapeutischer oder medizinischer Ebene) erfolgen, sodass der Hauptschwerpunkt auf der Vermittlung der Atemübungen sowie auf der therapeutischen Unterstützung der Betroffenen im Übungsprozess liegt.
- Die Atemtherapie bei Schlafstörungen sollte als eigenständiges Lösungsverfahren anerkannt werden. In diesem Zusammenhang wäre es auch sinnvoll, die Methode und den Therapieerfolg wissenschaftlich auszuwerten. Die Atemtherapie bei Schlafstörungen sollte koordiniert werden mit psychotherapeutischen Gruppen oder Einzelsettings, in denen die Patientinnen und Patienten die Ursachen und Begleitumstände ihrer Schlafstörung aufarbeiten können. Dies kann durch verhaltenstherapeutische Indikativgruppen oder tiefenpsychologisch-analytische Therapieverfahren geschehen.
- Sinnvoll wäre auch eine ambulante Weiterbetreuung nach dem Klinikaufenthalt bzw. die Einrichtung von ambulanten Atemgruppen für Menschen mit Schlafstörungen, die keine Klinik aufsuchen.

Die Atemtherapie bei Schlafstörungen stellt immer noch eine Pionierarbeit dar, deren Methode und Wirkfaktoren viel zu unbekannt sind. Aufgrund meiner langjährigen Erfahrung kann ich guten Gewissens sagen, wie hilfreich und wirkungsvoll die atemtherapeutische Arbeit für Menschen mit Schlafstörungen ist.

# 7. Kontraindikationen

Grundsätzlich gibt es kein psychosomatisches Krankheitsbild, bei dem die Atemtherapie bei Schlafstörungen vollständig kontraindiziert wäre. Bei der Auswahl der Patientinnen und Patienten für die Atemtherapie bei Schlafstörungen sollte sowohl auf bestimmte körperliche und seelische Spannungszustände geachtet werden als auch darauf, **wie** der Betroffene mit seiner psychosomatischen Erkrankung und deren Symptomen umgeht.

Folgende Kriterien sollten bei der Auswahl für die Atemtherapie bei Schlafstörungen differenziert beachtet werden.

***1. Das Üben in der Rückenlage ist aus physischen Gründen nicht möglich.***

° Hierzu gehören **Menschen mit sehr starken Rückenschmerzen** (akut oder chronisch), die nur wenige Minuten oder gar nicht auf dem Rücken liegen können. Für diese ist die allgemeine Atemtherapie, die überwiegend im Sitzen auf dem Hocker stattfindet, sinnvoller. Die Atemübungen sind ausgesprochen wirbelsäulenfreundlich (Atmung und Aufrichtung bzw. Beweglichkeit der Wirbelsäule hängen eng miteinander zusammen).

° **Stark übergewichtige Menschen (Adipositas)** bekommen entweder Schmerzen oder Atemnot in der Rückenlage. Auch diese profitieren mehr von Atemübungen im Sitzen.

° **Obstruktive Schlafapnoe**. Darunter leiden meistens übergewichtige Menschen, die übermäßig schnarchen. Im Schlaf erschlafft die Rachen-, Kehlkopfmuskulatur so stark, dass die Atemwege verlegt werden und ein Atemstillstand eintritt. Aufgrund des Sauerstoffmangels wacht der Betreffende kurz auf (was er aber häufig nicht bemerkt). Atemstillstände und kurzes Erwachen können mehrere hundertmal pro Nacht auftreten.[62] Die Betroffenen neigen zu übermäßiger Tagesschläfrigkeit (Hypersomnie). Bei Atemübungen im Liegen schlafen sie sehr schnell ein und wachen durch abruptes Schnarchen wieder auf. Auch diese Menschen profitieren mehr von Atemübungen in der aufrechten Haltung.

2. ***Das Üben in der Rückenlage ist aus seelischen Gründen nicht möglich.***

° Hierzu gehören Menschen, die zu starken Ängsten neigen **(Angststörung, Panikattacken)**. In der Rückenlage befindet sich die übende Person in einer schutzlosen Haltung. Der drohende Kontrollverlust, der mit starken Ängsten einhergeht, wird durch das Liegen in Rückenlage verstärkt, was zu Kloßgefühlen im Hals und heftigen vegetativen, motorischen und seelischen Unruhezuständen führen kann.

° In diesem Zusammenhang müssen auch die Patientinnen und Patienten genannt werden, die unter einer **posttraumatischen Belastungsstörung (PTBS)** leiden. Diese Menschen brauchen zuallererst Schutz in ihrer extremen Stress-Situation. In der ausgesetzten Rückenlage können äußerst unangenehme Intrusionen und Flashbacks (plötzliches Auftreten von traumatischen Erinnerungsbildern und -empfindungen) auftreten mit der damit verbundenen vegetativen und seelischen Übererregung. Wenn sie noch nicht gelernt haben, mit den angstauslösenden Reizen angemessen umzugehen (die Kontrolle über sie bzw. die Distanz zu ihnen zu gewinnen), dann ist die Atemtherapie bei Schlafstörungen kontraindiziert.

Vom atemtherapeutischen Gesichtspunkt ist es für Menschen mit einer Angststörung und/oder einer posttraumatischen Belastungsstörung besonders wichtig, dass sie die Basisatmung wieder zulassen, sich in ihrem Körperschwerpunkt verankern können sowie mit den Füßen Boden unter sich gewinnen. Dies gelingt leichter und besser durch Atem- und Körperübungen in der aufrechten Haltung.

***3. Krankheitsbilder, bei denen die Selbstberührung mit negativen Gefühlen und Assoziationen (oder Dissoziationen) gekoppelt ist.***

° Bei manchen Menschen löst die eigene Berührung unerträgliche Gefühlszustände aus. Es handelt sich um Patientinnen und Patienten, deren Einstellung zum eigenen Körper gestört ist. Diese so genannte Körperschemastörung tritt bei **Essstörungen (Bulimie und Magersucht)** auf.

° Auch bei Menschen, die unter einer **posttraumatischen Belastungsstörung** leiden, kann die Selbstberührung äußerst unangenehme Gefühle und innere Bilder (Intrusionen und Flashbacks) hervorrufen mit der Gefahr, dass die betreffende Person dissoziiert (das Bewusstsein sich vom Körper abspaltet). Das Tragische an vielen traumatischen Erfahrungen ist ja, dass das Ursprungstrauma durch negative Berührungen (körperliche Misshandlungen, sexueller Missbrauch) ausgelöst wurde und im Körpergedächtnis gespeichert ist. Selbstberührung oder Berührung durch eine andere Person bewirkt dann häufig eine Retraumatisierung.

Wenn die Patienten einen reiferen Umgang mit ihrer Essstörung oder posttraumatischen Belastungsstörung gelernt haben (dazu gehört die Fähigkeit, sich von unerwünschten äußeren oder inneren Reizen abzugrenzen und zu distanzieren), können sie auch an der Atemtherapie bei Schlafstörungen teilnehmen. Ich betone gerade im Hinblick auf solche Teilnehmer, dass alle Übungsangebote **freiwillig** sind. Sie dürfen Übungselemente weglassen, die über ihre Grenzen gehen. Für Patientinnen und Patienten, die noch nicht gelernt haben, ihre eigenen Grenzen zu wahren, ist eventuell ein anderes körpertherapeutisches Verfahren (allgemeine Atem- und Bewegungstherapie) vorzuziehen, wo explizit an diesen Themen gearbeitet wird. Selbstverständlich sollte auch eine Betreuung auf psychotherapeutischer Ebene erfolgen.

***4. Hypoaktivität***

° **Physische Unterspannung (Hypotonus).** Das Angebot der Atemtherapie bei Schlafstörungen geht im derzeitigen klinischen Setting vor allem auf Menschen mit Überanspannung (Hypertonus) ein, die eindeutig in der Mehrzahl sind. Nun gibt es aber auch Patienten, deren Muskulatur eher unterspannt ist. Dazu gehören adipöse Menschen sowie manche mit einer depressiven Störung. Grundsätzlich gilt, dass sowohl Über- als auch Unterspannung der Skelettmuskulatur einhergehen mit Fehlfunktionen der Atmung und des Herzkreislaufsystems sowie einer krankheitsfördernden Auswirkung auf die inneren Organe. In der Unter- oder Überspannung bestimmter Muskelgruppen sind auch seelische Grundhaltungen bzw. -störungen „eingefroren".[63] Hypotone Patienten können das Liegen auf dem Boden und die sehr sanften Übungsangebote der Atemtherapie bei Schlafstörungen als Einladung zu weiterer Erschlaffung missverstehen. Für diese Menschen sind aktivierende Atemübungen (in der allgemeinen Atemtherapie) sinnvoll, durch die sie an der Entwicklung ihrer eigenen Spannkraft (mit dem Ziel von Wohlspannung) arbeiten können.

° **Schonverhalten.** Bei manchen psychosomatischen Erkrankungen zeigen die Betroffenen ein ausgeprägtes Schonverhalten. Beispielsweise schränken Patientinnen und Patienten mit chronischen Schmerzen ihre Bewegungen auf ein Minimum ein, um Schmerzen zu vermeiden. Diese Menschen müssen zunächst einen anderen Umgang mit ihrem Schmerz lernen. Sie sollten maßvolle Bewegungen finden, die im Rahmen ihrer individuellen Schmerzsymptomatik gesundheitsfördernd, vielleicht sogar langfristig schmerzlindernd oder schmerzbefreiend sind. Beharren sie auf ihrem Schonverhalten und sind nicht bereit, sich aus ihrer Fixierung zu lösen, ist die Atemtherapie bei Schlafstörungen nicht angebracht. Sie sollten neben einer umfangreichen Aufklärung durch sanft aktivierende Bewegungsangebote (allgemeine Atemtherapie, Bewegungstherapie, mäßiger Sport) gefördert werden.

° **Seelisch-geistige Inaktivität.** Unter den Menschen mit Schlafstörungen befinden sich viele, die unter depressiven Symptomen leiden. Eine Schlafstörung gilt als Leitsymptom bei depressiven Erkrankungen. Umgekehrt löst eine chronische Schlafstörung bei vielen Betroffenen langfristig depressive Verstimmungen aus, die mit sozialem Rückzug und Einschränkung der Freizeitaktivitäten verbunden sind. Für Menschen mit Schlafstörungen und depressiven Symptomen erweist sich eine Kombination von aktivierenden und lösenden („entspannenden") Verfahren als sehr hilfreich. Ich betreue in meinen klinischen Atemgruppen z. B. viele depressive Patienten, die gleichzeitig an der Tanztherapie (oder an sporttherapeutischen Angeboten) teilnehmen.

° **Mangelnde Bereitschaft zur Selbstverantwortung**. Eine Teilnahme an der Atemtherapie bei Schlafstörungen hängt grundsätzlich davon ab, ob die betreffende Person bereit ist, die Verantwortung für die Ursachen und Symptome ihrer Schlafstörung zu übernehmen. Ist sie bereit, eigenverantwortlich an der Verbesserung ihres Schlafes zu arbeiten? Oder erwartet sie, dass andere (Ärzte, Therapeuten, Medikamente) ihre Schlafstörung beseitigen? Lösungs- und Entspannungsübungen wirken sich nur dann schlaffördernd aus, wenn die betreffende Person bereit ist, über einen längeren Zeitraum (mehrere Wochen bis Monate) möglichst täglich 20–30 Minuten zu üben. Sowohl bei hypoaktiven als auch hyperaktiven Menschen, die keine Bereitschaft zeigen, selbstverantwortlich und geduldig zu üben, sind weder Atemtherapie noch andere Entspannungsverfahren angebracht.

*5. Andere akute Krankheitszustände*

Darunter fallen **akute organische Erkrankungen** (Erkrankungen der Atemwege, fiebrige Infektionen usw.) Auch bei **akuten psychiatrischen Erkrankungen** (Psychosen) sollte auf Atemtherapie bei Schlafstörungen verzichtet werden.

# 8. Somatische Entspannungsverfahren bei Schlafstörungen im Vergleich

## 8.1 Einleitung

Im klinischen und ambulanten Therapiebereich werden verschiedene Entspannungsverfahren angeboten, die auch bei Schlafstörungen hilfreich sind. Der Vorteil eines Klinikaufenthaltes liegt bei entsprechendem Angebot darin, dass die Patientinnen und Patienten mehrere Entspannungsmethoden kennen lernen und miteinander vergleichen können. Betroffene können dadurch leichter herausfinden, welches Entspannungsverfahren sie persönlich am meisten anspricht. Es sollte die Methode gewählt werden, welche den individuellen Bedürfnissen und Möglichkeiten am ehesten gerecht wird. Auch lassen sich Übungselemente aus verschiedenen Methoden miteinander kombinieren. Das ausgewählte Entspannungsverfahren sollte dann über einen längeren Zeitraum (Wochen bis Monate oder länger) zu Hause täglich geübt werden.

Die Entspannungsverfahren lassen sich in zwei Gruppen einteilen: in Methoden, die gedanklich (mental), und in Methoden, die körperlich (somatisch) orientiert sind. Zu den **mental orientierten Entspannungsverfahren** gehören Imaginationsverfahren (Fantasiereisen, Ruhebild), kognitive Techniken (Gedanken-Stopp), Meditation, das Autogene Training-Oberstufe und Yoga-Oberstufe. Zu den **somatisch orientierten Entspannungsverfahren** zählen die Progressive Muskelentspannung nach Jacobson, das Autogene Training-Unterstufe, Yoga-Unterstufe, die Atemtherapie bei Schlafstörungen, Qi Gong und das Biofeedback.

Ich werde mich in diesem Kapitel auf die somatisch orientierten Entspannungsverfahren beschränken, die ohne Hilfsmittel zu Hause weitergeübt werden können. Aus diesem Grund berücksichtige ich nicht das Biofeedback, da es von Geräten abhängig ist. Die Kurzbeschreibung der bekanntesten somatischen Entspannungsverfahren soll ihre wesentlichen methodischen Merkmale herausstellen. Durch den Vergleich der verschiedenen Entspannungsverfahren mit der Atemtherapie bei Schlafstörungen werde ich skizzieren, welche Methode bei bestimmten Persönlichkeitsmerkmalen und körperlichen Einschränkungen unter Umständen die geeignetere ist.

## 8.2 Die Progressive Muskelentspannung nach Jacobson (PME)

Die Methode der Progressiven Muskelentspannung (Muskelrelaxation) ist von dem amerikanischen Arzt Edmund Jacobson 1929 veröffentlicht worden. Sie wird heutzutage stark vereinfacht und verkürzt mit verschiedenen Variationen sowohl im klinischen als auch im ambulanten Therapiebereich sowie an Volkshochschulen angeboten.

Die Progressive Muskelentspannung stellt eine Technik dar, die bei vielen Erkrankungen eingeübt wird, um Angst- und Stresszustände zu mindern. PME wird auch bei psychophysiologischen Schlafstörungen eingesetzt. Die positive Wirkung vor allem bei Einschlafstörungen (Besserungsrate durchschnittlich 45 %) ist wissenschaftlich nachgewiesen.[64]

Die Progressive Muskelentspannung findet im Sitzen auf einem Stuhl oder im Liegen statt. Einzelne Muskelgruppen werden fortschreitend („progressiv") über den ganzen Körper angespannt und wieder losgelassen. Auf die kürzere Phase der größtmöglichen Anspannung folgt die längere Phase der Entspannung, in der der Patient die Muskelanspannung soweit wie möglich verringert. Bei längerem Üben kann der Betroffene immer deutlicher die Anspannung – Entspannung einzelner Muskelgruppen differenzieren und ihre Entspannung herbeiführen.

Das Ziel dieser Technik besteht darin, dass die übende Person sich durch größtmögliche Spannungsreduktion der Skelettmuskulatur in einen ruhigen Wachzustand versetzt bzw. einschläft. Die Wirkmechanismen von PME bei Schlafstörungen sind nicht geklärt. Manche Kritiker sind der Auffassung, dass die schlaffördernde Wirkung nicht so sehr durch die muskuläre Entspannung, sondern vielmehr durch einen Ablenkungseffekt erfolgt.[65]

Die Progressive Muskelentspannung wird des Öfteren mit Schlüsselworten oder beruhigenden Affirmationen ***(„ruhig", „ich bin ganz ruhig")***, mit Ruhebildern oder Musik kombiniert.[66]

Die Methode der Progressiven Muskelentspannung nach Jacobson ist sehr einfach und strukturiert. Sie kann von Menschen, die wenig Körpererfahrung haben, leicht gelernt und selbständig weiter geübt werden. Patientinnen und Patienten, die zu chronischen Muskelverspannungen neigen, können durch diese Methode für Verspannungszustände sensibilisiert werden. Der einfache und klare Übungsaufbau (einzelne Muskelgruppen werden nach einer festgelegten Reihenfolge an- und entspannt) kann für Menschen hilfreich sein, die eine Stärkung ihrer psychischen Struktur und mehr Selbstkontrolle brauchen (z. B. bei Angststörungen).

Allerdings bleibt der Übende durch das Ziel der größtmöglichen An- und Entspannung in dem gewohnten System der Polarisierung zwischen Überspannung und Unterspannung, zwischen Anstrengung und Erschlaffung gefangen. Er lernt nicht, die Mitte zwischen diesen Polen, nämlich Wohlspannung, zu erreichen. Für Menschen, die zu Überanstrengung neigen (physisch und psychisch) – und dazu gehören auch viele mit Schlafstörungen –, wäre es aber besonders wichtig, einen eutonen Zustand wiederzuerlangen, verbunden mit der Fähigkeit, sich gemäß den eigenen Grenzen und Möglichkeiten zwischen Aktivität und Ruhe einzupendeln.

## 8.3 Das Autogene Training (AT)

Das Autogene Training wurde von dem Berliner Psychiater und Neurologen Johannes Heinrich Schultz als „konzentrative Selbstentspannung“ im Jahre 1932 veröffentlicht. Die Methode des Autogenen Trainings wird heutzutage in vereinfachter Form in der klinischen und ambulanten Therapie sowie an Volkshochschulen angeboten. Das Autogene Training besteht aus Unterstufenübungen, die auf somatische Prozesse ausgerichtet sind, und Oberstufenübungen, die auf mentale Vorgänge bezogen sind. Im klinischen Setting werden vor allem die Standardübungen der Unterstufe angeboten, auf die ich mich hier beschränke.

Ähnlich wie die Progressive Muskelentspannung wird das Autogene Training bei verschiedenen Erkrankungen und Stresszuständen als Selbsthilfe- und Selbstkontrollverfahren angewandt. Die Verkürzung der Einschlafzeit bei primären Schlafstörungen ist wissenschaftlich nachgewiesen.[67] Ziel ist die größtmögliche neuromuskuläre Entspannung sowie die Dämpfung des sympathikotonen Erregungsniveaus.

Das Autogene Training findet im Sitzen auf dem Stuhl oder im Liegen statt. Durch Suggestivformeln beeinflusst die übende Person bestimmte physiologische Funktionen. Die wichtigsten Übungen der Unterstufe sind die Schwere-, die Wärme- und die Atemübung.

In der **Schwereübung** konzentriert sich die übende Person auf bestimmte Körperteile (z. B. auf die Extremitäten) und spricht die Schwere des entsprechenden Körperteiles durch eine positive Affirmation an, z. B: „Mein linker Arm ist schwer.“ Bei ausreichender Übung und Konzentration reagiert der angesprochene Körperteil tatsächlich mit muskulärer Entspannung und wird dementsprechend als schwer empfunden.

Die **Wärmeübung** funktioniert ähnlich wie die Schwereübung, nur dass dieses Mal die übende Person bestimmten Körperteilen Wärme suggeriert, z. B.: „Mein linker Arm ist warm." Bei entsprechender Übung stellen sich die peripheren Blutgefäße weit (periphere Vasodilatation), und die Empfindung von Wärme stellt sich ein.

In der **Atemübung** wird die Atmung durch Suggestivformeln dahingehend beeinflusst, dass die Atemfrequenz sinkt und der Atemrhythmus gleichmäßiger wird. Z. B. sagt sich die übende Person: „Es atmet mich."

Das Autogene Training bietet wie die Progressive Muskelentspannung einen klaren, strukturierten Übungsaufbau, stellt allerdings wesentlich höhere Ansprüche an die Konzentrations- und Vorstellungsfähigkeit der übenden Person. Wie PME stärkt das Autogene Training die Selbstkontrolle, indem es die willentliche Beeinflussung von autonomen Funktionen einübt. Somit kann das Autogene Training bei Erkrankungen, die mit Kontrollverlust (z. B. bei einer Angststörung) einhergehen, hilfreich sein.

Letztendlich zielt das Autogene Training auf eine Desomatisierung ab: Störende Außen- und Innenreize sollen weitestgehend ausgeschaltet werden. Der Körper wird ruhig gestellt, und im weiteren Verlauf des Übens konzentriert sich die betreffende Person nur noch auf mentale Inhalte (Imaginationen und meditative Übungen der Oberstufe). Das Autogene Training eignet sich deshalb für Menschen, die zu stark auf körperliche Vorgänge fixiert sind (z. B. bei Somatisierungsstörungen, Schmerzstörungen). Es eignet sich weniger für Menschen, die allzu kopflastig sind, ihren Körper nur mechanisch nutzen und überfordern.

## 8.4 Yoga

Yoga ist eine philososophisch-spirituelle Lehre, die Jahrtausende alt ist und aus Indien stammt. Im Yoga entwickelten sich verschiedene Lehrwege. Yoga heißt in seiner ursprünglichen Bedeutung „Anjochen, Zügeln". Es geht darum, die körperlichen, seelischen und geistigen Energien im Menschen zu harmonisieren und mit der kosmischen Lebensenergie („Prana") zu vereinen. Die Vervollkommnung des Menschen und seine Einswerdung mit der universellen Energie geschehen durch die Beherrschung und Kontrolle von Körper und Atem.

Im Westen wurde Yoga der okzidentalen Kultur angepasst. Am bekanntesten dürfte hierzulande der Hatha-Yoga sein. Hatha-Yoga ist ein Lehrweg, der gegensätzliche Energien („Sonne und Mond") in ein Gleichgewicht bringt. Die Yoga-Praxis besteht im Wesentlichen aus 3 Elementen:

– Körperhaltungen („Anasana“)
– Atemübungen („Pranayama“)
– Konzentration (Meditation).

Die **Körperhaltungen** sind relativ statisch und wirbelsäulenzentriert (die Wirbelsäule gilt als Kanal für die wesentlichen Energien). Sie finden im Liegen, Sitzen, Stehen statt und enthalten starke Dehnungen, Drehungen und Pressungen. Die Körperhaltungen dienen der körperlichen und seelischen Gesunderhaltung sowie der Vorbereitung auf die Meditation. Der Körper soll bei der eigentlichen Meditation nicht durch Fehlspannungen oder Fehlimpulse stören. „Das Üben der Stellungen in voller Sammlung führt zu meditativem Erleben der Grundkräfte im Menschen, zu einer Bereitschaft und Empfänglichkeit geistiger Werte und zur Innewerdung seines Wesens.“ [68]

Die **Atemübungen** des Yoga beinhalten künstliche Atemweisen. Diese willentliche Kunstatmung dient der Reinigung, der Lenkung und Beherrschung der Lebenskraft. Für Menschen, die unter Fehlatmung leiden – und dazu gehören sehr viele im westlichen Kulturkreis –, dürfte diese Kunstatmung die Grundatemstörung und die Neigung zur Anstrengung noch verstärken. Viele westliche Yogaschulen lehren deshalb in der Unterstufe einen natürlicheren Umgang mit der Atmung. Allerdings ist auch bei diesen Übungen eine gewisse willentliche Atemführung und Reglementierung erkennbar. Die Betonung wird auf den Ausatem gelegt, damit Anspannungen leichter losgelassen werden können. Der Ausatem sollte länger sein als der Einatem. Der Einatem wird mit Aktivität, der Ausatem mit Passivität (Loslassen) verbunden Dies widerspricht teilweise den Erfahrungsqualitäten des bewussten zugelassenen Atems: Bei dieser Methode wird der Einatem als rezeptiver und raumgebender, der Ausatem als aktiver, zielgerichteter und loslassender Vorgang erfahren. Dementsprechend werden im Yoga etliche Bewegungen und Haltungen mehr durch Willenskraft gesteuert als durch die natürliche Atemkraft getragen. Beispielsweise wird im Yoga die Wirbelsäule im Einatem aufgerichtet und im Ausatem abgerollt. Nutzt man hingegen die Atemkraft gemäß ihrer organischen Natur, dann geschieht das aktive Aufrichten der Wirbelsäule im Ausatem, das Abrollen im Einatem.

Das Ziel der Atemübungen besteht darin, „die Vitalkräfte des Menschen zu entfalten, zu steuern und zu beherrschen, damit sie für die Konzentration und Meditation als harmonische, gesammelte Kraft eingesetzt werden können.“ [69]

Die Körperhaltungen und die Atemübungen stellen die Basis der Yoga-Praxis dar. Auf dieser Grundlage erfolgt dann die Meditation (Yoga-Oberstufe), in der es um eine möglichst körperlose Erfahrung von sich selbst in der Vereinigung mit der kosmischen Lebensenergie geht. Hier spielt die Konzentration eine herausragende Rolle. Die Aufmerksamkeit wird punktförmig auf ein mentales Objekt (z. B. den Gedanken „Ruhe“) gerichtet. Gelingt dem Übenden die Konzentration auf das Meditationsobjekt, dann kann er sich von allen Gedanken, Gefühlen und körperlichen Empfindungen lösen und mit der kosmischen Energie eins werden. Hier geschieht letztendlich „Ekstase“, ein Außer-sich-Sein zugunsten der Vereinigung mit der göttlichen Energie.

Deutlich erkennbar findet hier eine Hierarchisierung von Körper und Geist statt. Auf der Yoga-Unterstufe wird zunächst eine Somatisierung angestrebt mit dem Ziel, dass der Körper optimal funktioniert. In der Yoga-Oberstufe kann der Übende dann das Bewusstsein aus dem Körper abziehen, um auf einer rein mentalen Ebene ohne physische oder psychische Störfaktoren zu meditieren. Die Meditation und die Einswerdung mit der göttlichen Energie stellen die höchsten Stufen der Yoga-Praxis dar.

Yoga-Übungen werden im Westen mit unterschiedlicher Zielsetzung und Ausprägung sowohl in der Gesundheitsvorsorge als auch im klinischen und ambulanten Therapiebereich angeboten. In der Fachliteratur wird Yoga als Entspannungsverfahren bei Schlafstörungen genannt. Ich kann mir vorstellen, dass Yoga-Übungen der Grundstufe vor allem bei Patientinnen und Patienten, die Struktur brauchen, hilfreich sein können. Die Körperhaltungsübungen des Yoga stärken die Wirbelsäule und die Aufrichtung. So können Menschen, die unter Rückenbeschwerden leiden, von dieser Methode profitieren. Da auch die seelische Spannkraft angesprochen wird, eignet sich Yoga sicherlich für Menschen, die zu Inaktivität, depressiven Verstimmungen oder Kontrollverlust neigen.

Menschen hingegen, die ihren Körper allzu willentlich beherrschen und kontrollieren oder die dazu neigen, sich selbst zu überfordern, würde ich von Yoga abraten. Die meditativen Übungen der Yoga-Oberstufe sind anspruchsvoll und erfordern eine hohe Konzentrationsfähigkeit. Durch die gezielte Hinlenkung der Aufmerksamkeit auf rein geistige Vorgänge können sie unter Umständen Patienten helfen, die zu stark auf Körperbeschwerden konzentriert sind (z. B. bei Schmerzstörungen, Somatisierungsstörungen). Der bewusste Rückzug aus dem Körper, der bei bestimmten Yogaübungen angestrebt wird (z.B. in der so genannten Teil-Tiefentspannung) als Grundlage für ein körperloses, rein geistiges Erleben, ist allerdings nicht empfehlenswert für Menschen, die wenig geerdet bzw. kopflastig sind. Absolut kontraindiziert sind die meditativen Übungen der Yoga-Oberstufe bei Menschen, die zu Dissoziationen neigen (PTSD) oder psychotisch erkrankt sind.[70]

## 8.5 Qi Gong

Qi Gong hat seine Wurzeln in der Jahrtausende alten spirituellen Übungslehre, die in den taoistischen und buddhistischen Klöstern Chinas entwickelt wurde. Die Qi- Gong-Übungen sind heutzutage ein Bestandteil der Traditionellen Chinesischen Medizin (TCM) und dienen vor allem der Förderung der ganzheitlichen Gesundheit. Unter dem Begriff „Qi Gong“ vereinen sich verschiedene traditionelle und moderne Methoden der Energiearbeit.

Die Qi-Gong-Praxis findet im westlichen Kulturkreis immer größere Verbreitung und Anerkennung. Qi-Gong-Übungen werden im klinischen und ambulanten Therapiebereich sowie in Erwachsenenbildungseinrichtungen angeboten. Als Entspannungsverfahren bei Schlafstörungen findet Qi Gong in der medizinisch-psychologischen Fachliteratur des Westens allerdings noch kaum Erwähnung. Aus meiner Sicht stellen Qi-Gong-Übungen jedoch eine ernst zu nehmende Alternative zu anderen Entspannungs- und Lösungsverfahren bei Schlafstörungen dar.

Qi Gong heißt „Übung mit der Energie“.[71] Nach Auffassung der TCM spiegelt der Körper die Natur, ihre Elemente und zyklischen Abläufe (Jahreszeiten) wider. Die fünf Elemente Holz, Feuer, Erde, Metall und Wasser symbolisieren bestimmte Energiequalitäten. Im Körper werden diese Energien in den entsprechenden Organen gespeichert und über Meridiane (Energieleitbahnen) weitergeleitet. Durch die Qi-Gong-Übungen werden diese Energien von Blockaden befreit. Ein Übermaß bzw. Mangel von Energie wird ausgeglichen. Das energetische Körpermodell der TCM unterscheidet sich grundlegend von dem anatomisch-mechanischen Körpermodell der westlichen Medizin.

In der Qi-Gong-Praxis unterscheidet man Übungen, die in Bewegung oder in Ruhe oder in einer Kombination von beiden ausgeführt werden. Die Übungen werden ausgeführt im Liegen, Sitzen, Stehen oder Gehen. Charakteristisch für alle Übungen ist, dass immer ein ausgewogenes Verhältnis zwischen Ruhe und Bewegung angestrebt wird: Äußere Bewegung lässt innere Ruhe entstehen (Tai Chi), oder aus der äußeren Ruhe entsteht die innere Bewegung (das Fließen der Energie).

In den Bewegungen selbst werden die wesentlichen Energieprinzipien Yin (Passivität) und Yang (Aktivität) miteinander in einem ausgewogenen Wechselspiel verbunden. Hier finden sich grundlegende Unterschiede zu der Bewegung, wie sie in der westlichen Sportmedizin praktiziert wird. Im westlichen Gesundheitstraining findet Bewegung (Gymnastik und Sport) vor allem unter dem Aktivierungsprinzip statt: Muskelaufbau, Steigerung der Bewegungs- und Leistungsfähigkeit, Optimierung physiologischer Funktionen (Blutdruck, Herzrate usw.). Auf der anderen Seite werden zeitversetzt deaktivierende Entspannungsübungen angeboten, die zum Ziel die größtmögliche Herabsetzung der neuromuskulären und physiologischen Funktionen haben. Bewegung und Ruhe **gleichzeitig** schließen sich meistens aus. Eine Ausnahme bilden die körpertherapeutischen Methoden wie Atemtherapie, Feldenkrais, Eutonie u. ä., die ein ausgewogenes Spannungsgleichgewicht (Wohlspannung) innerhalb einer Bewegung anstreben.

Bewegungen und Körperhaltungen im Qi Gong sind genauestens strukturiert, erfolgen in einem festgelegten Ablauf und werden in vorgeschriebener Anzahl wiederholt. In der Qi-Gong –Praxis spielen die Begriffe Energie, Atmung und Geist eine zentrale Rolle. Je nach Methode wird der Schwerpunkt mehr auf die Bewegung (Energie), die Atmung oder die Übung des Geistes gelegt. Ziel ist immer eine Harmonisierung der Energie, eine Regulierung der Atmung und ein Stillwerden des Geistes. Die Atmung wird im Qi Gong natürlich zugelassen oder unterschiedlich reguliert:

- Sie wird nicht beachtet und durch die Bewegung indirekt beeinflusst.
- Bestimmte Bewegungen werden mit der Ein- oder Ausatmung kombiniert.
- Die Ein- und Ausatmung wird durch bestimmte Techniken reguliert (z. B. wird die Bauchmuskulatur willentlich gedehnt und kontrahiert, um eine Verbesserung der Bauchatmung zu erreichen).
- Die Atmung wird mit Vorstellungsbildern kombiniert und in bestimmte Körperzentren bzw. Meridiane geleitet (z. B. wird der Atem mit Hilfe der Vorstellungskraft in das Dantien, ein energetisches Zentrum im Unterbauch, gelenkt).
- Die Atmung wird mit bestimmten Lauten kombiniert, wodurch entsprechende Organe und ihre Energiequalitäten angesprochen werden.[72]

Im Vergleich zum Yoga arbeitet Qi Gong mit feineren und fließenderen Körper- und Atemimpulsen. Während die Yoga-Praxis statische Körperhaltungen anstrebt, betont das Qi Gong die innere und/oder äußere Bewegung. Anders als in der Yoga-Kunstatmung wird die Atmung im Qi Gong sanfter reguliert und nach natürlichen Prinzipien ausgerichtet. Insgesamt soll die Atmung tiefer und feiner werden.

Nach meiner Auffassung kann Qi Gong bei Schlafstörungen hilfreich sein, weil ein **Ausgleich** von Yin und Yang, von Ruhe und Aktivität, angestrebt wird. Der Umgang mit Körper, Atem und Geist erfasst den Menschen in seiner Ganzheit und erfolgt nach natürlichen Gesetzmäßigkeiten und Rhythmen. Der fließende Charakter der Qi-Gong-Übungen fördert eine meditative Einstellung zu sich selbst: das aktive Geschehenlassen.

Die strukturierten Übungsabläufe des Qi Gong eignen sich für Menschen, die inneren Halt brauchen. Da viele Übungen im Stehen praktiziert werden (z. B. das Fünf-Elemente-Qi-Gong), eignen sich diese für Menschen, die mit dem Liegen Schwierigkeiten haben (Adipositas, Rückenbeschwerden, Angstzustände, posttraumatische Belastungsstörung u. ä.). Die Bewegungsübungen des Qi Gong können starke Erregungszustände unter Umständen leichter abbauen als Entspannungsübungen, in denen der Körper völlig ruhig gestellt wird. Die Vorstellungsbilder, die häufig der Natur entlehnt sind, Harmonie ausstrahlen und mit Bewegung und Atmung verbunden werden, können das für Schlafstörungen charakteristische Gedankenkreisen durch Ablenkung mildern.

## 8.6 Atemtherapie bei Schlafstörungen (AbS)

Atemtherapie bei Schlafstörungen ist ein körpertherapeutisches Lösungsverfahren, welches aus der allgemeinen Atemtherapie hervorgeht. Die allgemeine Atemtherapie arbeitet weniger krankheitsbezogen (symptomorientiert), sondern bietet ein breites Spektrum von Atemübungen im Liegen, Sitzen, Stehen, Gehen an. Diese Atemübungen enthalten sowohl aktivierende (der Aufrichtung und der seelischen Stärkung dienende) als auch lösende Elemente und haben die Gesunderhaltung und Entfaltung der Persönlichkeit zum Ziel.

Die Atemtherapie bei Schlafstörungen bietet beruhigende und spannungslösende Atemübungen vorwiegend im Liegen an, die auf die Situation von Menschen mit primären Schlafstörungen eingehen. Auch bei organisch und psychiatrisch bedingten Schlafstörungen kann die AbS als begleitendes Lösungsverfahren unterstützend eingesetzt werden.

Die Atemübungen haben folgende Ziele:

- Abbau von körperlichen Verspannungen, von vegetativer und motorischer Übererregung (Hyperarousal) hin zu einem Zustand der Wohlspannung (Eutonie),
- das Erreichen eines ruhigen, gesammelten Wachzustandes als Vorbereitung für den Schlaf.

Die AbS arbeitet wie die allgemeine Atemtherapie mit der Methode des bewussten zugelassenen Atems. Anders als in diversen Atemlehren und -techniken wird die Atmung nicht willentlich manipuliert und nicht kontrolliert.

Schlaffördernd wirken sich folgende methodische Elemente der Atemtherapie aus:

- **Sammlung und Empfindung:** Sammlung heißt, dass sich die übende Person mit ihrem Bewusstsein als Ganzes auf ihr Körper- und Atemgeschehen einlässt. Durch die Hinwendung der Aufmerksamkeit nach innen können störende Außenreize „ausgeschaltet" werden (Ablenkung). Gelingt es dem Bewusstsein, sich auf die Empfindung des Körper- und Atemgeschehens einzulassen, dann können Emotionen und Gedanken in den Hintergrund treten, dann kann der Geist still werden.
- **Achtsamkeit und Hingabe:** Indem sich die übende Person achtsam auf ihr Körper- und Atemgeschehen einlässt, nimmt sie eine rezeptive und gewährende Haltung sich selbst gegenüber ein. Statt willentlicher Manipulation und Verbesserung lernt sie das aktive Geschehenlassen des Atems. Genau dies, die Aufgabe der willentlichen Reglementierung und das bewusste Sich-Einlassen auf die autonomen Funktionen des Organismus, geschieht beim Einschlafen (hier nur meistens unbewusst).

Die Methode des bewussten zugelassenen Atems erfordert die Bereitschaft und Fähigkeit, sich selbst offen und ehrlich wahrzunehmen. Dies kann für Menschen, die keine Körpererfahrung haben, unter Umständen eine Herausforderung darstellen. Auch sind viele Teilnehmer überrascht, dass sie in einem „Entspannungs"-Verfahren wach und aufmerksam üben sollen, was bei Anfängern bzw. im Zustand großer Müdigkeit erst bei längerem und regelmäßigem Üben gelingt. Ebenso neu ist für viele Übende, dass sie durch und in Bewegung zur Ruhe kommen können.

Gearbeitet wird mit offenen Übungsstrukturen. Dadurch hat die übende Person die Möglichkeit, ihren eigenen Atemrhythmus und Bewegungsspielraum zuzulassen. Das individuelle Gleichgewicht zwischen Aktivität und Ruhe, zwischen Anspannung und Entspannung kann im Mikrokosmos der eigenen Körper- und Atemerfahrung wiedergefunden und stabilisiert werden. Dies ist für Menschen mit Schlafstörungen von besonderer Wichtigkeit.

Die Methode des bewussten zugelassenen Atems lässt der übenden Person viel Freiraum für den kreativen, spielerischen Umgang mit dem eigenen Körper- und Atemgeschehen. Dies kann für Menschen, die überstrukturiert und kontrolliert sind, eine große Herausforderung, aber auch Chance sein, zu sich selbst auf einer ganzheitlichen Ebene zu finden. Im Zentrum der Atemarbeit bei Schlafstörungen steht nicht so sehr das Funktionieren (die Verbesserung des Atems, der störungsfreie Zustand des Körpers), sondern das Sein: sich im bewussten Zulassen des eigenen Atems so sein zu lassen und anzunehmen, wie man gerade **ist**.

## 8.7 Zusammenfassung

Alle somatisch orientierten Entspannungsmethoden sind übende Verfahren und beabsichtigen im Zusammenhang mit Schlafstörungen den Abbau von neuromuskulärer und vegetativer Überspannung, allerdings mit unterschiedlichem Endergebnis:

Während bei der Progressiven Muskelentspannung nach Jacobson (PME) und dem Autogenen Training (AT) die größtmögliche Reduzierung der physiologischen Funktionen angestrebt wird, also am Ende die Entspannung (Erschlaffung) steht, geht es in der Atemtherapie bei Schlafstörungen (AbS) wie auch im Yoga und Qi Gong um die Wiederherstellung eines eutonen Grundzustandes (Wohlspannung, Harmonisierung der Körperenergien).

PME und AT stellen Selbstkontrollverfahren dar. Ähnlich wie im Yoga, wo es auch um die Beherrschung von Körper und Atem geht, lernt die übende Person, autonome Funktionen (Atmung, Herz-Kreislaufsystem, Hautwiderstand usw.) zu beeinflussen und zu kontrollieren mit der Absicht, in einer akuten Stress-Situation eine Übererregung dieser Funktionen zu dämpfen und ruhig zu werden.

Im Autogenen Training und im Yoga dient die Ruhigstellung des Körpers ferner dazu, schließlich auf einer rein mentalen Ebene zu meditieren und sich anderen Bewusstseinsebenen zu öffnen (AT- und Yoga-Oberstufe). Hier findet eine Hierarchisierung der geistigen über die körperlichen Funktionen statt. Das Bewusstsein spiegelt dementsprechend eine mental-willentlich-konzentrative Haltung gegenüber sich selbst und seinem Körper wider. Der Körper soll störungsfrei funktionieren, damit der Geist in Ruhe wirken kann.

In der Atemtherapie und im Qi Gong versucht die übende Person, sich mit gesammelter Aufmerksamkeit auf das Körper- und Atemgeschehen einzulassen. Hier spielt das aktive Geschehenlassen und der achtsame Umgang mit sich selbst eine zentrale Rolle. Beide Methoden arbeiten mit Bewegung und fließenden Elementen (Atem, Energie). Bewegung und Ruhe schließen sich nicht aus, sondern bedingen einander. Aktivität und Ruhe, Anspannung und Entspannung sowie andere Gegensätzlichkeiten (schließen-öffnen, schwer-leicht usw.) gehen komplementär ineinander über und bilden im Rhythmus von Atem und Bewegung fließende Übergänge.

Während im Autogenen Training und im Yoga die Empfindung (Interozeption) nur eine begrenzte Rolle spielt, um den Körper ruhig zu stellen, bildet die Empfindung in der Atemtherapie und im Qi Gong das Gefäß für die ganzheitliche und letztendlich meditative Körper- und Atemerfahrung. Die Meditation – das Kreisen um die eigene Mitte, das Einlassen auf tiefere

Ebenen des Seins – findet im Körper und nicht außerhalb von ihm statt. Während in der Atemtherapie bei Schlafstörungen die Empfindung von Körper- und Atemgeschehen im Zentrum des ganzheitlichen Erlebens steht, wird im Qi Gong die Empfindung häufig mit Vorstellungskraft und inneren Bildern kombiniert.

Die Atmung wird in allen somatisch orientierten Entspannungsverfahren angesprochen und mehr oder weniger reglementiert. In der Progressiven Muskelentspannung werden Atemtechniken (willentlich in den Bauch atmen) oder Atemformeln eingesetzt. Im Autogenen Training wird die Atmung durch Suggestivformeln („Es atmet mich") beeinflusst. Im Yoga wird in der Unterstufe eine Vollatmung angestrebt, und auf dieser Grundlage werden künstliche Atemtechniken zur Reinigung und Steigerung der Energie durchgeführt. Im Qi Gong wird die Atmung unbewusst gelassen oder nach natürlichen Prinzipien reguliert. Allein die Atemtherapie kommt ohne Techniken, d. h. ohne willentliche Atemführung bzw. imaginäre Beeinflussung der Atmung aus. Hier stehen im Zentrum das bewusste Zulassen und die ganzheitliche Erfahrung des Atems als Verbinder von körperlichen, seelischen und geistigen Energien.

Atemtherapie und Qi Gong weisen noch am meisten Ähnlichkeiten auf, was den fließenden, ruhigen Bewegungscharakter und die Bewusstseinshaltung (Sammlung, Achtsamkeit und Stillwerden des Geistes im Körper) betrifft. Beide Methoden arbeiten auf der Grundlage eines ganzheitlichen, systemischen Körpermodells, das nach natürlichen Ordnungsprinzipien und organischen Gesetzmäßigkeiten ausgerichtet ist. Jede Körperregion wird immer in Wechselwirkung mit dem ganzen Körpersystem gesehen und angesprochen. Der Körper bildet mit den seelischen und geistigen Ebenen eine untrennbare Einheit.

Anders als im Qi Gong, PME, AT und Yoga arbeitet die Atemtherapie mit **offenen** Übungsstrukturen. Während beispielsweise im Qi Gong die Übungsformen genauestens vorgeschrieben und nach überpersönlichen Prinzipien ausgerichtet sind, kann in der Atemtherapie die übende Person die Übungselemente nach ihren eigenen Möglichkeiten und Motiven im Dialog mit dem Körper- und Atemgeschehen variieren und gestalten. Die Atemtherapie ist die einzige Methode von allen oben genannten Entspannungsverfahren, die offene und flexible Übungsstrukturen anbietet. Die übende Person erhält durch das Übungsangebot einen individuellen Spielraum, in dem sich das eigene Körper- und Atemgeschehen entfalten kann. Dieser Spielraum ist allerdings nicht x-beliebig und unverbindlich, sondern richtet sich aus an der Antwort des Atems. Die Methode des bewussten zugelassenen Atems setzt ein gewisses Maß an Eigenverantwortung und Kreativität voraus, bietet aber auch einen guten Weg, um mit seinen **individuellen** Bedürfnissen, Grenzen und Möglichkeiten in Kontakt zu kommen. Die übende Person kann ihren **eigenen** Rhythmus zwischen Ruhe und Aktivität, zwischen Anspannung und Entspannung finden.

Nach meiner Beobachtung neigen viele Menschen mit Schlafstörungen zu Überanpassung an gesellschaftliche Normen und Anforderungen. Hier bietet die Atemtherapie bei Schlafstörungen eine hervorragende Möglichkeit, sich aus Leistungs- und Zeitzwängen zu befreien und in Ruhe bei sich selbst anzukommen.

# Teil II:

# Übungen

# 9. Hinweise zum Üben

Im Übungsteil werden Atemübungen vorgestellt, die mit der Methode des bewussten zugelassenen Atems arbeiten (siehe Kap. 3).

Diese Übungen geben Ihnen die Möglichkeit, sich achtsam auf Ihr Körper- und Atemgeschehen einzulassen. Die Übungen bieten Ihnen einen Spielraum, in dem Sie nach Ihren individuellen Möglichkeiten und Grenzen mit dem Übungsangebot umgehen. Dabei sagen Ihnen Ihre Körperempfindung und Ihr Atem, wo es lang geht. Sie kommen mit sich selbst auf einer tieferen Ebene in Kontakt, wo Sie nicht mehr funktionieren müssen, sondern „nur" einfach sein dürfen, wie Sie sind. Allerdings liegen auf diesem Übungsweg einige Brocken in Form von Verspannungen, angelernten Bewegungs- und Atemmustern und der Schwierigkeit, seine Aufmerksamkeit nach innen zu sammeln sowie sich selbst ohne abwertende Urteile wahrzunehmen. Dieser Übungsweg erfordert Wachsamkeit und Geduld. Sie lernen, den Atem bewusst zuzulassen, anstatt ihn willentlich zu verbessern. Der Schlaf verträgt keinen Willensakt, sondern er fordert die Bereitschaft, sich dem unwillkürlichen und organischen Schlafgeschehen anzuvertrauen. Das achtsame Einlassen in den Körper und das bewusste Zulassen des Atems bieten dafür eine gute Voraussetzung. Der Lohn besteht darin, dass Sie zu innerer Ruhe, Wohlspannung und Gelassenheit finden als Vorbereitung für das Einschlafen und einen erholsamen Schlaf.

Die Übungen sind eingeteilt in:

° ***Einstiegsübungen (A 1–A 3):*** Sie enthalten kreatürliche Bewegungen (Dehnen, Räkeln und Gähnen) durch die Sie sich von gröberen Verspannungen befreien können. Diese Übungen ermöglichen eine erste Kontaktnahme mit sich selbst und fördern das Einlassen auf Ihr Körper- und Atemgeschehen. Die Einstiegsübungen eignen sich besonders gut für Anfänger. In Kombination mit einer ruhigen Atemwahrnehmung am Ende bieten sie eine abgerundete Übungssequenz.

Bei fortgeschrittenem Üben können Sie eine Einstiegsübung Ihrer Wahl als Eingangsphase für die Hauptübung (siehe Basisübungen) verwenden.

° ***Basisübungen (B 1 – B 31):*** Sie enthalten Übungsabfolgen, die grundlegende Körper- und Atemerfahrungen vermitteln, die für das Einschlafen hilfreich sind. Jede Basisübung hat einen thematischen Übungsschwerpunkt (ein bestimmter Körperbereich und Atemraum).

Am Anfang der Basisübung steht immer die **Eingangsphase**, in der Sie auf der Unterlage und bei sich selbst ankommen (siehe auch A 1 – A 3).

Häufig wird nach der Eingangsphase eine **Vorübung** angeboten. In der Vorübung können Sie den Körperteil ausstreichen oder massieren, der im Mittelpunkt der Übungssequenz steht. Durch das Ausstreichen oder die Massage lösen Sie bereits im Vorfeld Anspannungen, und Sie spüren Ihren Körper deutlicher. Dies erleichtert Ihnen das Einlassen in den entsprechenden Körper- und Atemraum.

Die **Hauptübung** besteht aus einem oder mehreren Übungsteilen. Hier beschäftigen Sie sich durch Wahrnehmung und Bewegung mit dem Körper- und Atemraum, der den thematischen Schwerpunkt der Basisübung bildet.

Abgerundet wird die Übungsabfolge durch eine Übung, die Ihnen ein Empfinden für die Ganzheit Ihres Körper- und Atemgeschehens vermittelt **(Ausklang oder Ergänzungsübung).**

Danach gönnen Sie sich eine **Ruhephase**, in der Sie die Nachwirkung der Übung spüren und zulassen. In dieser Phase können Sie sich auch auf die Seite legen bzw. in die Schlafhaltung rollen. Träumen oder Einschlafen ist erlaubt. Falls Sie nach der Ruhephase aufstehen wollen: Bitte dehnen, räkeln Sie sich noch im Liegen, und lassen Sie Gähnen und Seufzen zu. Stehen Sie anschließend **langsam** und **sanft** auf. Rollen Sie sich möglichst über die Seite ins Sitzen bzw. Stehen. Vermeiden Sie schnelle und ruckartige Bewegungen – vor allem mit dem Kopf. Zu schnelles und ruckartiges Aufstehen belastet den Kreislauf, produziert Anspannung und macht den Erholungswert teilweise zunichte (siehe Kap. 15, „Das Aufstehen aus der Rückenlage“).

Neben den Basisübungen finden Sie weitere Übungen mit besonderen Übungsweisen oder –inhalten:

- ***Übungen bei starken Stress- und Erregungszuständen (S 1 – S 7)***
- ***Partnerübungen (P – P 5)***
- ***Übungen mit Hilfsmitteln (H 1–H 6).***

Bei jeder Übung wird der thematische Schwerpunkt bzw. das Übungsziel genannt. Eignet sich eine Übung besonders gut als Vorbereitung für das Einschlafen oder als nächtliche Übung bei einer Durchschlafstörung, so wird dies gesondert gekennzeichnet.

Bitte wählen Sie diejenigen Übungen aus, die Sie in Ihrer individuellen Situation ansprechen. Übungen, die Sie als besonders lösend und wohltuend erfahren, praktizieren Sie bitte regelmäßig. Manchmal erschließt sich der ganze Reichtum einer Übung erst mit einiger Geduld und nach längerem Üben.

Entwickeln Sie Ihre eigene Kreativität im Üben. Sie können einzelne Übungselemente nach individuellen Bedürfnissen und der aktuellen leibseelischen Situation verändern. Oder Sie kombinieren Elemente aus verschiedenen Übungen. Bei einigen Übungen werden Variationsmöglichkeiten genannt, die Sie alternativ zu einem entsprechenden Übungselement ausführen können. Diese Übungsvariationen stehen am Ende der Übungssequenz. Anfängern empfehle ich allerdings, die Übungssequenzen wie beschrieben auszuführen, da sie wesentliche Verbindungen und Zusammenhänge im Körper- und Atemgeschehen vermitteln.

Vertrauen Sie immer mehr Ihrer eigenen Wahrnehmung und Körperempfindung, auch wenn diese unlogisch erscheinen mag oder Ihrem bisherigen Körperverständnis widerspricht.

In allen Übungen spielen folgende Elemente eine große Rolle:

- **Achtsamkeit, Sammlung der Aufmerksamkeit nach innen und Empfindung des Körper- und Atemgeschehens**

Für viele Menschen ist es ungewohnt, ihrem eigenen Körper- und Atemgeschehen Aufmerksamkeit zu schenken. Sich nicht von Außenreizen ablenken zu lassen und die Aufmerksamkeit nach innen zu sammeln fällt auch Menschen mit Schlafstörungen häufig schwer.

Der achtsame Umgang mit dem eigenen Körper und Atem erfordert eine nicht-wertende, aufnahmebereite (rezeptive) Haltung sich selbst gegenüber, die bei einer einseitig aktiven, willens- und leistungsbetonten Lebensweise gar nicht so einfach zu lernen ist. Vom Kopf in den Körper zu kommen, aus dem Karussell der Gedanken und Emotionen auszusteigen und sich „nur“ zu spüren, das ist die Kunst des Übens am bewussten zugelassenen Atem. Dieses Üben gelingt nur mit wacher, gesammelter Aufmerksamkeit und hört sich für Sie, wenn Sie sich nichts sehnlicher wünschen, als einzuschlafen, erst einmal paradox an.

Aber gerade der achtsame Umgang mit dem Körper- und Atemgeschehen, das bewusste Zulassen Ihres eigenen Atems in seiner Tiefe und seinem Rhythmus fördern die innere Ruhe und Gelassenheit, die Sie für das Einschlafen brauchen.

Die Übungen sind sehr ausführlich beschrieben, damit sie auch für Laien nachvollziehbar sind. Es werden nicht nur die aktiven Elemente (Bewegung) genannt, sondern es wird auch darauf hingewiesen, wohin Sie Ihre Aufmerksamkeit lenken und wie Sie das Körper- und Atemgeschehen besser empfinden können. Durch die ausführlichen Beschreibungen ergeben sich

Wiederholungen in Sprache und Übungsweise. Wenn Sie bereits Körper- und Atemerfahrung haben, finden Sie vielleicht die Übungsbeschreibungen zu ausführlich und strukturiert. In diesem Fall nehmen Sie sich bitte die Freiheit und beachten Sie nur die Anleitungen, die Sie brauchen.

- **Der Kontakt der Hände mit dem eigenen Körper**

In vielen Atemübungen nehmen Sie durch die Hände Kontakt mit Ihrem Körper auf (siehe Kap. 5.5). Die Hände streichen aus oder massieren Körperbereiche; oder sie liegen ruhig auf dem Körper, und Sie spüren mit den Händen die Atembewegung. Vor allem die aktive Berührung der Hände mag für Sie zunächst ungewohnt, manchmal befremdlich, vielleicht sogar unangenehm oder einfach nur lästige „Arbeit" sein. Wenn Sie sich auf den Kontakt der Hände einlassen können, aber nur dann, werden Sie spüren, wie sich körperliche Verspannungen lösen, der Atem an Tiefe gewinnt und Sie mit Ihrer Aufmerksamkeit mehr bei sich bleiben können.

Es ist nicht erforderlich, dass die Hände mit der nackten Haut in Berührung kommen. Durch weiche Stoffe hindurch (keine festen Stoffe wie Jeans oder Leder) entfalten sie ihre optimale Wirkung. Bei den Massagegriffen können Sie selbst entscheiden, ob Sie sie auf der bekleideten oder unbekleideten Haut ausführen möchten.

Eine Alternative zu den Massagegriffen bieten die Übungen mit Hilfsmitteln (H 1 – H 6). Allerdings können diese Hilfsmittel (Softball, Overball, Kirschkernkissen) nicht so fein und detailliert wie Massagegriffe ansetzen.

- **Bewegung**

Viele Atemübungen enthalten sanfte Bewegungsangebote. Diese Bewegungen stellen keine Gymnastik dar. Vielmehr geht es darum, dass Sie Ihre **eigene** Bewegung finden und ausprobieren. Bitte spüren Sie immer wieder aufmerksam, wie groß oder wie klein, wie sanft oder wie stark eine bestimmte Bewegung sein mag. Entdecken und gestalten Sie Ihren ganz persönlichen Bewegungsspielraum! Respektieren Sie Ihre Grenzen (körperliche Einschränkungen; siehe auch „Schmerz"). Schenken Sie dem **Loslassen** in einer Bewegungsabfolge genauso viel Aufmerksamkeit wie dem Machen. Gönnen Sie sich genügend Pausen. Lassen Sie Ihren eigenen Bewegungsrhythmus entstehen. Konzentrieren Sie sich nicht zu stark, sondern spielen Sie mehr mit einer Bewegung. Sie dürfen ruhig „Fehler" machen! Jedes Bewegungsangebot ist ein Experiment, mit dem Sie sich auf die Suche nach Ihrer eigenen stimmigen Bewegung machen.

Wenn Sie Ihr eigenes Bewegungsmaß und Ihren eigenen Rhythmus finden, wenn Bewegung und Atem ineinander fließen, spüren Sie dies augenblicklich: Die Bewegung fühlt sich leichter und freier an, wohliges Gelöstsein, vielleicht sogar ein Gefühl von Harmonie oder Erleichterung stellen sich ein.

Bitte haben Sie Geduld mit sich selbst. Wenn Sie bisher nur gymnastische oder sportliche Bewegungen gewohnt sind, brauchen Sie eine Weile, um Bewegung spielerischer und ohne Leistungsanspruch gestalten zu können. Lassen Sie sich in den Pausen Zeit, um die Nachwirkung der Bewegungen zu spüren.

- **Das bewusste Zulassen des Atems**

Bitte versuchen Sie nicht, Ihre eigene Atmung zu verbessern oder willentlich zu kontrollieren. Lassen Sie den Atem so zu, wie er gerade kommt und geht, auch wenn er Ihnen verbesserungswürdig erscheint.

Wenn Sie noch nie oder wenig mit Ihrem eigenen Atem gearbeitet haben, kann das Ansprechen bzw. die Beachtung des Atems dazu führen, dass der Atem stockt oder unruhig wird. In diesem Fall beachten Sie den Atem in der Anfangszeit weniger oder gar nicht. Lenken Sie Ihre innere Aufmerksamkeit auf die Empfindung von Körper und Bewegung. Wenn Sie sich in Ihrem Körper lösen und wohlfühlen können, hat dies eine befreiende Wirkung auf Ihren Atem, ohne dass Sie den Atem direkt beachten oder verbessern müssen.

Der Atem reagiert äußerst sensibel darauf, wie Sie mit sich selbst umgehen. Wenn Sie sich zum Beispiel zu stark konzentrieren, um eine Übung besonders gut machen zu wollen, das heißt, wenn Sie sich zu sehr unter Leistungsdruck setzen, dann antwortet der Atem mit Rückzug; der natürliche Atemfluss wird blockiert. Dies kann auch geschehen, wenn Sie eine Bewegung zu kräftig oder zu schnell ausführen.

Lassen Sie das Gähnen zu, wenn Sie den Impuls dazu verspüren (siehe auch A 1). Bitte halten Sie nicht die Hand vor den Mund, wenn Sie während des Übens gähnen müssen. Diese Höflichkeitsgeste, die ihren Sinn hat, wenn Sie in Gesellschaft gähnen, verleitet unbewusst dazu, das Gähnen einzuschränken.

**Übungshinweise**

Im Folgenden finden Sie konkrete Übungshinweise unter den entsprechenden Stichwörtern.

- ***Übungszeit***

Möglichst 20 bis 30 Minuten täglich. Die Übungen sollten über einen längeren Zeitraum – Wochen bis Monate – ausgeführt werden. Erst dann wirken sie langfristig ein- und durchschlaffördernd. In der Lernphase (die ersten

2–3 Wochen) üben Sie bitte möglichst **nicht** vor dem Einschlafen oder nachts, sondern tagsüber. Sonst besteht die Gefahr, dass Sie sich zu sehr unter den Erwartungsdruck setzen, einschlafen zu müssen. (Ausnahme: die Einstiegsübungen.) In der Anfangszeit üben Sie bitte **tagsüber** zu einer Zeit, in der Sie eine Pause einlegen möchten und können. Prinzipiell können Sie zu jeder Tageszeit üben (auch morgens!).

In der Zeit von 20–30 Minuten sollten Sie nicht zu viel üben. Die nachstehenden Übungssequenzen sind so konzipiert, dass sie jeweils ca. 20 Minuten dauern. Führen Sie lieber nur **eine** Übungsabfolge aus, diese dafür langsamer und gründlicher. Gönnen Sie sich nach dem Üben eine kleine Ruhephase, in der das Geübte nachwirken kann.

Wenn Sie über einen längeren Zeitraum regelmäßig üben, werden Sie wahrscheinlich irgendwann das Üben nicht mehr missen wollen. Das Üben kann ein tägliches **Ritual** in Ihrem Leben werden, ähnlich wie das tägliche Frühstück oder Abendessen. Als Ritual kann das Üben auch in einer angenehmen Atmosphäre zelebriert werden. Im Üben geben Sie sich das kostbare Geschenk der Achtsamkeit und Hinwendung zu sich selbst. Betrachten Sie innere Ruhe als ein Recht, das jedem Menschen zusteht.

- ***Übungsort und Kleidung***

Üben Sie möglichst in einem ruhigen Raum, in den Sie sich ungestört zurückziehen können. Schalten Sie störende Außenreize aus (Telefon, Handy u. ä.). Lüften Sie eventuell vorher den Raum. Die Raumtemperatur sollte Ihren Wärmebedürfnissen entsprechen. Ziehen Sie sich warm genug an. Wenn Sie zu kalten Füßen neigen, tragen Sie wärmende Socken. Die Kleidung sollte bequem und atemfreundlich sein. Bitte tragen Sie weiche Stoffe (keine Jeans oder Lederbekleidung) und bevorzugen Sie Hosen ohne Gürtel, möglichst mit Gummibund.

Bitte legen Sie Ihre Brille, Ihre Uhr und sonstige Schmuckgegenstände ab.

Während des Übens hören Sie bitte keine Musik, damit Sie Ihre Aufmerksamkeit als Ganzes auf Ihr Körper- und Atemgeschehen lenken können.

- ***Übungen im Liegen***

Die meisten Übungen finden in der **Rückenlage** statt.

Die **Unterlage** sollte fest, aber nicht zu hart sein. Am günstigsten ist das Üben in der Rückenlage auf dem Boden. Hierfür benötigen Sie einen dickeren Teppich, eine Gymnastik- oder Yogamatte oder eine Decke. Achten Sie darauf, dass die Unterlage lang und breit genug ist. Die Arme sollten locker auf der Unterlage abgelegt, evtl. sogar ausgebreitet werden können. Der Boden bzw. die Unterlage sollten warm genug sein.

Sie können viele Übungen auch im Bett machen, vor allem die Wahrnehmungsübungen und die kleineren Bewegungsübungen (diese werden eigens gekennzeichnet). Allerdings darf die Matratze nicht zu weich sein, da die Atmung einen gewissen Widerstand braucht. Beachten Sie bitte auch, dass viele Bewegungsübungen nur ohne Zudecke ausgeführt werden können.

***Die Rückenlage***

Die Rückenlage ist eine Übungslage. In dieser Lage haben Sie den stabilsten Bodenkontakt und den größten Bewegungsspielraum. Abgesehen vom Üben können Sie weiterhin in Ihrer gewohnten Lage schlafen (auf der Seite, auf dem Bauch oder auf dem Rücken). Nach dem Üben auf dem Rücken rollen Sie sich einfach in Ihre gewohnte Schlaflage.

Das Üben auf dem Rücken ist für viele Menschen zunächst ungewohnt, vielleicht sogar unbequem oder schmerzhaft. In diesem Fall verkürzen Sie anfangs die Übungszeit, dehnen und räkeln Sie sich häufiger während des Übens. Treten Rückenschmerzen auf, halten Sie bitte nicht eisern durch, sondern rollen sich immer wieder zwischendurch in die Seitenlage. Falls dies nicht ausreicht, setzen Sie sich auf. Manche Übungen können Sie auch im Sitzen ausführen. Wählen Sie dann eine ***Sitzgelegenheit*** wie unter Sitzübungen beschrieben. Aus meiner langjährigen Erfahrung mit rückenschmerzgeplagten Patientinnen und Patienten kann ich guten Gewissens sagen: Der Rücken gewöhnt sich an die Rückenlage, wenn Sie ihn immer wieder achtsam und geduldig in den Kontakt mit der Unterlage einlassen. Darüber hinaus sind die beschriebenen Atemübungen ausgesprochen rückenfreundlich.

Sie können Ihren Rücken unterstützen, wenn Sie

- eine Knierolle unter die Knie legen (evtl. eine zusammengerollte Decke) oder
- die Beine anstellen. Bei angestellten Beinen hat der untere Rücken den meisten Bodenkontakt;
- ein weiches Handtuch oder eine weiche Decke unter das Becken bzw. die Lendenwirbelsäule legen.

***Die Beine und Füße in der Rückenlage***

Bei den meisten Übungen können Sie selbst entscheiden, ob Sie die Beine auf der Unterlage oder über eine Knierolle ablegen oder ob Sie die Beine anstellen.

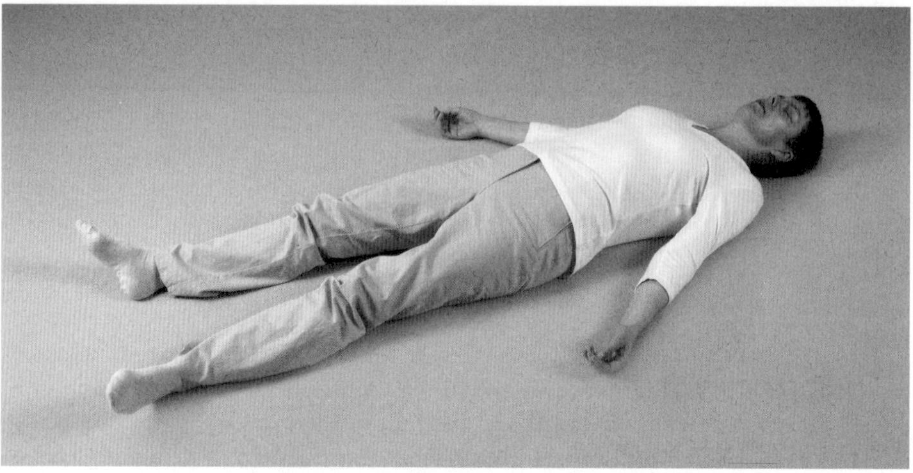

*Die Beine liegen auf der Unterlage*

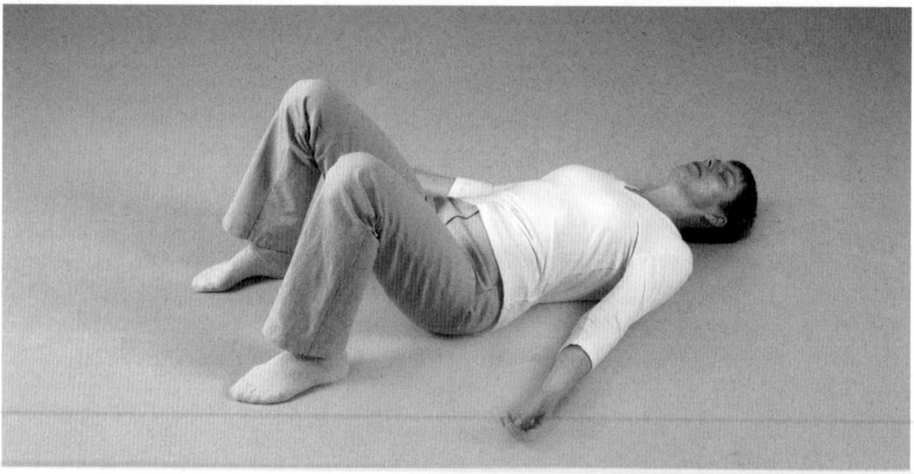

*Die Beine sind angestellt. Siehe auch Abb. S. 107 (nächstes Kapitel: Der Kopf in der Rückenlage)*

Achten Sie bitte immer darauf, dass zwischen den Füßen ein etwa hüftbreiter Abstand liegt. Bei angestellten Beinen sollten die Füße eher unterhalb der Knie aufgestellt werden. Die Unterlage muss rutschfest sein, und die Fußsohlen haben einen guten Kontakt zum Boden. Bitte lassen Sie die Knie nicht nach innen fallen. Fußsohle, Knie und Hüfte sind auf einer Linie angeordnet. Während des Übens können Sie wechseln zwischen angestellten und abgelegten Beinen.

In der Ruhephase nach dem Üben können angestellte Beine bei tieferer Entspannung leicht wegkippen und Sie am Dösen bzw. Einschlafen hindern. Legen Sie die Beine in der Ruhephase lieber auf der Unterlage ab oder rollen Sie sich zur Seite.

Die meisten Übungen werden für liegende Beine beschrieben. Wenn Sie die Beine anstellen, ergeben sich kleine Veränderungen im Üben. In der Übung **A 3** werden exemplarisch beide Möglichkeiten beschrieben.

***Der Kopf in der Rückenlage***

Bitte legen Sie den Kopf auf einer Ebene mit der Wirbelsäule ab. Der Kopf sollte nicht nach hinten-unten „abhängen". Sie können dies auch an der Vorderseite des Halses spüren: Wenn der Kehlbereich überstreckt ist und das Kinn zu weit nach oben ragt, dann liegt der Hinterkopf zu tief. Bei Abhängen des Kopfes nach unten können folgende negative Wirkungen entstehen: Die Halswirbel werden überstreckt und gestaucht, wodurch die nervale Versorgung der Arme eingeschränkt werden kann. Es treten Kribbeln oder Taubheitsgefühle in den Armen auf. Durch die Kompression der Halswirbelsäulen-Arterien wird das Gehirn weniger durchblutet. Die tiefere Atmung wird blockiert.

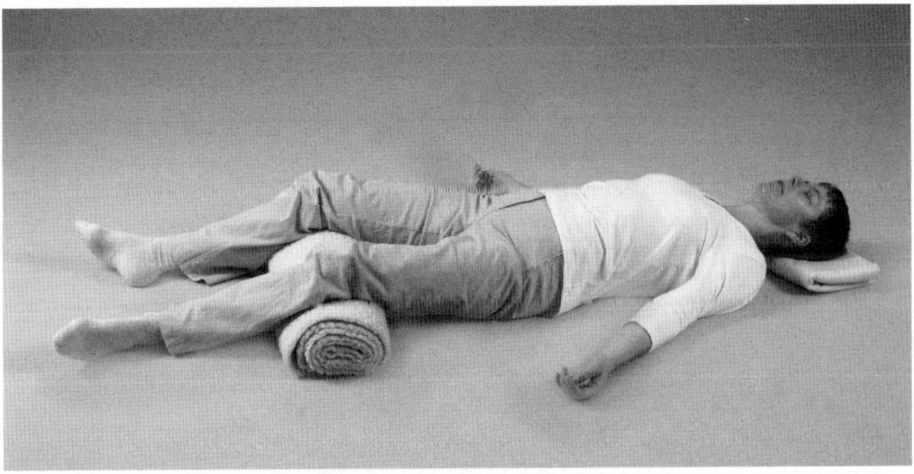

*Der Kopf ruht auf einer Unterlage; die Beine liegen auf einer Knierolle*

Unter den Kopf legen Sie eine flache und breite Unterlage (Handtuch oder Decke oder festes, breites Kissen), auf der Sie den Kopf ausreichend hin- und herbewegen können. Die Schultern dürfen nicht auf der Kopfunterlage liegen, sondern sollten Kontakt zum Boden haben.

- ***Übungen im Sitzen***

Setzen Sie sich auf einen Stuhl mit fester, ebener Sitzfläche. Der Stuhl sollte keine Seitenlehnen haben. Eine gerade Rückenlehne ist erlaubt. Setzen Sie sich möglichst auf die vordere Hälfte des Stuhles. Der Stuhlhöhe ist so beschaffen, dass die Fußsohlen vollen Kontakt zum Boden haben können. Leiste, Oberschenkel und Knie bilden eine horizontale bzw. leicht absteigende Ebene. Falls Sie sehr groß sind, legen Sie zur Erhöhung eine feste Decke oder ein Handtuch so auf den Stuhl, dass die ganze Sitzfläche abgedeckt wird. Falls Sie eher klein sind, legen Sie eine feste Decke oder ein zusammengefaltetes Handtuch (etwas breiter als die Hüften) unter die Füße.

Wenn für Sie das aufrechte Sitzen auf einem Stuhl ungewohnt oder unbequem ist, können Sie sich immer wieder zwischendurch dehnen, räkeln, notfalls an die Rückenlehne anlehnen. Sollte sich die Stuhlfläche für Ihre Sitzknochen zu hart anfühlen, können Sie ein breites Handtuch auf den Sitz legen.

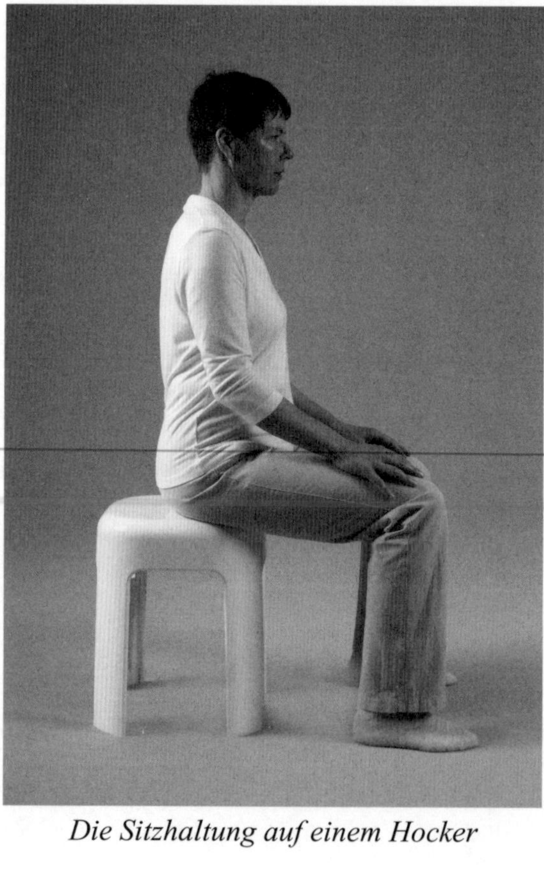

*Die Sitzhaltung auf einem Hocker*

Ihre Füße stellen Sie etwa in Hüftbreite auf den Boden. Die Knie öffnen Sie hüftbreit oder etwas weiter. Mangelnder Bodenkontakt der Füße destabilisiert den unteren Rücken, und die Rückenmuskulatur reagiert mit Anspannung. Außerdem kann der Atem nicht mehr in die Tiefe des Becken-Bauchraums fließen. Stellen Sie die Füße oder Knie zu eng bzw. verschränken Sie die Beine, dann blockieren Sie das Becken. Der Beckenboden kann die Atemwelle nicht mehr elastisch auffangen und der Atem wird flach.

Liegeübungen, die auch im Sitzen ausgeführt werden können, werden extra gekennzeichnet.

- ***Übungen im Stehen***

Auch hier gilt die Faustregel: Füße etwa in Hüftbreite (oder etwas weiter) anstellen.

Achten Sie bitte darauf, dass Sie sich im Stehen nicht versteifen. Die Kniegelenke dürfen elastisch wie Stoßdämpfer sein und jeder kleinsten Bewegung (Schwingung) nachgeben. Das Becken hängt an der Rückseite etwas nach unten – so, als wenn Sie Ihr Gesäß leicht auf einen Barhocker absetzen würden. Dadurch kommen Sie aus dem Hohlkreuz heraus. Lassen Sie bei ruhigem Stehen die natürliche Körperschwingung bis in die Sprunggelenke zu. Schultern, Arme und Hände dürfen locker in die Tiefe hängen; der Unterkiefer darf entspannt sein.

- ***Umgang mit Schmerz und anderen unangenehmen Körpersensationen:***

***Schmerz***

Grundsätzlich gilt bei Schmerzen: Vermeiden Sie Extreme. Es geht nicht darum, dass Sie die Zähne zusammenbeißen und durchhalten. Andererseits ist es nicht sinnvoll, in einer Schonhaltung zu verharren und den Körper völlig ruhig zu stellen.

Wenn Schmerzen während des Übens in einer Bewegung auftreten, machen Sie die Bewegung kleiner und langsamer. Legen Sie Zwischenpausen ein. Verändern Sie eventuell den Bewegungsaufbau und verringern Sie die Anzahl der Bewegungen.

Wenn Schmerzen in Verbindung mit Bewegung auftreten, kann es sich manchmal um einen so genannten Dehnungsschmerz handeln: Muskulatur, die vorher überspannt war, kann schmerzen, wenn sie gedehnt wird. Dehnungsschmerzen treten häufig im unteren Rücken auf, wenn sich die angespannte Muskulatur von Lendenwirbelsäule und Kreuzbein zu lösen beginnt.

Es gibt auch Schmerzen, die bewegungsunabhängig, das heißt in Ruhe auftreten, z. B. unangenehmes Kribbeln oder Taubheitsgefühle in Armen oder Beinen. Ist dies der Fall, dann verändern Sie Ihre Lage bzw. Körperhaltung. Sensationen in den Armen können mit der Hals- und Brustwirbelsäule, Sensationen in den Beinen können mit der Lendenwirbelsäule oder dem Becken zusammenhängen. Sorgen Sie dafür, dass Sie Kopf, Rücken und Becken so ablegen, dass die Wirbelsäule möglichst gelöst auf der Unterlage ruhen kann.

Bei dauerhaften Schmerzen oder Taubheitsgefühlen trotz optimaler Lagerung suchen Sie bitte einen Arzt auf und klären die Ursache ab.

***Schwindel***

Taucht Schwindel während einer Bewegung auf (z. B. beim Kopfrollen), öffnen Sie auf jeden Fall die Augen. Verkleinern und verlangsamen Sie die Bewegung, führen Sie weniger Bewegungen aus und legen Sie Zwischenpausen ein. Suchen Sie bewusst den Kontakt der Hände und Füße zum Boden.

Tritt Schwindel in Ruhe auf, dann überprüfen Sie Ihre Körperlage. Achten Sie vor allem darauf, dass der Kopf, die Schultern und Arme gelöst abgelegt sind, und entspannen Sie den Unterkiefer. Manchmal weisen Schwindelgefühle auch auf seelischen Aufruhr hin.

Lassen Sie den natürlichen Atemrhythmus (kleine Pause nach jedem Ausatem) zu. Bei verstärkter, beschleunigter Atmung (Hyperventilation) können Schwindelgefühle und Krämpfe auftreten (z. B. um den Mund oder an den Händen: Pfötchenstellung).

***Knackgeräusche***

Knack- oder Reibegeräusche während einer Bewegung weisen meistens darauf hin, dass sich angespannte Gelenke bzw. Gewebestrukturen zu lösen beginnen. Nehmen Sie dies als Hinweis darauf, dass die entsprechende Körperregion öfter sanfte, lösende Bewegungen braucht.

***Zittern***

Tritt Zittern während einer Bewegung auf, so ist dies ein Hinweis darauf, dass sich verspannte Muskeln zu lösen beginnen. Lassen Sie das Zittern zu und fahren Sie mit der entsprechenden Bewegung sanft fort. Zittern bedeutet auf der physiologischen Ebene, dass die betroffenen Muskeln noch zwischen An- und Entspannung „hin und her gerissen“ sind.

Manchmal kann Zittern auch auf unbewusste seelische Spannungszustände hinweisen.

- ***Starke Erregungszustände: siehe Hinweis in Kap. 12 („Übungen bei starken Stress- und Erregungszuständen“)***

- ***Gedankenkreisen***
  Versuchen Sie nicht, die Gedanken zu unterdrücken. Lassen Sie die Gedanken wie Wolken an Ihrem geistigen Horizont vorüberziehen. Lenken Sie immer wieder Ihre innere Aufmerksamkeit auf Ihre Körper- und Atemempfindung. Kontaktübungen mit den Händen können die Ablenkung verstärken. Auch Bewegungsübungen können die Ablenkung der Aufmerksamkeit von den Gedanken erleichtern (siehe auch Kap. 2.3, „kognitive Techniken").

- ***Positive Zeichen der Entspannungsreaktion***
  Folgende körperliche Reaktionen weisen darauf hin, dass sich das Nervensystem beruhigt:
  - Tränenfluss
  - Speichelfluss
  - die Nase läuft (ohne dass ein Schnupfen vorliegt)
  - verstärktes Bedürfnis zu gähnen
  - Hände und Füße werden warm.
  - Bauchgeräusche
  - Empfindungen von Fließen, Strömen im Körper (angenehm warm oder angenehm kühl)
  - angenehmes Kribbeln (z. B. in Armen oder Beinen)
  - Der Atem wird von selbst gleichmäßiger und ruhiger.
  - Angenehme Empfindungen von Weite, Durchlässigkeit, Schwere, Leichtigkeit usw. treten auf.

# 10. Der Anfang: Einstiegsübungen

Die Einstiegsübungen vermitteln elementarste Lösungsweisen. Sie eignen sich besonders gut für Anfänger, die keine bzw. wenig atem- oder körpertherapeutische Erfahrungen gesammelt haben. Die Einstiegsübungen können in der ersten Zeit als **eigenständige** Übung in ihrer vollen Länge („Eingangsphase“ und „Ergänzung“) praktiziert werden. Später verwenden Sie Übungselemente, die unter dem Stichwort „Eingangsphase“ stehen, als Vorbereitung für die Hauptübung (Basis- oder weitere Übungen).

## *A 1: Freies Dehnen, Räkeln und Gähnen im Liegen*

- **Möglichst mit liegenden Beinen üben**
- **Gut vor dem Einschlafen**
- **Eignet sich als Eingangsphase für eine Hauptübung**
- **Anfänger können diese Übung in der Anfangszeit auch als Hauptübung ausführen**

**Hinweis**

*Dehnen und Räkeln stellen kreatürliche Bewegungen dar, die jeder Mensch von Natur aus kann. Leider haben viele Erwachsene das natürliche Dehnen und Räkeln verlernt, können sich nur noch in stereotypen, gymnastikähnlichen Bewegungen strecken und recken (siehe Kap. 5.1.1).*

*Beobachten Sie einmal Katzen oder Babys, wenn sich diese dehnen und strecken. Der ganze Körper gibt der Dehnbewegung elastisch nach, und häufig schließt sich ein Gähnen an, dessen Atembewegung ebenfalls durch den Körper bis zum Beckenboden fließt.*

*Dehnen und Räkeln lösen – wenn Sie es aus Ihren* ***eigenen*** *Bedürfnissen, Impulsen und körperlichen Möglichkeiten gestalten – auf natürliche und angenehme Weise gröbere Verspannungen und erleichtert das Niederlassen auf der Unterlage.*

*Angemessene Dehn- und Räkelbewegungen laden den Einatem ein, indem Sie die Körperwände (Atemräume) weiten. Kreatürliches Dehnen und Räkeln löst häufig den Gähnreflex aus. Wie beim animalischen Dehnen und*

*Räkeln muss der Erwachsene zivilisatorisch bedingte Hemmungen abbauen und wieder lernen, das Gähnen zuzulassen. Dazu gehört auch das Vorurteil, dass das Gähnen nur ein Zeichen von Langeweile, Müdigkeit oder Desinteresse ist. Das Gähnen stellt grundsätzlich ein tiefes organisches Lösungsbedürfnis von Körper und Atmung dar. Natürlich geht es nicht darum, in Gesellschaft seine Hemmungen zu verlieren. Aber wenn Sie alleine sind, können Sie das Dehnen, Räkeln und Gähnen voll auskosten und sich von leib-seelischen Anspannungen befreien. Können Sie sich dem Gähnen ganz öffnen – nicht nur mit dem Mund, sondern auch in Kehle, Brustkorb und Körperwänden bis zum Becken hinein –, dann löst sich das Zwerchfell, und die Einatemwelle fließt bis zum Beckenboden.*

*Durch das kreatürliche Dehnen-Räkeln-Gähnen*

- *können Sie sich am einfachsten und spontansten aus akuten Verspannungen befreien,*
- *können Sie Ihren Atem auf natürliche Art und Weise anregen und vertiefen,*
- *kommen Sie am leichtesten in Kontakt mit Ihrem Körper- und Atemgeschehen.*

*Das Dehnen-Räkeln-Gähnen eignet sich für alle* ***Übergänge*** *zwischen* ***Aktivität und Ruhe****, zwischen* ***Wachen und Schlaf*** *und umgekehrt. Also auch für das „Aufwachen" nach dem Üben oder nach dem Schlafen, um auf organische Weise in die Gänge zu kommen (langsam aktiv zu werden).*

*Bitte gewöhnen Sie sich wieder daran, sich vor dem Einschlafen wohlig und sanft im Bett einzuräkeln. Vermeiden Sie allzu große oder starke Dehnungen, da diese eher munter machen und Gegenspannung erzeugen. Nach dem Schlafen springen Sie möglichst nicht gleich aus dem Bett, sondern dehnen und gähnen Sie sich auf Ihre Art und Weise in den Wachzustand. Nach dem Schlafen sind auch kräftigere Dehnungen erlaubt, die eher wach machen.*

*Das Dehnen-Räkeln-Gähnen steht am* ***Anfang*** *und* ***Ende*** *jeder Atemübung. Natürlich können Sie sich auch* ***während*** *einer Übung bei entsprechendem Bedürfnis räkeln und gähnen. Häufiges Dehnen und Räkeln ist bei starken Rückenverspannungen von besonderem Vorteil.*

**Freies Dehnen, Räkeln und Gähnen im Liegen**

Sie liegen auf dem Rücken im Bett oder auf einer Unterlage auf dem Boden. Legen Sie die Beine möglichst auf der Unterlage ab. Angestellte Beine sind in diesem Zusammenhang nicht so günstig, weil Sie die Beine dann halten müssen. Hier geht es darum, dass Sie sich möglichst kreatürlich durch den ganzen Körper dehnen und lösen können. Falls nötig, legen Sie unter den Kopf eine breite, stabile Unterlage. Schließen Sie möglichst die Augen.

Fangen Sie nicht sofort mit dem Dehnen an, sondern spüren Sie sich zunächst im Kontakt zur Unterlage: Mit welchen Körperteilen berühren Sie die Unterlage? Wo liegen Sie gelöst auf? Wo in Ihrem Körper fühlen Sie sich noch angespannt oder nicht so wohl? Darf der Atem fließen?

Dehnen Sie sich – wie und wo Sie den Impuls verspüren. Dehnen Sie den entsprechenden Körperteil so weit wie möglich im Kontakt zur Unterlage. Geben Sie mit dem ganzen Körper weich in der Dehnung nach. Dehnen und Räkeln geschieht in der sinnlichen Fühlungnahme mit der Unterlage: So, als ob Sie mit Ihrem Körper und Ihren Bewegungen Eindruck auf einem weichen Lehm-, Gras- oder Sandboden hinterlassen würden. Nutzen Sie den Widerstand der Unterlage aus, um sich zu reiben und abzudrücken. Schlängeln, verwinden und drehen Sie sich wohlig auf der Unterlage – wie eine Schlange oder ein Wurm. Können Sie Seufzen und Stöhnen zulassen?

Bitte lassen Sie sich immer wieder aus einer Dehn- und Räkelbewegung gelöst auf der Unterlage nieder, und legen Sie eine kleine Pause ein. Wie fühlen Sie sich jetzt im Kontakt zur Unterlage? Hat sich in der Auflage Ihres Körpers etwas verändert? Lassen Sie den Atem fließen.

Aus der Ruhe lassen Sie die nächste Dehn- und Räkelbewegung auftauchen. Kann der Atem weiter fließen? Falls der Atem stockt, haben Sie die Dehnung wahrscheinlich zu stark, zu groß oder zu schnell gemacht. Fangen Sie dann noch einmal in Ruhe an. Können Sie der Dehn- oder Räkelbewegung durch den ganzen Körper hindurch weich nachgeben? Darf sich die Wirbelsäule in die Dehnbewegung einlassen? Das Becken? Der Nacken und Kopf?

Wenn ein Gähnen auftaucht, dann nehmen Sie wahr, was dabei geschieht: Der Unterkiefer öffnet sich, in der Mundhöhle hebt sich die Gaumenkuppel, der Rachen weitet sich in die Tiefe der Kehle hinein. Haben Sie Geduld, bis sich Unterkiefer, Rachen und Kehle wieder frei öffnen können. Irgendwann haben Sie das Empfinden: Jetzt darf sich das Gähnen bis in die Tiefe der Kehle ausweiten. Nach einiger Gähn-Erfahrung spüren Sie vielleicht auch, dass sich im Gähnen der Brustkorb weitet, sich die unteren Rippen ausdehnen, die Atemwelle an Bauch- und unterer Rückenwand vorbei in die Tiefe des Beckens bis zum Beckenboden strömt. Bitte verzweifeln Sie nicht, wenn Sie diese Empfindungen anfangs nur wenig oder bruchstückhaft nachvollziehen können.

Behalten Sie sich beim Gähnen als Ganzes – vom sich öffnenden Mund- und Kehlraum bis zum Beckenboden – im Auge. Lassen Sie sich bis zum

Beckenboden vom Gähnen weiten. Falls das Bedürfnis entsteht, sich dabei zu dehnen, geben Sie diesem Bedürfnis nach. Genießen Sie das Loslassen aus der Gähn- und Dehnspannung. Lassen Sie dem Ausatem genügend Zeit, um abzufließen. Vielleicht mag sich ein Seufzer mit dem Ausatem befreien.

Lassen Sie das Gähnen immer öfter zu, wenn Sie den Impuls dazu verspüren. Bitte halten Sie auch nicht die Hand vor den Mund. Mit dieser Höflichkeitsgeste schränken Sie das volle Durchgähnen unbewusst ein.

Wenn Sie sich ausreichend gedehnt und geräkelt, wenn Sie das Gähnen ausgekostet haben, dann kommen Sie zur Ruhe. Spüren Sie sich als Ganzes im Kontakt zur Unterlage. Lassen Sie sich als Ganzes vom Boden tragen. In diesem Gefühl des Getragenseins lassen Sie den Atem fließen, ohne einzugreifen. Sie lassen die Luft durch die Nase einströmen und spüren, wie sich der Atem in Ihrem Inneren ausdehnt im Einatem. Lassen Sie den Ausatem abfließen. Warten Sie die kleine Ruhe nach dem Ausatem ab, bis der nächste Einatem von selbst auftaucht. Der Atem kommt und geht – ähnlich wie Meereswellen auftauchen und wieder abfließen. Lassen Sie sich durchströmen von den Wellen Ihres Ein- und Ausatems.

**Hinweis**

*Falls Sie sich noch schwer tun mit dem freien Dehnen und Räkeln, kann dies verschiedene Gründe haben: Vielleicht fällt Ihnen noch nicht so recht ein, was Sie tun wollen. Vielleicht spüren Sie wenig dabei. Vielleicht sperrt sich in Ihnen etwas dagegen, so hemmungslos aus sich herauszugehen. Dann empfehle ich Ihnen die folgende Übung (A 2), in der Sie konkretere Vorschläge erhalten, wie Sie sich dehnen, räkeln und lösen können.*

## *A 2: „Die Schlange"*

- **Gut vor dem Einschlafen**
- **Im Bett möglich**
- **Besonders geeignet bei Rückenverspannungen**
- **Möglichst mit liegenden Beinen üben**

**Hinweis**

*Wenn Sie die Übung als Einstieg für eine Hauptübung (siehe Basis- und weitere Übungen) verwenden, dann üben Sie nur die Eingangsphase. Wenn Sie die Übung als Hauptübung ausführen, dann üben Sie die Eingangsphase und die Ergänzung („Atemwahrnehmung mit den Händen").*

**Eingangsphase**

**Kopf und Unterkiefer lösen**

Sie liegen auf dem Rücken bequem in Ihrem Bett oder auf einer Unterlage auf dem Boden. Unter Ihrem Kopf befindet sich ein flaches Kissen oder Handtuch, und Ihr Kopf ruht auf einer Ebene mit der Wirbelsäule.

Legen Sie die Beine möglichst auf der Unterlage oder über eine Knierolle ab. (Bei starken Rückenbeschwerden können Sie die Beine auch hüftbreit anstellen). Bitte verschränken Sie nicht die Füße, sondern lassen zwischen Knien und Füßen etwa hüftbreiten Abstand. Dadurch gewinnt der untere Rücken an Stabilität, und der Atem kann leichter in den Beckenraum fließen. Die Arme und Hände legen Sie locker auf der Unterlage ab.

Wenn Sie möchten, schließen Sie die Augen und spüren Sie, wie Ihr Hinterkopf auf der Unterlage ruht. Fühlt sich die Unterlage von der Höhe und von der Auflagefläche her gut an? Falls Sie noch nicht zufrieden sind, verändern Sie bitte Ihre Kopfstütze.

Bewegen Sie den Kopf etwas hin und her, damit er sich entspannt auf der Unterlage niederlassen kann.

Wie fühlt sich der Unterkiefer an? Lösen Sie den Unterkiefer durch kleine Kaubewegungen. Vielleicht haben Sie auch das Bedürfnis zu gähnen. Bitte lassen Sie das Gähnen immer zu, wenn Sie den Impuls dazu verspüren.

**Verschieben der Schulterblätter**

Nun spüren Sie im oberen Rücken Ihre Schulterblätter im Kontakt zur Unterlage. Verschieben Sie die Schulterblätter gegeneinander **auf der Unterlage:** Ein Schulterblatt rutscht kopfwärts, während das andere Schulterblatt gleichzeitig fußwärts nach unten zieht. Einige Male schieben Sie die Schulterblätter sanft und langsam hin und her. Achten Sie darauf, dass die Schulterblätter niemals vom Boden abheben, sondern immer auf der Unterlage hin- und herrutschen.

Jetzt kommen die Schulterblätter in der Mittellage zur Ruhe. Lassen Sie den Atem fließen.

Schieben Sie noch einmal die Schulterblätter auf der Unterlage hin und her. Die Halswirbelsäule und der Kopf dürfen weich und passiv mitgehen. Auch die Arme und Hände folgen möglichst locker und passiv.

Schließlich lassen Sie die Schulterblätter in der Mittellage auf der Unterlage ruhen. Lassen Sie die Schulterblätter, Arme und Hände gelöst vom Boden tragen. Lassen Sie den Atem fließen.

**Verschieben der Beckenhälften**

Wandern Sie mit Ihrer inneren Aufmerksamkeit zur Beckenrückseite, die der Unterlage aufliegt. Verschieben Sie die Beckenhälften gegeneinander:

Eine Beckenhälfte rutscht auf der Unterlage kopfwärts, die andere Beckenhälfte rutscht leicht fußwärts. Die Bewegung der Beckenhälften geschieht ähnlich wie bei den Schulterblättern. Bewegen Sie die Beckenhälften möglichst sanft **auf der Unterlage** hin und her. Darf der Unterkiefer gelöst sein? Lassen Sie Nacken, Schultern und Arme locker, während Sie die Beckenhälften gegeneinander verschieben.

Legen Sie eine Pause ein. Lassen Sie das Becken vom Boden tragen. Lassen Sie den Atem fließen.

**Die Wirbelsäule schlängeln**

Verwinden Sie das Becken und die Wirbelsäule auf der Unterlage seitwärts hin und her – wie eine Schlange, die sich wohlig auf einem warmen Sandboden ringelt. Schlängeln Sie sich einige Male auf der Unterlage sanft hin und her.

Legen Sie eine kleine Pause ein. In der Ruhe spüren Sie Becken, Rücken und Kopf im Kontakt zur Unterlage. Lassen Sie sich als Ganzes vom Boden tragen. Lassen Sie den Atem fließen.

Schlängeln Sie Becken und Wirbelsäule nochmals auf der Unterlage hin und her. Der Unterkiefer darf dabei gelöst sein. Geben Sie im Nacken weich nach. Dann kann der Kopf passiv mitrollen. Auch die Arme und Beine dürfen passiv und locker sein, während Sie Becken und Wirbelsäule verwinden. Bitte lassen Sie auch Gähnen und Seufzen zu.

Legen Sie wieder eine kleine Pause ein. Lassen Sie sich als Ganzes auf der Unterlage nieder. Spüren Sie Ihre Rückseite im Kontakt zur Unterlage. Lassen Sie den Atem fließen. Wo breitet sich der Atem in Ihrem Inneren aus – immer wieder im Einatem? Taucht Atembewegung auch im Rücken auf? Falls ja, wo im Rücken?

Wiederholen Sie das Schlängeln und Nachspüren einige Male.

Kommen Sie zur Ruhe. Spüren Sie sich als Ganzes – von Fuß bis Kopf, einschließlich der Arme und Hände – im Kontakt zur Unterlage. Lassen Sie sich als Ganzes vom Boden tragen. In diesem Gefühl des Getragenseins lassen Sie den Atem fließen. Lassen Sie den Atem kommen und gehen, ohne einzugreifen. (Ende der Eingangsphase)

**Ergänzung: Atemwahrnehmung mit den Händen**

Spüren Sie doch einfach einmal neugierig in sich hinein: Wo breitet sich der Atem gerade aus in Ihrem Inneren – immer wieder im Einatem? Konzentrieren Sie sich nicht zu stark. Versuchen Sie auch nicht, den Atem willentlich zu steuern oder zu korrigieren.

Dort, wo Sie jetzt Ihre Atembewegung am deutlichsten spüren, legen Sie bitte die Hände auf Ihren Körper. Bitte legen Sie die Hände einzeln und mit der ganzen Handfläche auf. Die Ellenbogen dürfen weiter auf der Unterlage ruhen. Wenn die Arme nicht reichen, legen Sie die Hände lieber etwas seitlich auf Ihrem Körper ab.

Ihre Hände liegen weich und anschmiegsam der Körperoberfläche auf – ohne Druck und ohne Forderung. Wie fühlen sich die Hände hier auf Ihrem Körper an? Was kommt von den Händen innerlich bei Ihnen an?

Mit den Händen können Sie die Atembewegung vielleicht noch deutlicher wahrnehmen: das leichte Auf und Ab im Ein- und im Ausatem. Der Einatem taucht wie eine Welle unter Ihren Händen auf. Durch die Einatemwelle werden die Hände ein bisschen nach oben getragen. Wenn die Ausatemwelle abfließt, sinken die Hände wieder zurück.

Sie lassen die Luft ohne Anstrengung durch die Nase ein- und ausströmen. Sie lassen die Luft durch die Nase einströmen und spüren, wie der Atem in Ihrem Inneren weiter nach unten fließt bis zu den Händen hin. Im Ausatem lassen Sie die Atemwelle vollständig aus den Händen abfließen.

Lassen Sie sich durchströmen von den Wellen Ihres Ein- und Ausatems.

## *A 3: Sich gelöst auf der Unterlage niederlassen*

- **Im Bett möglich**
- **Gut vor dem Einschlafen**
- **Geeignet für Anfänger**

**Hinweis**

*Diese Übung beschreibt ausführlich die Eingangsphase als Einstieg in eine Hauptübung. Falls Sie mit der Atemarbeit und Körperwahrnehmung noch nicht vertraut sind, können Sie die folgende Übung in der Anfangszeit ausführlicher üben und mit der Atemwahrnehmung (siehe Ergänzung) ruhig ausklingen lassen.*

*Später praktizieren Sie die Übung ohne Ergänzung als Eingangsphase für eine Hauptübung, die Sie sich aus den Basis- oder weiteren Übungen aussuchen.*

*Sie können die Übung mit liegenden oder angestellten Beinen ausführen. Falls Sie die Beine anstellen, ersetzen Sie bitte die Abschnitte in Kursivschrift durch den Alternativtext am Ende der Übung.*

**Eingangsphase**

Sie liegen auf dem Rücken bequem in Ihrem Bett oder auf einer Unterlage auf dem Boden. Unter Ihrem Kopf befindet sich ein flaches Kissen oder Handtuch, und Ihr Kopf ruht auf einer Ebene mit der Wirbelsäule.

Räkeln Sie sich auf der Unterlage ein, um gut auf dem Boden anzukommen. Gähnen Sie nach Herzenslust, wenn Sie das Bedürfnis dazu haben.

*Sie können die Beine auf der Unterlage oder über eine Knierolle ablegen. Legen Sie Knie und Füße in etwa hüftbreitem Abstand ab. (A 1)*

Auch die Arme und Hände legen Sie locker auf der Unterlage ab.

Wenn Sie möchten, schließen Sie die Augen und spüren Sie, wie Ihr Hinterkopf auf der Unterlage ruht. Liegt Ihr Kopf auf einer Ebene mit der Wirbelsäule? Fühlt sich die Auflagefläche gut an? Falls Sie nicht ganz zufrieden sind, verändern Sie bitte die Kopfstütze.

Lösen Sie den Nacken durch eine Bewegung des Kopfes oder durch eine Bewegung der Schultern.

Wandern Sie mit Ihrer inneren Aufmerksamkeit zu Ihrem Unterkiefer. Wie fühlt sich der Unterkiefer an? Lösen Sie den Unterkiefer durch eine Kaubewegung oder durch ein Gähnen, falls sich gerade ein Gähnen anbahnen mag.

Bitte lassen Sie das Gähnen immer zu, wenn Sie den Impuls spüren. Lassen Sie sich als Ganzes – vom Mund bis zum Beckenboden – in das Gähnen ein. Beim Gähnen öffnet sich der Unterkiefer, weitet sich der Rachen- und Kehlraum, und die Körperwände dehnen sich bis zum Beckenboden. Das Gähnen kann durch eine Räkelbewegung mit dem ganzen Körper, den Armen und Beinen unterstützt werden. Lassen Sie Seufzen oder andere wohlige Laute zu. Bitte halten Sie beim Gähnen **nicht** die Hand vor den Mund, wenn Sie alleine sind.

Jetzt wandern Sie mit Ihrer inneren Aufmerksamkeit zu Ihren Schulterblättern auf der Rückseite. Können die Schulterblätter gelöst auf der Unterlage liegen? Vielleicht möchten Sie die Schultern noch etwas auf der Unterlage räkeln. So, als ob Sie im warmen Sand liegen und die Schulterblätter wohlig eingraben würden. Wie fühlen sich jetzt die Schulterblätter im Kontakt zum Boden an? Lassen Sie den Atem fließen. Von den Schulterblättern ausgehend spüren Sie sich durch die Schultern, Oberarme, Ellenbogen, Unterarme bis zu den Händen hin. Wie eng oder wie weit liegen die Arme vom Rumpf weg? Gönnen Sie sich etwas Freiraum in den Achselhöhlen.

Jetzt nehmen Sie Ihre Hände auf der Unterlage wahr. Sind die Hände noch gespannt gestreckt oder eher zu Fäusten geballt? Beugen und strecken Sie die Hände ein paar Mal deutlich spürbar in den Handgelenken. Können Sie die Dehnungen an den Außen- und Innenseiten der Handgelenke wahrnehmen? Legen Sie die Hände gelöst auf der Unterlage ab. Vielleicht breitet sich ein Gefühl der Lösung in den Handgelenken aus. Lassen Sie den Atem fließen.

Von den Händen ausgehend, spüren Sie sich durch die Handgelenke, Unterarme, Ellenbogen, Oberarme, Schultergelenke hindurch bis hin zu den Schulterblättern auf der Rückseite. Lassen Sie die Schulterblätter, Arme und Hände gelöst vom Boden tragen.

Jetzt wandern Sie mit Ihrer inneren Aufmerksamkeit von den Schulterblättern den Rücken hinab bis zu Ihrem Becken. Spüren Sie die Beckenrückseite im Kontakt zur Unterlage. Fühlt sich der untere Rücken gelöst an? Lösen Sie diesen Bereich, indem Sie das Becken leicht schaukeln oder die Beckenhälften gegeneinander verschieben. Oder Sie dehnen sich mit den Fersen und Beinen aus dem Becken heraus.

Wie fühlt sich jetzt das Becken im Kontakt zum Boden an? Lassen Sie den Atem fließen.

*Spüren Sie sich durch die Leisten, Oberschenkel, Knie, Unterschenkel, Sprunggelenke hindurch bis zu den Füßen. Die Fersen berühren den Boden. Schütteln oder schaukeln Sie die Beine leicht aus. Kann die Bewegung die Leisten lösen? (A 2)*

Jetzt nehmen Sie sich als Ganzes von Fuß bis Kopf einschließlich der Arme und Hände im Kontakt zur Unterlage wahr. Lassen Sie sich als Ganzes vom Boden tragen. In diesem Gefühl des Getragenseins lassen Sie den Atem fließen. Der Atem kommt und geht ganz von selbst, ohne dass Sie eingreifen müssen.

**Ergänzung: Atemwahrnehmung mit den Händen**

Wo in Ihrem Körper können Sie jetzt die Atembewegung wahrnehmen?

Dort, wo Sie jetzt die Atembewegung am deutlichsten spüren, legen Sie die Hände auf Ihren Körper. Legen Sie die Hände so auf, dass jede Hand einzeln aufliegt. Achten Sie bitte darauf, dass nicht nur die Finger, sondern auch die Handteller mit ihren weichen Handballen Kontakt zu Ihrem Körper haben. Die Hände liegen weich und anschmiegsam auf der Körperoberfläche. Die Ellenbogen ruhen auf der Unterlage. Bitte lassen Sie immer die Ellenbogen auf dem Boden liegen, damit die Schultern entspannt sein können. Falls die Arme nicht reichen, legen Sie die Hände mehr seitlich auf Ihren Körper.

Nehmen Sie das leichte Gewicht der Hände auf Ihrem Körper wahr. Können Sie von innen die Berührung der Finger und Handballen spüren? Die leichte Höhlung in den Handtellern? Können Sie die Wärme oder Kühle wahrnehmen, die aus Ihren Händen in den Körper strömt? Was kommt von den Händen innerlich bei Ihnen an?

Sie lassen die Luft ohne Anstrengung durch Ihre Nase ein- und ausströmen. Vielleicht spüren Sie einen hauchzarten Luftstrom an den Nasenlöchern oder im Naseninneren.

Sie lassen die Luft ohne Anstrengung in die Nase einströmen und spüren, wie sich der Atem ausdehnt in Ihrem Inneren weiter nach unten – bis zu den Händen hin. Der Einatem taucht wie eine Welle unter Ihren Händen auf. Durch die Welle des Einatems werden die Hände etwas nach oben gehoben. Wenn die Ausatemwelle abfließt, sinken die Hände wieder nach unten.

Lassen Sie die Atemwellen kommen und gehen – ohne einzugreifen. Auch wenn der Atem unruhig oder oberflächlich erscheinen mag, auch wenn Sie dem Atem noch nachhelfen wollen: Vertrauen Sie darauf, dass der Atem sich von selbst beruhigt. Spüren Sie sich in Ihren Händen und lassen Sie das Auf- und Abfluten des Atems geschehen.

**Alternative**

Falls Sie die Beine während der Übung anstellen, dann führen Sie alle Übungsschritte, wie oben beschrieben, aus außer den Abschnitten in Kursivschrift; diese ersetzen Sie durch folgenden Übungsablauf:

*A 1) Stellen Sie die Füße unterhalb der Knie in Hüftbreite auf die Unterlage. Die Fußsohlen haben einen guten Kontakt zur rutschfesten Unterlage. Achten Sie bitte darauf, dass die Knie hüftbreit geöffnet sind und nicht nach innen fallen.*

*A 2) Von der Beckenrückseite spüren Sie sich durch Oberschenkel, Knie, Unterschenkel, Sprunggelenke, Füße bis zu den Fußsohlen auf dem Boden. Nehmen Sie sich in diesen drei Kontaktflächen wahr: die Fußsohlen links und rechts und die Beckenrückseite in der Mitte oben im Kontakt zum Boden.*

*Bewegen Sie die Knie langsam auseinander und wieder zusammen. Wiederholen Sie diese Bewegung ein paar Mal in Ihrem eigenen Rhythmus und lassen Sie den Atem fließen.*

*Zum Schluss finden die Knie eine neutrale Stellung in der Mitte. Sie sind jetzt hüftbreit geöffnet, und die Oberschenkelinnenseiten fühlen sich gelöst an. Spüren Sie Fußsohlen und Beckenrückseite in Ruhe auf dem Boden. Lassen Sie den Atem fließen.*

# 11. Basisübungen

In den Basisübungen B 1 – B 31 wird die Eingangsphase nur kurz beschrieben. Vor allem Anfängern empfehle ich, die Eingangsphase ausführlicher zu üben. Ersetzen Sie dann bitte den Abschnitt „Eingangsphase" durch den Text von A 1, A 2 oder A 3 (ohne den Abschnitt „Ergänzung").

Die meisten Basisübungen werden für liegende Beine (auf der Unterlage oder über eine Knierolle) beschrieben. Wenn Sie die Beine anstellen wollen (was meistens möglich ist), dann beachten Sie bitte den Hinweis zum Üben mit angestellten Beinen in A 3.

## *B 1: Die Körperhülle (Haut), die Hände und der Atem*

- **Gut vor dem Einschlafen und bei nächtlichem Erwachen**
- **Im Bett möglich**
- **Im Sitzen möglich**
- **Fördert die Durchlässigkeit der oberen Atemräume für das Fließen des Atems in den Becken-Bauchraum**

**Hinweis**

*Die äußere Hülle des Körpers bildet die Haut. Die Haut stellt ein höchst sensibles Organ dar, in dem die Rezeptoren für die sinnliche Wahrnehmung (Berührung, Druck, Kälte-Wärme, Schmerz) enthalten sind. Die Haut ist auch eng mit unserem Gefühlsleben verbunden. Wer kennt nicht den Ausspruch „Das geht mir unter die Haut" oder „Sich in seiner Haut wohl fühlen"? Wenn Sie Kleinkinder z. B. am Strand beobachten, dann bekommen Sie eine Ahnung, wie sinnlich das Hautvergnügen sein kann. Als Erwachsene haben wir diesen sinnlichen Hautkontakt mit uns selbst teilweise verloren oder gönnen ihn uns nur noch selten. Wenn man einem weinenden Kind die Hand auf eine schmerzende Stelle legt, löst sich der Schmerz häufig in Wohlgefallen auf.*

*Durch die wohltuende Stimulierung der Haut können Sie Ihr vegetatives Nervensystem beruhigen und den Atem vertiefen. Hier spielen die Hände und ihre ausgeprägte Sensibilität eine herausragende Rolle. Mit den Händen können Sie Ihren Körper auf vielfältige Art und Weise berühren und wahrnehmen:*

- *Sie können die Hände auf verschiedenen Stellen Ihres Körpers auflegen und die Atembewegung spüren.*
- *Sie können mit den Händen Körperoberflächen ausstreichen.*
- *Sie können mit den Händen verspannte Bereiche (Muskeln) massieren und lösen.*
- *Sie können mit den Händen sanften Druck ausüben und den Atem anregen.*

*Wenn Sie sich innerlich auf die Berührung Ihrer Hände einlassen, dann erfahren Sie die beruhigende und lösende Wirkung der Hände auf Ihre leibseelische Befindlichkeit. Sie erleben ein Zwiegespräch zwischen Händen und Atem mit der Folge, dass sich Atemräume öffnen, der Atem freier und tiefer fließen kann.*

*Übrigens muss die Berührung Ihrer Hände nicht auf der nackten Haut erfolgen. Sie ist genauso wirkungsvoll auf weichem, nicht zu dicken Stoff. Nur feste, undurchlässige Stoffe (Leder, Jeansstoff) sollten Sie in der Atemarbeit vermeiden.*

**Eingangsphase**

Sie liegen auf dem Rücken bequem in Ihrem Bett oder auf einer Unterlage auf dem Boden. Räkeln und dehnen Sie sich auf der Unterlage ein. Lassen Sie Gähnen und Seufzen zu, wenn Sie das Bedürfnis haben.

Kommen Sie zur Ruhe. Spüren Sie sich im Kontakt zur Unterlage. Falls Sie noch Verspannungen wahrnehmen: Lösen Sie diese durch eine Dehnung oder Verschiebebewegung.

Lassen Sie sich in Ihrer Gesamtheit vom Boden tragen. In diesem Gefühl des Getragenseins lassen Sie den Atem kommen und gehen, ohne einzugreifen. Wo dehnt sich der Atem gerade aus in Ihrem Inneren – immer wieder im Einatem?

Legen Sie die Hände dort auf Ihren Körper, wo Sie die Atembewegung am deutlichsten spüren. Die Ellenbogen ruhen auf der Unterlage. Können Sie wahrnehmen, wie sich der Atem unter Ihren Händen immer wieder ausdehnt im Einatem und abfließt im Ausatem?

**Die Hände auf die Augenhöhlen legen**

Lösen Sie die Hände vom Körper und reiben Sie die Handflächen aneinander. Reiben Sie die Hände warm –, aber so, dass Sie weiteratmen können.

Wenn die Hände warm sind, legen Sie die Handteller über Ihre Augenhöhlen. Die Finger liegen auf Stirn und Haaren. Das Gewicht der Arme wird von den Schulterblättern auf der Unterlage getragen. Die Handteller bilden durch ihre natürliche Wölbung Deckel, die wie bei einem Topf die Augenhöhlen abdecken. Wie fühlen sich die Augen unter Ihren Handtellern an? Vielleicht empfinden Sie, wie die Wärme der Hände in Ihre Augen und den Bereich um die Augen herum einströmt. Lassen Sie die Augen weich in die Augenhöhlen zurücksinken.

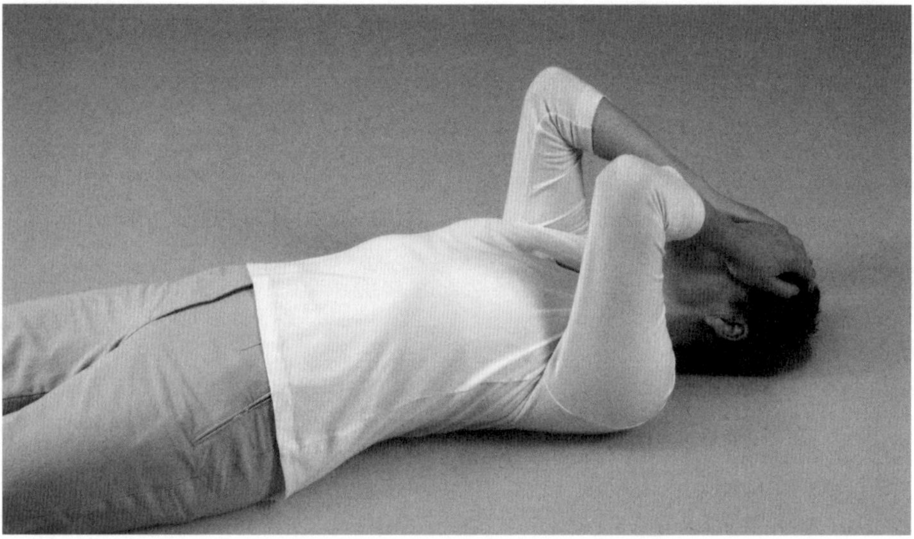

*Die Handteller auf den Augenhöhlen*

Zwischen Ihren geschützten Augen liegt die Nase frei. Lassen Sie die Luft ohne Anstrengung in Ihrer Nase ein- und ausströmen. Können Sie den leichten Lufthauch an den Nasenlöchern oder im Inneren Ihrer Nase spüren?

Sie lassen die Luft durch die Nase einströmen und spüren, wie der Atem in Ihrem Inneren an den Körperwänden nach unten fließt im Einatem und wieder abfließt im Ausatem.

**Ausstreichen von Gesicht und Hals**

Jetzt lösen Sie die Hände von den Augenhöhlen. Mit den weichen Handballen der Handteller streichen Sie von den Augenhöhlen abwärts über Wangen und Unterkiefer bis zum Hals. Die Handballen üben weichen Druck aus und glätten Ihr Gesicht. Die Finger und Daumen werden von den Handtellern wie ein Rechen über die Wangen nachgezogen. Wiederholen Sie das Ausstreichen des Gesichts von den Augenhöhlen nach unten einige Male. Darf der Atem dabei fließen?

Jetzt streichen Sie mit den Fingerkuppen von Stirn und Schläfen weg nach oben über den Kopf; die Finger gleiten mehrmals auf der Kopfhaut durch die Haare Richtung Hinterhaupt. Kann der Atem dabei fließen?

Zum Schluss streichen Sie das Gesicht mit den Händen nach unten aus.

Nun legen Sie die Fingerkuppen von Zeige-, Mittel- und Ringfingern an den Schädelrand im Nacken. Lassen Sie den Kopf dabei liegen! Von der hinteren Mitte des Schädels streichen Sie mit den Fingerkuppen beidseitig am Schädelrand entlang bis zu den Ohren. Von dort streichen Sie weiter am Rand des Unterkiefers entlang bis zum Kinn. Streichen Sie Schädelrand und Kinnlade einige Male aus.

Legen Sie die Hände auf der Unterlage ab. Wie fühlen sich Augen, Gesicht und Kopf nach dieser Behandlung an? Lassen Sie den Atem fließen.

Mit den Handrücken streichen Sie mehrmals vom Kiefer-Ohrwinkel über die Halsseiten nach unten zu den Schlüsselbeinen hin. Dort drehen Sie die Hände um und gleiten mit den Handinnenflächen über Rippen und Brust. Die Fingerkuppen streichen gleichzeitig über das Brustbein bis zur Brustbeinspitze am Oberbauch. Wiederholen Sie das Ausstreichen der Halsseiten und des oberen Brustkorbs einige Male.

**Ausstreichen der Vorderseite und der Flanken**

Legen Sie die Hände auf Ihre Brust oder etwas darüber auf den oberen Brustkorb. Achten Sie darauf, dass die Ellenbogen auf der Unterlage ruhen. Wie fühlen sich die Hände hier an? Lassen Sie die Luft durch die Nase in Ihr Inneres einströmen. Können Sie die Atembewegung unter Ihren Händen, in dem Raum zwischen Brust und Schulterblättern wahrnehmen?

Streichen Sie mit Ihren Händen langsam von der Brust oder dem Brustkorb über Rippen, Bauch und Leisten nach unten bis zu den Oberschenkeln hin. Mehrmals gleiten die Handflächen von Brust oder Brustkorb auf Ihrem Körper nach unten. Mit ihrer fließenden Bewegung begleiten die Hände das Strömen des Atems in Ihrem Inneren. Vielleicht stellt sich nach geraumer Zeit eine Verbindung zwischen Händen und Atem ein. Vielleicht streichen die Hände im Ausatem auf dem Körper nach unten und wandern im Einatem durch die Luft nach oben zur Brust zurück. Legen Sie die Arme für eine Weile auf der Unterlage ab. Wo strömt der Atem jetzt in Ihrem Inneren?

Legen Sie die Handrücken unterhalb der Achselhöhlen auf Ihre Flanken. Streichen Sie mit den Handrücken auf den Flanken abwärts bis zu den Hüften hin. In Taillenhöhe können Sie mit den Handknöcheln etwas kräftiger in den Bereich zwischen unterster Rippe und Beckenkamm hineinstreichen. Wiederholen Sie das Ausstreichen der Flanken von oben nach unten einige Male. Auch hier legen Sie eine kleine Pause ein und lassen die Arme auf der Unterlage ruhen. Wie fühlen sich die Flanken nach dem Ausstreichen an? Können Sie dort Atembewegung spüren oder eher nicht?

Zum Abschluss streichen die Hände nochmals mit den Innenflächen von der Brust über Bauch und Leisten bis zu den Oberschenkeln hin. Wenn Sie möchten, können Sie Ihre Hände auch einmal auf das Gesicht legen. Vom Gesicht streichen Sie mit den Händen über Hals, Brustkorb, Bauch die ganze Vorderseite bis zu den Beinen aus.

**Atemwahrnehmung mit den Händen auf dem Bauch**

Zum Schluss legen Sie die Hände weich auf den Bauch. Die Ellenbogen werden vom Boden getragen. Spüren Sie sich in Ihrer ganzen Rückseite vom Hinterkopf bis zu den Füßen im Kontakt zur Unterlage. Lassen Sie sich als Ganzes vom Boden tragen.

In diesem Gefühl des Getragenseins lassen Sie die Luft ohne Anstrengung in Ihre Nase einströmen. Der Atem strömt an den Körperinnenwänden nach unten. Sie sind die lebendige Hülle für Ihren Atem. Kommt der Atem auch unter Ihren Händen im Bauch an? Lassen Sie den Ausatem ohne Druck vollständig abfließen. Nach dem Ausatem entsteht eine kleine Atemruhe. Aus dieser Ruhe taucht die neue Einatemwelle ganz von selbst auf.

Lassen Sie sich durchströmen von den Wellen Ihres Ein- und Ausatems.

**Variation**

*Das Abdecken der Augenhöhlen mit den Händen („Palming") ist auch als kleine Übung zwischendurch im Arbeitsalltag möglich. Das Palming beruhigt nicht nur das Nervensystem, sondern entspannt auch überangestrengte Augen (z. B., wenn Sie viel lesen bzw. am Computer arbeiten müssen).*

Sie können in einer kleinen Arbeitspause die Ellenbogen auf den Schreibtisch stützen und das Gesicht mit den Augenhöhlen in die Handteller legen (Hände vorher warm reiben!). Achten Sie bitte darauf, dass die Füße im Sitzen gut auf dem Boden stehen. Versuchen Sie, den Kopf möglichst wenig zu halten. Geben Sie im Nacken und Hinterhauptsloch (da, wo die Halswirbelsäule am Schädelrand endet) dem Gewicht des Kopfes nach. Der Kopf wird mit seinem ganzen Gewicht von den Händen getragen.

Lassen Sie das Gesicht eine Weile in den Händen ruhen. Spüren Sie, wie die Wärme der Hände in die Augenhöhlen und den Bereich um die Augen herum einströmt. Lassen Sie den Atem fließen.

Anschließend lösen Sie die Hände von den Augen und streichen sich das Gesicht aus wie in der obigen Übung beschrieben. Gähnen Sie, wenn Sie das Bedürfnis dazu haben. Räkeln und dehnen Sie sich nach Belieben. Zum Schluss lassen Sie die Arme seitlich in die Tiefe hängen und schlenkern Sie sie locker bis in die Schultern hinein aus. Falls diese Bewegung im Sitzen nicht möglich ist (wegen Armlehnen), dann können Sie die Arme auch im Stehen ausschlenkern.

## *B 2: Das Kennenlernen der Atemräume*

- **Gut vor dem Einschlafen und bei nächtlichem Erwachen**
- **Im Bett möglich**
- **Fördert die Wahrnehmung für das Räumliche des Atems**
- **Öffnet alle Atemräume**

**Hinweis:**

*Der Atem braucht eine Hülle, die ihn von allen Seiten auffängt. Stellen Sie sich einen Luftballon vor, den Sie aufblasen. Der Luftballon füllt sich nach allen Richtungen mit Luft. Ähnlich verhält es sich mit dem Atem in Ihrem Körper. Die Körperwände (Knochen, Muskeln, Haut) sind das lebendige Gefäß Ihres Atems. Auch im Körper breitet sich der Atem nach allen Seiten hin aus, vorausgesetzt, Sie sind nicht verspannt, sondern durchlässig für die Atembewegung. Anders als beim Luftballon sind die Körperwände an einigen Stellen weicher (z. B. am Bauch) und an anderen Stellen härter (z. B. am Becken). Auch die knöchernen Strukturen geben der Atembewegung nach, nur feiner als die weichen Regionen.*

*Anfangs werden Sie wahrscheinlich die Atembewegung vor allem an der Vorderseite Ihres Körpers wahrnehmen. Bei entsprechender Aufmerksamkeit und Lösung können Sie die Atembewegung auch in den Flanken, im Rücken und im Becken wahrnehmen. Beim Üben spüren Sie immer mehr, wie sich der Atem nach allen Richtungen hin Raum nimmt. Sie gewinnen an innerem Raum, was sich sehr befreiend und erleichternd anfühlen kann.*

*Man unterscheidet drei Atemräume:*

- *den oberen Atemraum (oberer Brustkorb, Arme, Hals, Kopf)*
- *den mittleren Atemraum (Oberbauchring vom Bauchnabel bis zur Brustbeinspitze mit den unteren Rippenbögen und Flanken)*
- *den unteren Atemraum (Unterbauch, Becken mit Beinen und Füßen).*

*Für das Einschlafen ist es wichtig, dass Sie sich in allen drei Atemräumen lösen und* ***durchlässig*** *werden für das Fließen des Atems bis in die Tiefe des Becken-Bauchraums.*

**Eingangsphase**

Dehnen und räkeln Sie sich auf der Unterlage ein. Lassen Sie Gähnen und Seufzen zu. Kommen Sie zur Ruhe. Spüren Sie sich im Kontakt zur Unterlage. Lassen Sie sich vom Boden tragen. In diesem Gefühl des Getragenseins lassen Sie den Atem fließen. Wo in Ihrem Inneren breitet sich der Einatem aus?

Legen Sie die Hände dort auf Ihren Körper, wo Sie die Atembewegung am deutlichsten spüren. Die Hände schmiegen sich als Ganzes der Körperoberfläche an. Die Ellenbogen ruhen auf der Unterlage. Mit den Händen spüren Sie vielleicht noch deutlicher Ihre eigene Atembewegung – das leichte Auf und Ab im Ein- und im Ausatem.

**Der obere Atemraum**

Jetzt legen Sie die Hände auf die Brust oder etwas darüber auf Ihren oberen Brustkorb. Wie fühlen sich die Hände hier an? Lassen Sie den Atem fließen. Können Sie die Atembewegung auch unter Ihren Händen auf der Brust wahrnehmen? Spüren Sie Ihre Schulterblätter im Kontakt zur Unterlage. Wie groß oder wie klein fühlt sich der Raum zwischen Ihren Schulterblättern unten und Ihren Händen oben an? Kann sich der Atem in diesem Raum nach allen Richtungen ausbreiten?

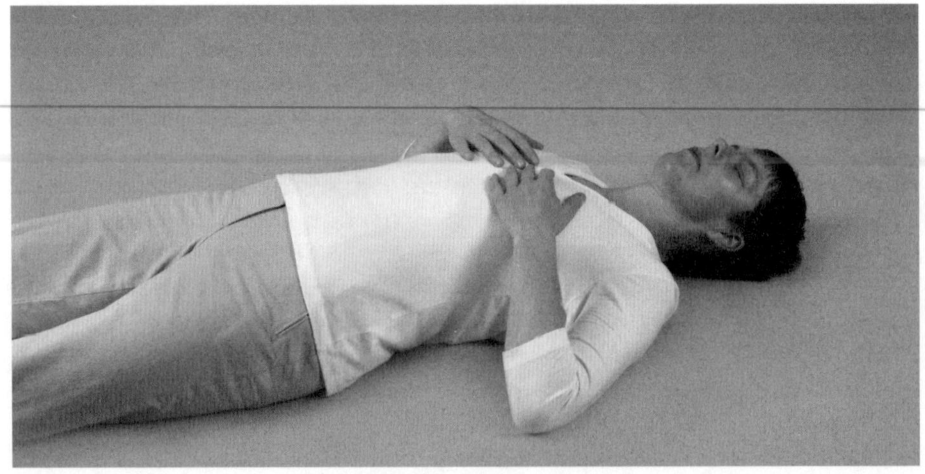

*Die Hände auf der Brust*

**Der mittlere bis untere Atemraum**

Lösen Sie die Hände von der Brust. Streichen Sie die unteren Rippenbögen zur Seite hin aus: Mit der linken Hand streichen Sie den rechten Rippenbogen, mit der rechten Hand streichen Sie den linken Rippenbogen mehrmals bis in die Flanke hinein aus.

Anschließend legen Sie die linke Hand auf den linken Rippenbogen, die rechte Hand auf den rechten Rippenbogen. Lassen Sie den Atem fließen. Können Sie Atembewegung unter den Händen wahrnehmen oder eher nicht? Falls Sie keine Atembewegung spüren, probieren Sie doch einmal Folgendes aus: In einer Ausatemphase schieben Sie mit beiden Handballen die Rippen an der Flankenseite kräftig nach innen. Lösen Sie den Druck langsam in der folgenden Einatemphase. Vielleicht spüren Sie jetzt, wie die Rippen im Einatem zur Seite hin ausschwingen.

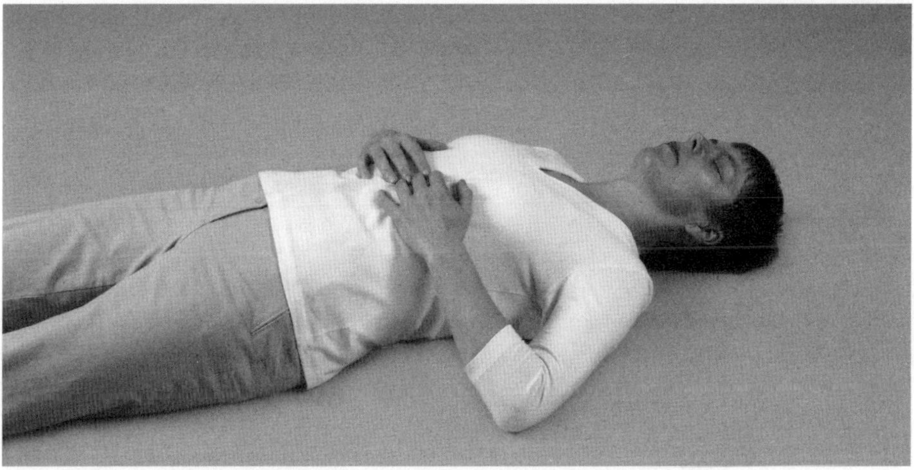

*Die Hände auf dem unteren Rand der Rippenbögen*

Lassen Sie die Hände weich auf den unteren Rippenbögen ruhen. Von den Händen wandern Sie mit Ihrer Aufmerksamkeit nach hinten und spüren die Rückseite der Rippenbögen und die Brustwirbelsäule im Kontakt zur Unterlage. Wie groß oder wie klein fühlt sich der Raum zwischen Ihren Händen oben und Ihrer Rückseite hinten an? Fließt der Atem in diesem Raum auch nach seitlich-hinten oder eher nicht?

Nun wandern die Hände einem Stückchen weiten nach unten und fassen seitlich in die Taille. Hier – zwischen unterstem Rippenbogen und Beckenkamm – befindet sich ein knochenfreier Bereich, der etwa zwei bis vier Finger breit ist. Die Daumen greifen nach hinten Richtung Rücken, die Finger liegen oben auf dem Bauch. Mit ein paar kräftigen Griffen kneten Sie das Gewebe zwischen Daumen und Fingern durch. Dann bleiben die Hände im Griff der Flanken ruhig liegen. Lassen Sie den Atem fließen. Breitet sich Einatem in dem „Paket" zwischen Fingern und Daumen aus?

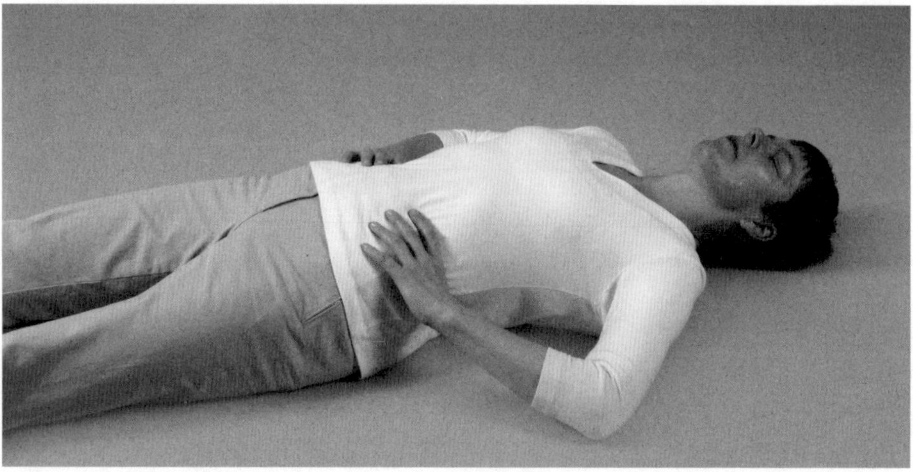

*Die Hände in den Flanken*

Lösen Sie den Griff der Hände und schütteln Sie die Hände leicht aus. Schieben Sie die Hände in Taillenhöhe unter den Rücken. Die Handrücken berühren die Lenden neben der Lendenwirbelsäule. Wie fühlen sich die

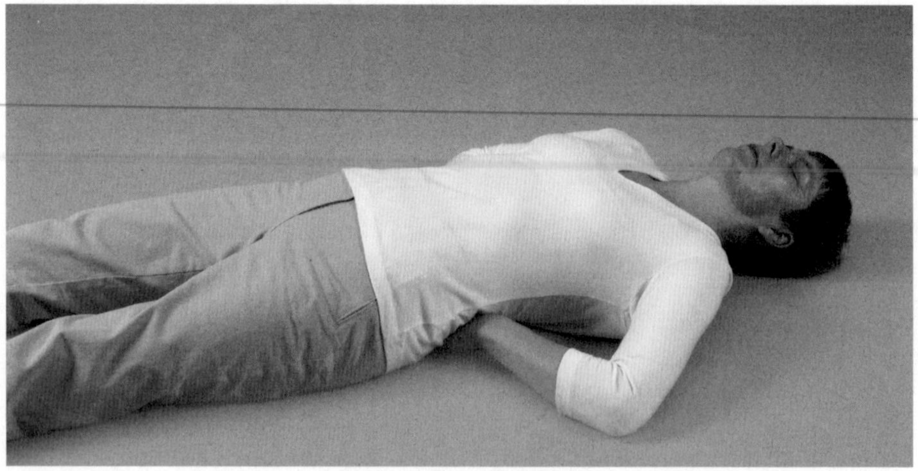

*Die Hände unter dem Rücken*

Hände hier unter Ihrem Rücken an? Lassen Sie den Atem fließen. Können Sie Atembewegung in Ihrer Rückseite zu den Händen hin wahrnehmen oder eher nicht? Ziehen Sie beide Hände unter Ihrem Rücken wieder hervor, und lockern Sie die Arme und Hände.

Legen Sie die Hände gegenüber der Lendenwirbelsäule oben auf Ihren Bauch (etwa in Höhe des Bauchnabels). Die Hände liegen als Ganzes weich auf. Wie fühlen sich die Hände hier an? Lassen Sie den Atem fließen. Nehmen Sie den Raum wahr zwischen Ihren Händen oben und Ihren Lenden unten. Wie groß oder wie klein fühlt sich dieser Raum an? Kann sich der Atem in diesem Raum nach allen Richtungen ausbreiten? Nach oben und nach unten und in die Flanken hinein?

**Der untere Atemraum**

Jetzt streichen Ihre Hände den Bauch abwärts bis in die Leistenschrägen hinein. Streichen Sie den Unterbauch ein paar Mal von den Beckenschaufeln in die Leistenbeugen hinein aus. Mit den flachen Daumen streichen Sie anschließend auf der Mittellinie des Unterbauchs mit leichtem Druck mehrmals vom Bauchnabel nach unten bis zum Schambein.

Schließlich ruhen die Hände weich auf dem Unterbauch. Wie fühlen sich die Hände hier an? Lassen Sie den Atem fließen. Können Sie Atembewegung unter Ihren Händen wahrnehmen? Spüren Sie Ihre Beckenrückseite, die auf der Unterlage ruht. Wie groß oder wie klein fühlt sich der Raum zwischen Ihren Händen oben und der Beckenschale hinten an? Kann sich der Atem in diesem Raum ausbreiten oder eher nicht?

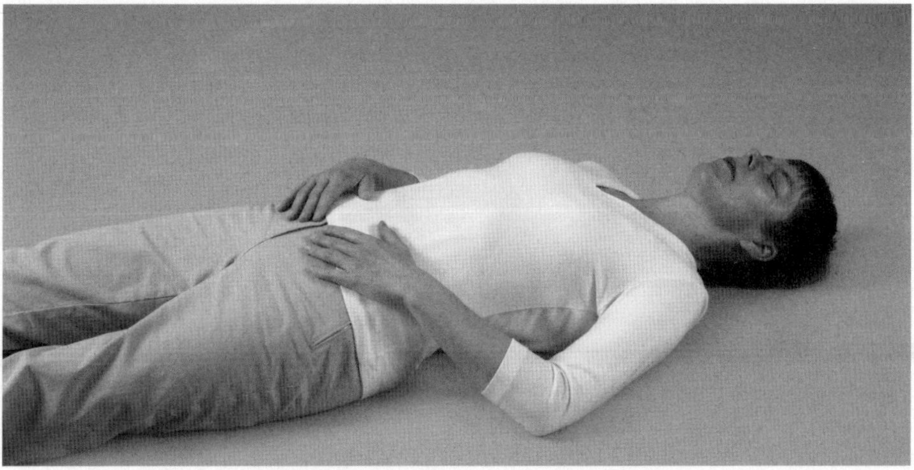

*Die Hände auf dem Unterbauch*

Dehnen Sie Ihre innere Aufmerksamkeit vom Unterbauch bis zum Kopf aus. Der Hinterkopf ruht weich auf der Unterlage. Lösen Sie den Unterkiefer durch ein paar kleine Kaubewegungen. Die Luft strömt ohne Anstrengung durch die Nase ein und aus. Wohin breitet sich der Atem im Einatem in Ihrem Inneren immer wieder aus? Lassen Sie dem Ausatem genügend Zeit, um abzufließen. Kommt Atembewegung auch unter Ihren Händen im Unterbauch an?

Nehmen Sie sich als Ganzes wahr zwischen Ihrem Hinterkopf auf der Unterlage und Ihren Händen auf dem Unterbauch. Sie sind das lebendige und elastische Gefäß für Ihren Atem. Die Luft strömt durch die Nase ein und fließt an den inneren Körperwänden hinab. Die Körperwände geben im Ein- und im Ausatem nach – an einigen Stellen mehr, an anderen weniger. Wo können Sie die Schwingung am deutlichsten spüren? Und wo eher nicht? Lassen Sie sich durchströmen von den Wellen Ihres Atems.

## *B 3: Die Nase und das Gesicht*

- **Im Bett möglich**
- **Im Sitzen möglich**
- **Löst Verspannungen im Gesicht**
- **Fördert die Nasenatmung und die Zwerchfelltätigkeit**
- **Fördert die Vollatmung**
- **Vor dem Einschlafen oder tagsüber üben**

**Hinweis**

*Sowohl tagsüber als auch nachts atmen Sie möglichst durch die* ***Nase*** *(außer beim Gähnen und beim Sprechen). Die Nasenatmung ist der Mundatmung in vieler Hinsicht vorzuziehen. Die Luft wird durch die Nasenatmung gereinigt, angewärmt und befeuchtet. Darüber hinaus entsteht durch die natürliche Verengung der inneren Nasengänge ein Einatmungswiderstand, der über die Sogwirkung im Brustkorb zu einer vertieften Einatmung führt.*[73]

*Die Mundatmung hingegen führt dazu, dass das Zwerchfell erschlafft und die Atmung oberflächlicher wird.*[74] *Menschen, die überwiegend durch den Mund atmen, stecken in einem Teufelskreis. Durch die Mundatmung staut sich das venöse Blut in der Nasenschleimhaut, die Nase verstopft, und die Einatmung durch die Nase wird noch schwieriger.*

*Folgende Übung („Nasenmassage“) hilft, die Nase für den Luftstrom zu öffnen. Je nachdem, welchen Bereich der Nase Sie stimulieren, können Sie die Atembewegung in dem entsprechenden Atemraum anregen:*

- *Die Nasenbasis (Nasenlöcher bis Oberlippe) und der untere Atemraum,*
- *die mittlere Nasenregion (Nasennebenhöhlen) und der mittlere Atemraum,*
- *die obere Nasenregion (Nasenwurzel) und der obere Atemraum*

*stehen in einem Wirkzusammenhang.*[75]

*Diese Zusammenhänge erschließen sich allerdings erst bei längerem und geduldigem Üben, wenn Sie mit der Sammlungs- und Empfindungsarbeit vertrauter sind. Am Anfang genügt es, die Verspannungen im Gesicht zu lösen und die wohltuende Wirkung auf sich als Ganzes zu spüren (siehe* „Ausstreichen der Nasenumgebung“ *und* „Das Gesicht umrunden“, *siehe auch B 1, B 25 und B 27). Das Gesicht spiegelt den ganzen Menschen. Wenn Sie Anspannungen im Gesicht lösen können, so wirkt sich das positiv auf die Spannung des ganzen Körpers aus.*

*Das* ***Gesicht*** *ist eng mit unserem Auftreten und unserem sozialen Verhalten verbunden. Tagsüber setzen wir mehr oder weniger eine Maske auf, um gut anzukommen. Unliebsame Emotionen werden unterdrückt, und wir wollen einen guten Eindruck hinterlassen. Durch diese Selbstkontrolle nisten sich im Gesicht leicht Verspannungen ein, die häufig unbewusst gespeichert werden. Für das Schlafen ist es wichtig, dass Sie diese Verspannungen lösen, Ihre „Maske“ ablegen und bei sich selbst ankommen.*

*Während des Übens spüren Sie bitte die Atembewegung im Körper immer wieder in der Verbindung zur Nase. Dies fördert die Durchlässigkeit im Atmen und die Erfahrung der Ganzheit (siehe* „Nase und Atembewegung“).

*Es kann sein, dass Sie folgende Übung eher wach macht. Dies hat den Vorteil, dass Sie Ihre Aufmerksamkeit klarer nach innen sammeln und Ihr Körper- und Atemgeschehen deutlicher empfinden können. Die gesteigerte Empfindungsfähigkeit hilft Ihnen, unbewusste Verspannungen und Blockaden im Gesicht aufzuspüren und bewusst zu lösen. Je leichter Ihnen das gelingt, desto gelöster können Sie sich vom Atem in den Schlaf tragen lassen.*

*Falls Sie überwiegend durch den Mund atmen, praktizieren Sie die folgende Übung auch tagsüber wahlweise im Liegen oder Sitzen. Die Nasenmassage fördert die Entstauung und Durchlüftung der Nase. Wenden Sie diese Übung bitte nicht bei einer akuten Erkältung an.*

**Eingangsphase**

Sie liegen auf dem Rücken auf einer Unterlage auf dem Boden oder im Bett. Dehnen und räkeln Sie sich gut auf der Unterlage ein. Lassen Sie Gähnen und Seufzen zu.

Sie können die Beine anstellen oder ablegen (eventuell über eine Knierolle). Kommen Sie zur Ruhe. Spüren Sie sich von Fuß bis Kopf im Kontakt zur Unterlage. Lassen Sie sich als Ganzes vom Boden tragen. In diesem Gefühl des Getragenseins lassen Sie den Atem fließen, ohne einzugreifen. Wo in Ihrem Inneren breitet sich der Atem gerade aus – immer wieder im Einatem?

**Nasenmassage**

Mit den Zeige- oder Mittelfingern massieren Sie die Nasenflügel von den Nasenlöchern bis zur Nasenwurzel in kreisenden Bewegungen, die ruhig auch kräftig sein dürfen. Hierbei können Sie selbstverständlich durch den Mund atmen. Zupfen oder streichen Sie die Nasenwurzel mit Daumen und Zeigefinger aus. Streichen Sie mehrmals den Nasenrücken von der Nasenwurzel bis zur Nasenspitze aus. Umfahren Sie die Nasenlöcher mit den Fingerkuppen.

Schütteln Sie die Hände sanft aus und legen Sie sie für einen Moment beiseite. Wie fühlt sich Ihre Nase nach der Behandlung an? Lassen Sie die Luft ohne Anstrengung, ohne Schnaufen durch die Nase ein- und ausströmen. Können Sie einen leichten Lufthauch wahrnehmen an den Nasenlöchern oder in den Nasengängen? Lassen Sie den Atem fließen, ohne einzugreifen. Wo breitet sich der Atem gerade aus in Ihrem Inneren – immer wieder im Einatem?

**Ausstreichen der Nasenumgebung**

Legen Sie die Fingerkuppen von Zeige-, Mittel- und Ringfingern auf den Übergang zwischen Nasenöffnung und Oberlippe. Streichen Sie diesen Bereich mehrmals von der Nase bis zur Oberlippe kräftig aus (so, als ob Sie einen Oberlippenbart ausstreichen würden). Lassen Sie den Unterkiefer locker.

Jetzt streichen Sie – von der Nase kommend – die Mundpartie zu beiden Seiten rundherum aus: von der Oberlippe über die Mundwinkel, an der Unterlippe entlang, bis sich die Fingerkuppen am Kinngrübchen treffen. Während Sie die ringförmigen Muskeln um den Mund rundherum kräftig ausstreichen, öffnen Sie den Mund, so, als ob Sie ein „A“ sagen würden.

Legen Sie die Hände für einen Moment beiseite, schließen Sie weich die Lippen und spüren Sie nach. Wie fühlt sich die Mundpartie an? Darf die Zunge entspannt im Mundboden ruhen? Lassen Sie den Atem fließen. Wo breitet sich der Atem gerade aus in Ihrem Inneren – immer wieder im Einatem?

Legen Sie die Mittelfinger längs der Nase an. Streichen Sie den Übergang zwischen den Nasenflügeln und dem Gesicht mehrmals von innen nach außen aus. Streichen Sie ruhig auch einmal weiter über die Jochbeine und unteren Augenhöhlenränder bis zu den Schläfen und Ohren hin.

Legen Sie die Hände kurz beiseite. Lassen Sie den Atem fließen, ohne einzugreifen. Spüren Sie die Weitung und Durchlüftung in den Nasennebenhöhlen? Wo breitet sich der Atem gerade aus in Ihrem Inneren – immer wieder im Einatem?

**Das Gesicht umrunden**

Legen Sie die Fingerkuppen von Zeige- oder Mittelfingern leicht an die Nasenflügel neben den Nasenlöchern an. Streichen Sie die Nasenflügel nach oben über die Nasenwurzel bis zur Stirn aus. Oberhalb der Augenbrauen streichen Sie mit allen Fingerkuppen auf jeder Seite weiter bis zu den Schläfen hin. Von den Schläfen streichen Sie mit den ganzen Händen flächig an Wangen und Unterkiefer entlang bis zum Kinn, wo sich die Finger beider Hände treffen. Wiederholen Sie das Ausstreichen von den Nasenflügeln bis zum Kinn einige Male. Beginnen Sie das Aufwärtsstreichen der Nasenflügel immer im Einatem. Kann das Abwärtsstreichen von den Schläfen bis zum Kinn im Ausatem geschehen?

Legen Sie die Hände beiseite und spüren Sie nach. Wie fühlen sich jetzt Nase und Gesicht an? Lassen Sie den Atem fließen, ohne einzugreifen.

Legen Sie die Hände an die Wangen. Ihr Gesicht ruht nun in Ihren weichen Händen. Wie fühlt sich das Gesicht in Ihren Händen an? Lassen Sie die Luft ohne Anstrengung durch die Nase ein- und ausströmen. Wo breitet sich der Atem gerade aus in Ihrem Inneren – immer wieder im Einatem?

**Nase und Atembewegung**

Legen Sie die Hände dort auf Ihren Körper, wo Sie die Atembewegung am deutlichsten spüren. Beide Hände liegen als Ganzes auf Ihrem Körper. Die Ellenbogen dürfen auf dem Boden ruhen. Können Sie mit den Händen das leichte Auf und Ab im Ein- und im Ausatem wahrnehmen?

Wandern Sie mit Ihrer inneren Aufmerksamkeit zur Nase. Sie lassen die Luft durch Ihre Nase ein- und ausströmen. Das Ein- und Ausströmen der Luft geschieht ganz von selbst. Das einzige, was Sie „tun“, ist, dass Sie mit Ihrer Aufmerksamkeit das Strömen der Luft in der Nase wahrnehmen. Können Sie einen leichten Lufthauch an den Nasenlöchern spüren oder im Naseninneren?

Breiten Sie Ihre innere Aufmerksamkeit wie einen Scheinwerferkegel aus, der immer größer wird, bis Sie den ganzen Bereich zwischen Nase und Händen „im Visier“ haben. Sie lassen die Luft durch die Nase einströmen und spüren, wie der Atem in Ihrem Inneren bis zu den Händen fließt. Lassen Sie dem Ausatem genügend Zeit, um abzufließen. Warten Sie, bis die neue Luft ganz von selbst in die Nase einströmt. Vielleicht stellt sich eine Verbindung zwischen Nase und Händen im Atem ein.

## *B 4 – B 12: Rücken, Becken, Beine und Bauch*

**Kleiner Exkurs in die Anatomie und Physiologie der Atembewegung**

*Die Wirbelsäule und der Rücken sind untrennbar mit der Atmung verbunden. Die Atembewegung geht in alle Richtungen. Wir atmen nicht nur in unsere Vorderseite (Brust und Bauch), sondern auch in unsere Flanken (seitlich), in den Rücken sowie nach unten in das Becken zum Beckenboden hin.*

*Wenn wir* ***einatmen****, geschieht im Körper Folgendes:*

- *Der Brustkorb weitet sich, und die Lungen füllen sich mit Luft.*
- *Das Zwerchfell – eine Muskelsehnenplatte, die wie ein kuppelförmiges Segel zwischen Brusthöhle und Bauchhöhle gespannt ist – zieht sich zusammen und flacht ab. Durch seine Absenkung schiebt das Zwerchfell die Bauchorgane und -eingeweide nach unten Richtung Beckenboden. Es entsteht die Einatemwelle, die letztendlich auf der elastischen Muskelplatte des Beckenbodens landet und diesen dehnt.*

*Wenn wir* ***ausatmen****,*

- *ziehen sich der Brustkorb und die Lungen zusammen;*
- *wölbt das Zwerchfell seine Kuppel wieder nach oben Richtung Brusthöhle aus;*
- *schieben der Beckenboden und die Bauchmuskeln durch ihre elastische Rückstellkraft die Bauchorgane zurück. Es entsteht die Ausatemwelle, die nach oben zurückfließt.*

*Zwerchfell und Beckenboden arbeiten wie eine Art Pumpe und schieben sich gegenseitig die Einatem- bzw. Ausatemwelle zu. Anders als der Bauch und die Flanken, die aufgrund ihrer elastischen Muskelwände der Einatemwelle am meisten nachgeben, kann sich der Rücken wegen seiner knöchernen Strukturen (Wirbelsäule, Schulterblätter, Becken) nicht so stark in der Einatmung ausdehnen. Nichtsdestoweniger geben auch Rücken und Becken durch subtilere Bewegungen der Einatemwelle nach, vorausgesetzt, dass die zahlreichen Gelenke in der Rücken- und Beckenregion ihre Beweglichkeit wahren.*

*Die gesunde Wirbelsäule kann sich wie eine Schlange in alle Richtungen bewegen. Sie kann sich*

- *beugen und strecken (Transversalachse)*

– *drehen (Longitudinalachse)*
– *zur Seite neigen (Sagittalachse).*

*Das Zwerchfell, der Hauptatemmuskel, ist nicht nur am Brustbein und an den unteren Rippen vorne und seitlich befestigt, sondern setzt auch mit seinen hinteren Ausläufern an den Lendenwirbeln an. Rücken- und Beckenverspannungen schränken die Beweglichkeit der Wirbelsäule* ***und*** *des Zwerchfells erheblich ein und erschweren bzw. blockieren das freie Fließen der Atemwelle bis zum Beckenboden.*

*Für das Schlafen ist es von besonderer Wichtigkeit, dass Sie sich in Ihrem Rücken lösen und niederlassen können (siehe Kap. 5.2 und 5.3).*

*Auch wenn Sie auf der Seite oder auf dem Bauch schlafen, nehmen Sie beim Üben im Liegen meistens die Rückenlage ein. In der Rückenlage*
– *haben Sie die größte Kontaktfläche zur Unterlage;*
– *haben Sie die meisten Bewegungsmöglichkeiten;*
– *können Sie am leichtesten Verspannungen zum Boden abgeben;*
– *können Sie ein Gefühl des Getragenseins entwickeln;*
– *können Sie sich für die Atembewegung in allen Atemräumen öffnen.*

*Wenn Ihnen die Rückenlage anfangs Schwierigkeiten bereitet (durch Schmerzen und Verspannungen), dann dehnen und räkeln Sie sich bitte immer wieder während des Übens. Falls dies nicht ausreicht, dann rollen Sie sich zwischendurch auf die Seite. Wenn der Schmerz nachlässt, rollen Sie in die Rückenlage zurück. Mit der Zeit gewöhnt sich der Rücken wieder an die Rückenlage, vor allem, wenn Sie gezielt daran arbeiten, Rückenverspannungen zu lösen.*

*In den folgenden Übungen B 4 – B 12 können Sie den Rücken und das Becken von Verspannungen befreien und für den Atem durchlässig machen.*

## *B 4: Im Rücken nachgeben*

- **Auf dem Boden oder auf einer festen Matratze üben**
- **Nur mit angestellten Beinen möglich**
- **Löst Rückenverspannungen**
- **Gut vor dem Einschlafen**

**Eingangsphase**

Dehnen und räkeln Sie sich auf der Unterlage ein. Lassen Sie Gähnen und Seufzen zu.

Stellen Sie die Beine in Hüftbreite an: Die Füße sind unterhalb der Knie aufgestellt, und die Fußsohlen haben einen guten Kontakt zum Boden. Die Unterlage muss rutschfest sein. Achten Sie darauf, dass auch die Knie hüftbreit geöffnet sind.

Spüren Sie Ihre Beckenrückseite mit dem Kreuzbein im Kontakt zur Unterlage. Kann das Becken gelöst aufliegen? Nehmen Sie die Fußsohlen in ihrer Berührung zur Unterlage wahr. Werden Becken und unterer Rücken von den Füßen gestützt? Falls Sie nicht ganz zufrieden sind, verändern Sie die Auflage von Füßen oder Becken. Jetzt nehmen Sie gleichzeitig die Fußsohlen **und** die Beckenrückseite im Kontakt zur Unterlage wahr. Spüren Sie sich in der Verbindung dieser drei Kontaktflächen und lassen Sie den Atem fließen.

Von der Beckenrückseite nehmen Sie Ihren Rücken bis hin zu den Schulterblättern wahr. Wo liegt der Rücken dem Boden auf? Kann der Kopf gelöst auf der Unterlage ruhen? Können Arme und Hände entspannt auf der Unterlage liegen? Nun spüren Sie sich als Ganzes – von Kopf bis Fuß einschließlich der Arme und Hände – im Kontakt zur Unterlage. Lassen Sie sich vom Boden tragen. In diesem Gefühl des Getragenseins lassen Sie den Atem fließen.

**Die Knie schaukeln**

Schaukeln Sie die Knie parallel sanft hin und her. Wie groß oder wie klein möchte die Schaukelbewegung sein? Experimentieren Sie mit der Bewegung. Gestalten Sie das Schaukeln mal größer – mal kleiner, mal schneller – mal langsamer.

Durch das Schaukeln der Knie kommt das Becken ganz von selbst in Bewegung: Es rollt passiv auf der Unterlage hin und her. Es entstehen Dehnungen in die Flanken und in den Rücken hinein – diagonal zu der Schaukelrichtung der Knie. Geben Sie im Rücken so weit wie möglich dem Schaukeln der Knie passiv nach. Bis wohin breiten sich die Dehnungen im Rücken aus? Die Knie schaukeln weiter. Lassen Sie den Unterkiefer locker und geben Sie den Nacken frei.

Lassen Sie zur Abwechslung einmal die Knie zur Seite sinken. Die Knie hängen mit ihrem Eigengewicht wahrscheinlich etwas in der Luft. Drücken Sie bitte nicht die Knie zum Boden, sondern lassen Sie die Knie einfach so in der Luft hängen. Spüren Sie die Dehnungen in der gegenüberliegenden Flanke und in den Rücken hinein. Breitet sich der Einatem in den gedehnten Bereichen aus? Lassen Sie den Atem fließen, ohne einzugreifen. Lassen Sie sich als Ganzes in der Dehnung nieder – ohne an anderer Stelle Widerstand aufzubauen. Immer wieder lassen Sie sich im Ausatem als Ganzes weich in die Dehnung sinken.

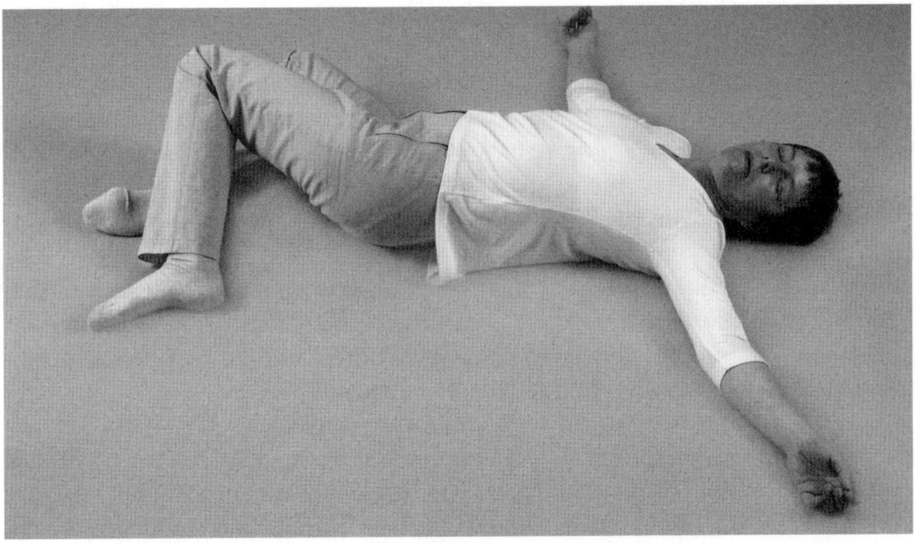

*Die Knie sinken zur rechten Seite*

Wenn Sie genug haben, führen Sie die Knie zurück und schaukeln Sie sie einige Male hin und her. Beim nächsten Mal lassen Sie die Knie zur anderen Seite sinken und lassen sich als Ganzes, im Fließen Ihres Atems, in die Dehnung ein (siehe oben).

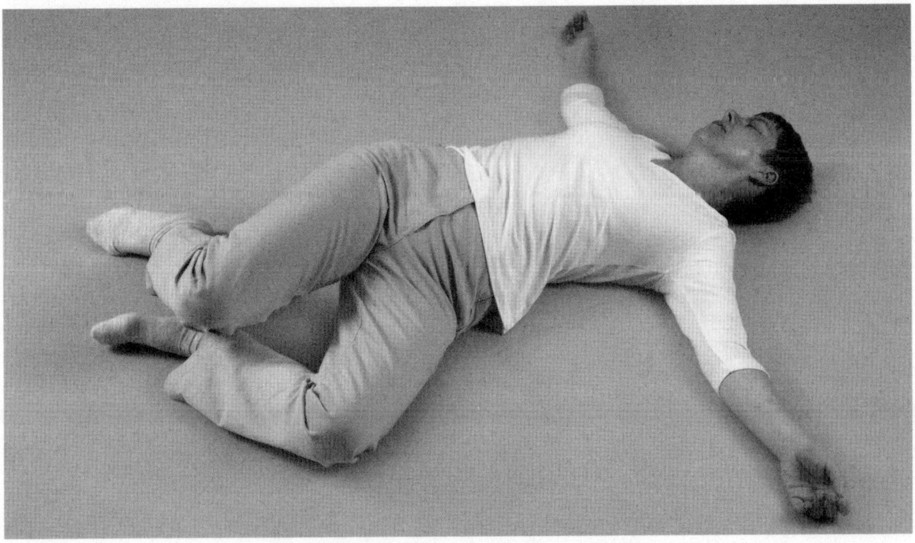

*Die Knie sinken zur linken Seite*

Zum Schluss schaukeln Sie die Knie noch einige Zeit hin und her. Lassen Sie Ihren eigenen Rhythmus entstehen. Kann der Atem in der Bewegung fließen? Falls der Atem nicht mitkommt, machen Sie die Bewegungen wahrscheinlich zu groß, zu heftig oder zu schnell. Konzentrieren Sie sich nicht zu stark. Spielen Sie mit dem Schaukeln der Knie. Wann fühlt sich die Bewegung mühelos und wohltuend an? Wann kann der Atem einfach mitfließen? Geben Sie im Rücken bis zum Nacken dem Schaukeln der Knie weich und passiv nach.

Kommen Sie langsam zur Ruhe. Sie können die Beine angestellt lassen oder auf der Unterlage ablegen. Spüren Sie sich als Ganzes im Kontakt zur Unterlage. Lassen Sie sich als Ganzes vom Boden tragen. In diesem Gefühl des Getragenseins lassen Sie den Atem fließen.

**Die Arme spiralig drehen**

Breiten Sie die Arme T-förmig auf der Unterlage aus. Die Arme liegen im 90°-Winkel zum Oberkörper. Spüren Sie die Hände und Arme bis in die Schulterblätter hinein im Kontakt zum Boden. Lassen Sie den Atem fließen.

Jetzt drehen Sie den rechten Arm **auf der Unterlage** kopfwärts. Gleichzeitig drehen Sie den linken Arm **auf der Unterlage** in die Gegenrichtung, also fußwärts.

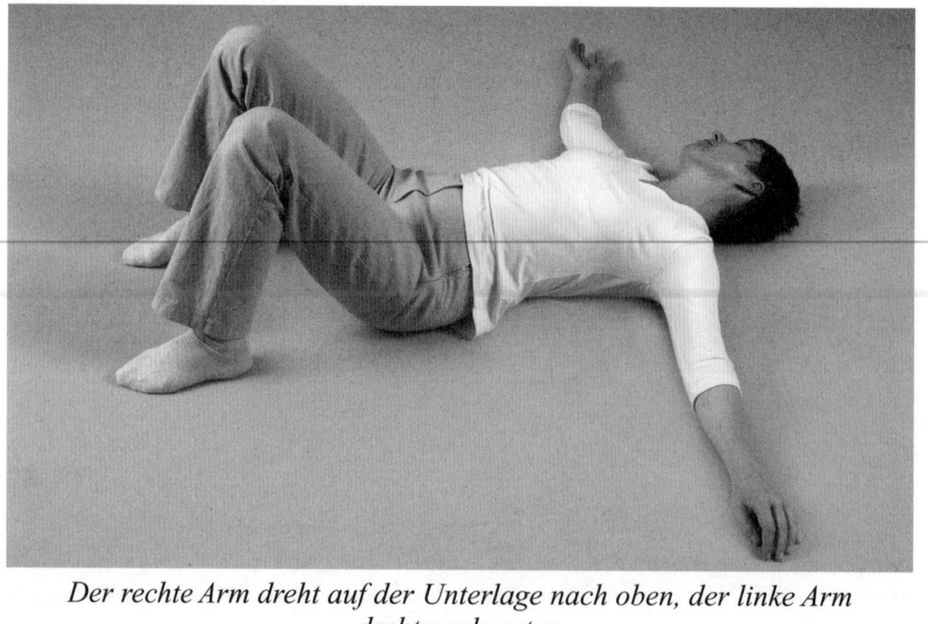

*Der rechte Arm dreht auf der Unterlage nach oben, der linke Arm dreht nach unten*

Durch die gegenläufige Verdrehung der Arme entsteht eine spiralförmige Dehnspannung bis in die Schulterkuppen und Schulterblätter hinein.

Nun drehen Sie den rechten Arm auf der Unterlage fußwärts. Gleichzeitig drehen Sie den linken Arm auf der Unterlage kopfwärts.

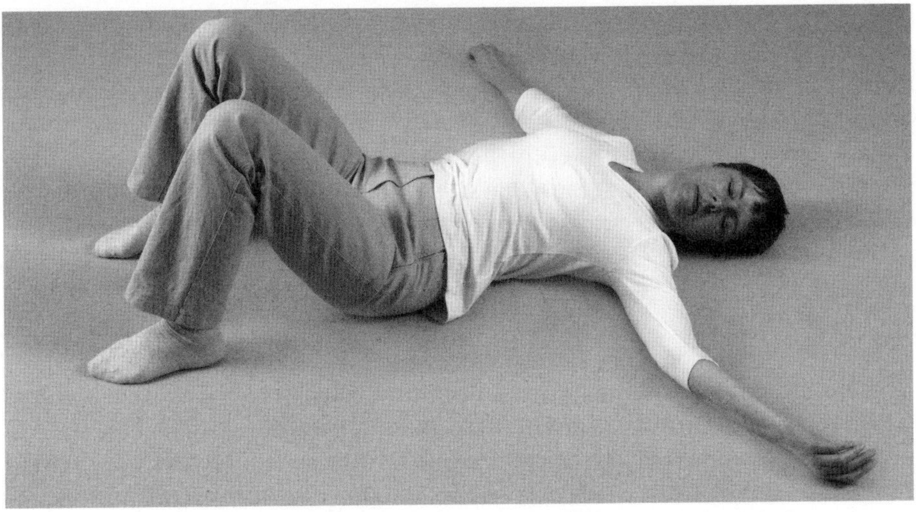

*Der rechte Arm dreht auf der Unterlage nach unten, der linke Arm nach oben*

Wiederholen Sie die gegenläufige Drehung der Arme und Hände ein paar Mal in Ihrem eigenen Rhythmus.

Achten Sie darauf, dass die Arme und Hände immer **auf der Unterlage** (niemals in der Luft) drehen. Führen Sie die Drehungen nicht als Kraftakt aus, sondern achtsam und „mit Gefühl". Es geht nicht darum, dass Sie die Arme möglichst weit drehen, sondern darum, dass Sie sich immer weicher in die spiralförmige Dehnung einlassen können. Das kann eine Weile dauern. Lassen Sie Unterkiefer und Nacken möglichst locker! Wenn es Ihnen gelingt, den Nacken freizugeben, dann rollt der Kopf wahrscheinlich etwas mit. Der passive Kopf wird von der Schulterkuppe, die gerade zur Vorderseite dreht, „angestupst" und zu der Schulterkuppe hingerollt, die gerade zum Rücken dreht.

In der Anfangszeit beschäftigen Sie sich bitte nur mit der Drehbewegung der Arme und spüren ihre Auswirkung in die Schulterblätter hinein. Erst wenn Sie sich mit der Bewegung vertraut und wohl fühlen, können Sie den Atem bewusster wahrnehmen. Bleiben Sie ruhig etwas in der spiralförmigen

Verdrehung der Arme „stehen“ und lassen den Einatem (können auch mehrere Atemzüge sein) in die Dehnung der Schulterkuppen und Schulterblätter fließen. In irgendeinem Ausatem drehen Sie dann die Arme zurück in die andere Richtung.

Wenn Sie genug haben, lassen Sie die Arme entspannt auf dem Boden ruhen. Sie können die Arme ausgebreitet liegen lassen oder näher zum Körper hin auf der Unterlage ablegen. Spüren Sie die Hände, Arme und Schulterblätter im Kontakt zur Unterlage. Lassen Sie die Hände, Arme und Schulterblätter gelöst vom Boden tragen. Lassen Sie sich als Ganzes vom Boden tragen. In diesem Gefühl des Getragenseins lassen Sie den Atem fließen. Wo breitet sich gerade der Atem aus in Ihrem Inneren? Vielleicht spüren Sie die Atembewegung auch dort, wo die Schulterblätter dem Boden aufliegen.

**Rollen des Kopfes**

Nun rollen Sie den Kopf auf der Unterlage hin und her. Der Kopf rollt wie eine Kugel von einer Seite zur anderen Seite, aber nur so weit, wie es ohne besonderen Kraftaufwand möglich ist. Der Unterkiefer darf locker sein. Je mehr Sie das Gewicht des Kopfes in der Rollbewegung loslassen, umso freier kann der Nacken werden. Lassen Sie den Atem in das Rollen des Kopfes einfließen.

Wenn Sie genug haben, rollen Sie den Kopf in die Mitte zurück. Lassen Sie den Kopf von der Unterlage tragen. Lassen Sie sich als Ganzes vom Boden tragen. In diesem Gefühl des Getragenseins spüren Sie, wie sich der Atem in Ihrem Inneren ausbreitet im Einatem und wieder abfließt im Ausatem. Wo in Ihrer Rückseite können Sie Atembewegung wahrnehmen?

## *B 5: Die Rückenschaukel*

- **Am besten auf dem Boden üben**
- **Löst Rückenverspannungen**
- **Gut vor dem Einschlafen**

**Eingangsphase**

Dehnen und räkeln Sie sich auf der Unterlage ein. Gähnen und seufzen Sie nach eigenem Belieben. Lassen Sie sich auf der Unterlage in Ruhe nieder und spüren Sie sich als Ganzes im Kontakt zum Boden. Lassen Sie den Atem fließen.

**Den Rücken schaukeln**

Ziehen Sie die Knie zu sich in der Luft an. Umfassen Sie die Knie von außen mit Ihren Händen. Lassen Sie die Knie V-förmig auseinanderfallen. Nun ziehen Sie mit der rechten Hand das rechte Knie zur rechten Seite. Becken und Rücken rollen **passiv** zur rechten Hüfte und zur rechten Schulter nach. In der Rollbewegung bleiben die Knie V-förmig geöffnet. Jetzt zieht die linke Hand das linke Knie zur linken Seite. Becken und Rücken rollen zur linken Seite bis in Hüfte und Schultergelenk nach. Indem Sie mit den Händen die Knie abwechselnd nach rechts und links ziehen, geraten Sie mit Becken und Rücken in ein sanftes Hin- und Herschaukeln. Geben Sie den Nacken frei, sodass der Kopf **passiv** mitrollen kann. Finden Sie Ihren eigenen Bewegungsrhythmus, in dem das Schaukeln leicht und mühelos geschehen kann. Kosten Sie die ganze Breitseite von Becken und Rücken bis zu den Schulterblättern und dem Hinterkopf in der Abrollbewegung aus. Lassen Sie den Atem in das Schaukeln einfließen.

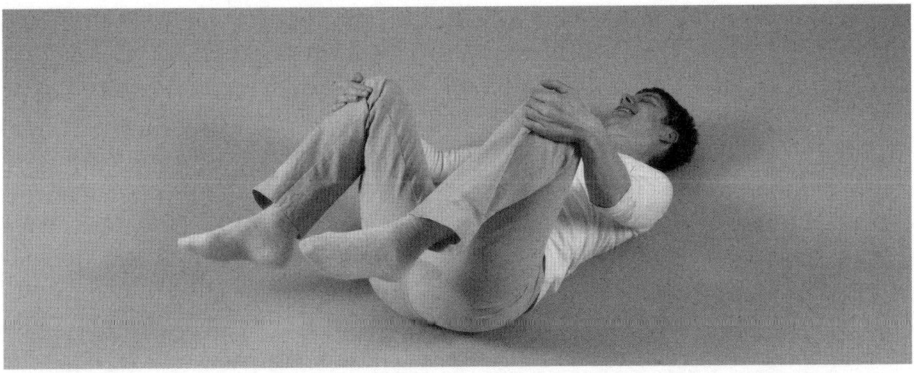

*Mit den Händen an den Knien den Rücken hin- und herschaukeln*

Ab und zu können Sie die Schaukelbewegung so weit vergrößern, dass Sie mit beiden Knien und Armen auf einer Seite landen. Ruhen Sie dort etwas aus. Lassen Sie sich in der Seitenlage vom Boden tragen und lassen Sie den Atem in die weite Rundung Ihres Rückens fließen. Mit der oberen Hand am Knie ziehen Sie sich in die Rückenlage zurück. Schaukeln Sie ein paar Mal hin und her, bevor Sie sich auf die andere Seite sinken lassen. Dort legen Sie wieder eine kleine Pause ein, lassen sich vom Boden tragen und spüren, wie sich der Atem in den geweiteten Rücken ausbreitet.

Wenn Sie genug geschaukelt haben, lassen Sie die Füße und Beine zu Boden sinken. Sie können die Beine anstellen oder ablegen – wie Sie wollen.

Arme und Hände legen Sie auf der Unterlage ab. Wie fühlen sich jetzt Becken und Rücken im Kontakt zur Unterlage an? Lassen Sie den Atem fließen. Wo breitet sich der Atem in Ihrem Inneren aus – immer wieder im Einatem? Können Sie auch im Rücken Atembewegung wahrnehmen oder eher nicht?

## *B 6: Die Rückseite des Atems*

- **Gut vor dem Einschlafen und bei nächtlichem Erwachen**
- **Im Bett möglich**
- **Hier können Sie spüren, dass der Atem auch in den Rücken und in die Flanken fließt.**

### Hinweis

*Wahrscheinlich kennen Sie den Begriff* ***„Bauchatmung"*** *und wissen, wie erstrebenswert es ist, in den Bauch zu atmen. Der Atem hat aber nicht nur eine Vorderseite, sondern er braucht ringsherum elastische Wände, die ihn auffangen. Bezogen auf den Bauchraum heißt dies, dass der Atem nicht nur nach* ***vorne*** *– zur vorderen Bauchwand – fließt, sondern auch in die Seiten – die Flanken – und nach* ***hinten*** *– in den Rücken – hinein. Und natürlich fließt er auch nach* ***unten*** *– in das Becken zum Beckenboden hin. Bei Rücken- und Beckenverspannungen ist diese Atembewegung eingeschränkt. In folgender Übung können Sie sich mit Hilfe Ihrer Hände auf die Suche nach der Atembewegung im unteren Rücken und in den Flanken machen. Vielleicht können Sie dort erst einmal keine Atembewegung spüren, dann üben Sie sich bitte in Geduld. Je länger Sie sich mit Ihrem Rücken, seiner Lösung und Öffnung für den Atem beschäftigen, desto freier kann der Atem in alle Richtungen fließen.*

### Eingangsphase

Sie liegen auf dem Rücken bequem in Ihrem Bett oder auf einer Unterlage auf dem Boden. Schlängeln Sie das Becken und die Wirbelsäule auf der Unterlage, wie in A 2 beschrieben.

Die Beine können Sie anstellen oder (evtl. über eine Knierolle) ablegen. Die Arme und Hände liegen entspannt neben dem Körper auf der Unterlage.

Schließen Sie die Augen und kommen Sie zur Ruhe. Lassen Sie sich innerlich auf der Unterlage nieder und lassen Sie sich vom Boden tragen. In diesem Gefühl des Getragenseins spüren Sie, wie sich der Atem in Ihrem Inneren immer wieder ausdehnt im Einatem und abfließt im Ausatem. Lassen Sie den Atem kommen und gehen, ohne einzugreifen.

**Wahrnehmung der Atembewegung mit den Händen**

Legen Sie die Hände dort auf Ihren Körper, wo Sie die Atembewegung jetzt am deutlichsten spüren. Die Ellenbogen ruhen auf der Unterlage. Mit den Händen können Sie die Atembewegung vielleicht noch deutlicher empfinden.

Wenn der Einatem unter den Händen auftaucht, dehnt sich die Körperwand aus und bewegt die Hände ganz leicht nach oben-außen. Wenn der Ausatem abfließt, sinkt die Körperdecke mit den Händen wieder leicht zurück. Bitte versuchen Sie nicht, die Auf- und Abbewegung zu „machen". Lassen Sie die Atembewegung einfach geschehen. Wenn Sie das Auf und Ab der Hände nicht wahrnehmen können, ist das auch nicht so schlimm. Dann spüren Sie einfach, wie sich die Hände hier auf Ihrem Körper jetzt anfühlen.

Lassen Sie die Luft ohne Anstrengung durch die Nase ein- und ausströmen. – Lassen Sie die Luft durch die Nase einströmen und spüren Sie, wie der Atem sich in Ihrem Inneren ausdehnt zu den Körperwänden hin im Einatem. – Im Ausatem fließt der Atem langsam ab – wie eine Welle, die vom Ufer ins Meer zurückfließt. Nach dem Ausatem entsteht eine kleine Ruhe, aus der die nächste Einatemwelle von selbst auftaucht.

**Wahrnehmung der Atembewegung im Rücken (und/oder in den Flanken)**

Lösen Sie die Hände vom Körper und schieben Sie die Hände auf Taillenhöhe in die seitlichen Kuhlen unter Ihren Rücken. Die Handinnenflächen weisen zur Unterlage; die Handrücken berühren Ihre Lenden neben der Wirbelsäule. Wenn die Lage der Hände hier sehr unbequem oder gar schmerzhaft sein sollte, gibt es eine Alternative: Dann greifen Sie mit den Händen seitlich auf Taillenhöhe in Ihre Flanken. Die Daumen weisen zum Rücken, die Finger fassen den Bauch.

Wie fühlen sich die Hände hier – unter Ihrem Rücken oder im Griff der Flanken – an? Können Sie hier unten oder seitlich zu den Händen hin Atembewegung wahrnehmen?

Von den Händen ausgehend liegen die Arme rautenförmig geöffnet bis zu den Schultern auf der Unterlage. Die Achselhöhlen haben jetzt mehr Raum. Die Schulterblätter liegen deutlich dem Boden auf. Ich lade Sie ein, sich in die Verbindung dieser Körperteile tiefer einzufühlen: Sie spüren sich von den Händen durch die Handgelenke – Unterarme – Ellenbogen – Oberarme – Schulterkuppen – Schulterblätter – den Rücken abwärts bis zu den Händen hin. Lassen Sie sich mit Ihrer Empfindung ganz auf diese innere Verbindung ein. – Im Spüren dieser Verbindung lassen Sie den Atem fließen.

Schließlich ziehen Sie die Hände unter Ihrem Rücken hervor oder nehmen Sie sie von den Flanken. Schütteln Sie Arme und Hände leicht aus.

Legen Sie die Hände auf Ihren Bauch. Dehnt sich der Einatem bis zu den Händen aus? –Fließt der Atem auch nach hinten, zum Rücken hin? Strömt der Atem auch seitlich in die Flanken? Oder nach unten zum Beckenboden hin?

Wo auch immer Sie die Atembewegung jetzt erfahren: Es ist gut so, wie es ist. Versuchen Sie nicht, den Atem willentlich zu lenken. Lassen Sie den Atem fließen, wo auch immer er gerade in Ihrem Inneren fließen mag.

**Ergänzungsübungen**

Als Ergänzung können Sie die Hände bei angestellten Unterarmen in den Handgelenken bewegen (siehe „Handblüte", B 17) oder die Unterarme in den Ellenbeugen öffnen und schließen (siehe B 16).

## *B 7: Die Beckenwiege („Rock The Spine")*

- **Im Liegen (a) und im Sitzen (b) möglich**
- **Die Unterlage darf nicht zu weich sein**
- **Im Liegen nur mit angestellten Beinen üben**
- **Löst Verspannungen in der Lendenwirbelsäule und im Becken**
- **Öffnet den unteren Rücken und das Becken für die Tiefenatmung**
- **Gut vor dem Einschlafen und bei nächtlichem Erwachen**

**Hinweis**

*Diese Übung ist ein Klassiker in der Atemtherapie. Sie kann im Liegen (vor dem Einschlafen) oder im Sitzen (bei längerem nächtlichen Wachsein) und natürlich auch tagsüber geübt werden. Durch die Beckenwiege können Sie den Atem mit der Atembasis (Beckenboden) und dem Kreuzbein (Beckenrückseite) verbinden. Diese Übung fördert sowohl die Elastizität des Beckenbodens als auch die Beweglichkeit vor allem der unteren Wirbelsäule. Sie stellt eine der besten Atem- und Rückenübungen dar und ist auch nach Bandscheibenvorfällen (außer im Akutstadium) möglich. Wenn Sie starke Rückenverspannungen haben, können in der Anfangszeit so genannte Dehnungsschmerzen auftreten, weil durch die Beckenwiege die Rückenmuskeln aus ihrer Starre gelöst werden. Ist dies der Fall, dann legen Sie beim Üben öfter kleine Pausen ein und führen die Beckenwiege sanfter aus.*

***Kleiner Exkurs in die Anatomie des Beckens***

*Das Becken bildet eine Schale, die nach oben und nach vorne geöffnet ist. Diese Schale besteht aus mehreren Knochen, die gelenkig miteinander verbunden sind, und weist eine Trichterform auf. Der Trichter verjüngt sich nach unten und bildet dort das kleine Becken mit dem Beckenboden.*

*Der Beckenboden stellt die Basis der Atmung dar. Er besteht aus mehreren Muskelschichten und ist im Wesentlichen an vier Knochen befestigt:*

- *vorne am Schambein*
- *seitlich links und rechts an den Sitzknochen*
- *hinten am Steiß- und Kreuzbein.*

*Wenn man diese Knochen mit einer gedachten Linie verbindet, bildet sich das so genannte „Wurzelquadrat“*[76]*. Der Beckenboden ist wie eine Art Trampolin in diesen Knochenrahmen eingespannt. Er fängt die Einatemwelle elastisch auf und dehnt sich dabei etwas aus. Ähnlich wie bei einem Trampolin „wirft“ er durch seine elastische Rückstellkraft die Ausatemwelle zurück.*

*Nach oben weitet sich die trichterförmige Beckenschale in das große Becken. Das große Becken wird durch die großen Darmbeinschaufeln links und rechts eingerahmt. Hinten grenzen die Darmbeinknochen an den mittleren Beckenknochen, das Kreuzbein. Das Kreuzbein („Os sacrum“) bildet mit jedem Darmbein („Os ileum“) links und rechts eine gelenkige Verbindung: das Ileosacralgelenk. Beckenboden und Kreuzbein sind entscheidend an der Aufrichtung der Wirbelsäule beteiligt: Sie bilden das Fundament der Wirbelsäule und die Basis für den Atem. Für die Atembewegung im Becken reicht nicht nur dieses kognitive Wissen aus, sondern es ist notwendig, dass Sie eine differenzierte Wahrnehmung für Ihre Basis bekommen. Deshalb schlage ich Ihnen vor, erst einmal die wichtigsten Beckenknochen zu tasten, um eine lebendige* ***Empfindung*** *für das Becken und seine Bewegung zu entwickeln.*

**Wahrnehmungsübung 1: Die Knochen des Wurzelquadrats spüren**

Sie sitzen auf einem Hocker oder Stuhl mit ebener, fester Sitzfläche. Füße und Knie sind hüftbreit geöffnet. Die Fußsohlen haben guten Kontakt mit dem Boden.

Legen Sie eine Hand (Handteller oder Handrücken) hinten in der Mitte auf das Becken, direkt über der Pofalte. Rubbeln Sie mit der Hand einige Male hin und her. Können Sie den flachen Knochen spüren? Das ist das Kreuzbein. Oben, am seitlichen Kreuzbeinrand links und rechts, befinden sich zwei kleine Dellen, die Sie gut tasten können. Das sind die Ileosacralgelenke.

Jetzt legen Sie die Fingerkuppen beider Hände vorne zwischen die Leisten und tasten das Schambein. Lassen Sie die Fingerkuppen einer Hand auf dem Schambein. Die Fingerkuppen der anderen Hand legen Sie auf einer horizontalen Linie genau gegenüber auf die Rückseite Ihres Beckens. Können Sie mit den Fingerkuppen einen knöchernen „Knubbel" tasten? Das ist der Anfang des Steißbeins, das wie ein kleines Schwänzchen in der Gesäßfalte verschwindet.

Legen Sie die Hände auf die Oberschenkel. Schaukeln Sie das Becken von einer Seite zur anderen Seite wie eine quere Schiffsschaukel. Spüren Sie die Sitzknochen links und rechts, auf denen Sie immer wieder landen? Jetzt haben Sie alle vier Knochen Ihres Wurzelquadrates kennen gelernt.

**Wahrnehmungsübung 2: Die Weitung und Verengung der Beckenschale spüren**

Wiegen Sie das Becken langsam über die Sitzknochen vorwärts und rückwärts. Die Füße bleiben in gutem Kontakt zum Boden. Der Oberkörper bleibt passiv. Kippen Sie nicht mit dem ganzen Rücken nach hinten! Die Beckenschale wiegt unter der Schulterlinie vor und zurück.

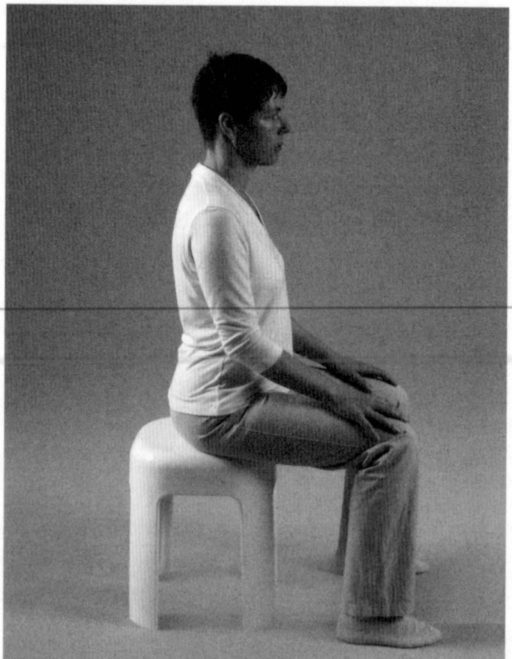

*Das Becken neigt nach vorne*

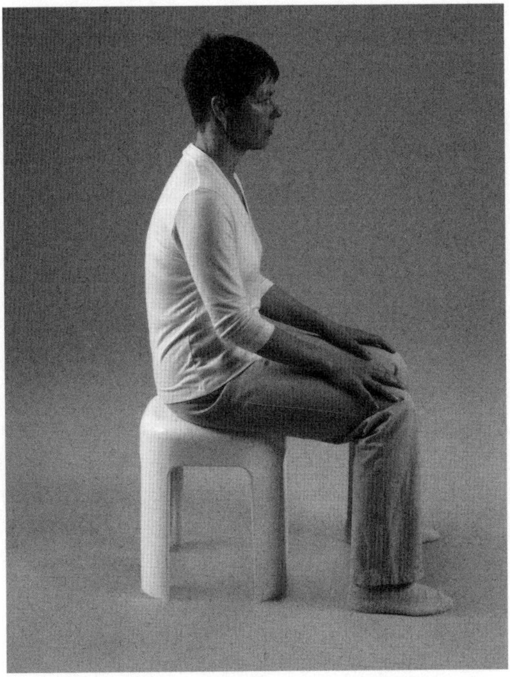

*Das Becken neigt nach hinten*

Spüren Sie, wie das Becken über die Sitzknochen vor und zurück wandert. Nehmen Sie in der Beckenbewegung den Abstand zwischen den beiden Sitzknochen wahr. In der Rückwärtsneigung des Beckens gehen die Sitzknochen etwas zusammen, in der Vorwärtsneigung des Beckens etwas auseinander. Können Sie die Annäherung und Entfernung der Sitzknochen spüren? Das gelingt vielleicht erst mit einiger Geduld.

Sie wiegen das Becken weiter vor und zurück. Wandern Sie mit Ihrer inneren Aufmerksamkeit zur Lendenwirbelsäule. In der Vorwärtsneigung des Beckens richtet sich die Wirbelsäule von selbst auf. Wenn Sie das Becken noch weiter nach vorne neigen, entsteht ein Hohlkreuz im Lendenwirbelbereich. In der Rückwärtsneigung des Beckens dehnen sich die Lendenwirbel und –muskeln: Der untere Rücken rundet sich immer mehr, und Sie sinken mit Ihrem Gewicht in die rückwärtige Beckenschale.

Bleiben Sie mit Ihrer inneren Aufmerksamkeit an der Beckenrückseite. Legen Sie eventuell beide Hände dort auf, um die folgende Bewegung besser zu spüren. Wenn das Becken nach hinten neigt, dehnt sich die obere Beckenschale an den Ileosacralgelenken. Wahrscheinlich brauchen Sie etwas

Zeit und Geduld, bis Sie diese subtile Dehnbewegung spüren. Wiegen Sie das Becken vorwärts, verengt sich das große Becken.

Die Bewegung der Sitzknochen im kleinen Becken und die Bewegung der Beckenschale oben verlaufen diametral: Wenn sich das große Becken oben weitet, nähern sich die Sitzknochen unten an; wenn sich das Becken oben verengt, entfernen sich die Sitzknochen. Diese Bewegung verläuft wie bei einem Trichter: Je mehr sich die Basis unten verengt, desto weiter öffnet sich die Beckenschale nach oben, und umgekehrt.

*Die Beckenwiege können Sie in den folgenden Übungen mit dem Atem verbinden a) im Liegen oder b) im Sitzen. Vielleicht stellt diese Atemübung Ihre gelernten Atemmuster in Frage. Dann rufen Sie sich das Bild des Beckentrichters in Erinnerung. Wenn sich der Trichter nach oben weitet, entsteht mehr Raum (und lädt den Einatem ein). Wenn sich der Trichter oben verkleinert, verengt sich auch der Atemraum (und entlässt den Ausatem).*

**a) Beckenwiege im Liegen**
**Eingangsphase**

Sie liegen auf dem Rücken und haben den Kopf auf einer Ebene mit der Wirbelsäule abgelegt. Die Beine sind angestellt. Füße und Knie haben hüftbreiten Abstand. Spüren Sie den Kontakt des Beckens zur Unterlage. Der mittlere flache Beckenknochen, der jetzt aufliegt, ist Ihr Kreuzbein. Vom Kreuzbein spüren Sie sich durch Ihre Oberschenkel, Knie, Unterschenkel, Sprunggelenke bis zu den Füßen hin. Haben die Fußsohlen satten Kontakt zum Boden? Falls nicht, verändern Sie ihre Stellung.

Nun spüren Sie sich in beiden Fußsohlen und in der Beckenrückseite gleichzeitig. Können Sie sich in diesen drei Flächen vom Boden tragen lassen? Von der Beckenrückseite spüren Sie sich in der Auflage des Rückens bis zu den Schulterblättern. Wo liegen Sie dem Boden auf? Verändern Sie die Auflage, wenn Sie sich irgendwo nicht wohl fühlen. Von den Schulterblättern spüren Sie Ihre Arme und Hände im Kontakt zur Unterlage. Schließlich nehmen Sie wahr, wie Ihr Kopf auf der Unterlage ruht. Lösen Sie den Unterkiefer durch einige Kaubewegungen. Nun spüren Sie sich als Ganzes – von Kopf bis Fuß – und lassen sich als Ganzes vom Boden tragen. In diesem Gefühl des Getragenseins lassen Sie den Atem fließen. Wo in Ihrem Inneren breitet sich der Atem immer wieder aus im Einatem?

**Beckenwiege im Liegen**

Siehe auch Foto S. 152 und Seite 153 (B 7/Den Bauchatem mit dem Kreuzbein verbinden).

Jetzt wandern Sie mit Ihrer inneren Aufmerksamkeit zu Ihrer Beckenrückseite. Kippen Sie das Becken langsam nach rückwärts zur Unterlage hin. Das Steißbein zieht gleichzeitig etwas Richtung Füße. Durch diese Bewegung des Beckens schmiegen sich Kreuzbein und Lendenwirbelsäule der Unterlage an. Bitte veranstalten Sie keinen Kraftakt! Das Becken hebt nicht vom Boden ab. Und Sie müssen auch nicht die Lendenwirbel zum Boden pressen. Vielleicht brauchen Sie etwas Geduld, bis das Becken geschmeidig rollen kann. Kippen Sie das Becken langsam in die Mittellage zurück und von dort in die Gegenrichtung. Durch die Beckenbewegung nach vorne (Richtung Füße) spannt sich die Lendenwirbelsäule, geht ins Hohlkreuz und hebt etwas vom Boden ab. Rollen Sie das Becken wieder rückwärts zum Boden hin, bis sich das Kreuzbein und die Lendenwirbel weich an die Unterlage schmiegen.

Beschäftigen Sie sich eine Weile mit dieser Bewegung, bis Sie das Gefühl haben, dass Sie das Becken „wie geschmiert" vor und zurück wiegen können. Lassen Sie die Bauchmuskeln locker, wenn Sie das Becken nach rückwärts zum Boden rollen.

Wenn Sie mit dieser kleinen Beckenbewegung vertraut sind, dann versuchen Sie, in der Wirbelsäule bis nach oben in den Nacken hinein loszulassen. Auch den Unterkiefer lassen Sie bewusst locker. Irgendwann spüren Sie, wie die Bewegung des Beckens durch die Wirbelsäule bis zum Nacken durchgelassen werden kann. Die Rückenstrecker (das sind die Muskeln längs der Wirbelsäule) lösen sich. Das Becken ist der Motor, und der Rücken lässt sich weich in die Beckenwiege ein. Bei der Rückwärtswiege des Beckens entsteht ein leichter Zug, der sich durch die Wirbelsäule bis zum Nacken und Schädelrand fortpflanzt. Gelingt Ihnen das Nachgeben in der Wirbelsäule, dann rollt der Kopf **passiv** mit jeder Beckenbewegung etwas vor und zurück. Bitte bewegen Sie den Kopf nicht aktiv! Mit der Zeit kann sich die Wirbelsäule immer weicher und gelöster dem Boden anschmiegen. Lassen Sie Ihren eigenen Rhythmus in der Beckenwiege entstehen. Lassen Sie den Atem fließen.

Wie reagiert der Atem auf die Beckenbewegung? Geschieht das Anschmiegen von Becken und Wirbelsäule im Ein- oder im Ausatem? Vielleicht vollziehen Sie noch ein angelerntes Atemmuster: Atmen Sie aus, wenn sich die Lendenwirbelsäule dem Boden anschmiegt, und atmen Sie ein, wenn sich – bedingt durch das Hohlkreuz – der Bauch vorwölbt?

Versuchen Sie doch einmal, im **Einatem** das Becken rückwärts zu rollen. Spüren Sie die Dehnung in der Beckenrückseite und im Lendenbereich? Die Beckenrückseite weitet sich wie eine Schale, neigt sich dem Einatem zu und lässt ihn in sich hineinfließen – bis zum Beckenboden hin. Rollt das

Becken langsam fußwärts, verengt sich die Beckenschale und entleert den Ausatem.

**Den Bauchatem mit dem Kreuzbein verbinden**

*Eine weitere Hilfe, den Atem mit der Beckenrückseite zu verbinden, bietet folgende Übung:* Legen Sie die Hände auf den Unterbauch (also genau gegenüber vom Kreuzbein). Die Fingerkuppen weisen zur Mittellinie des Unterbauchs. Stellen Sie die Fingerkuppen wie beim Gitarrespielen parallel zu dieser Linie auf den Unterbauch. Lassen Sie den Atem fließen. Spüren Sie Atembewegung unter Ihren Fingerkuppen? Im Beginn einer Einatemphase geben Sie mit den Fingerkuppen sanften Druck auf den Unterbauch. Reagiert der Einatem? Falls der Einatem verschwindet, üben Sie wahrscheinlich mit den Fingerkuppen zu viel (oder zu wenig) Druck aus oder Sie konzentrieren sich zu stark. Wenn der Druck der Fingerkuppen stimmt, dann kann auch der Einatem kommen.

Durch den Druck der Fingerkuppen wird die Einatemwelle sanft nach hinten zum Kreuzbein geschoben. Kippen Sie gleichzeitig das Becken nach hinten, dann dehnt sich die Beckenschale hinten aus, und das Kreuzbein nimmt die Einatemwelle auf.

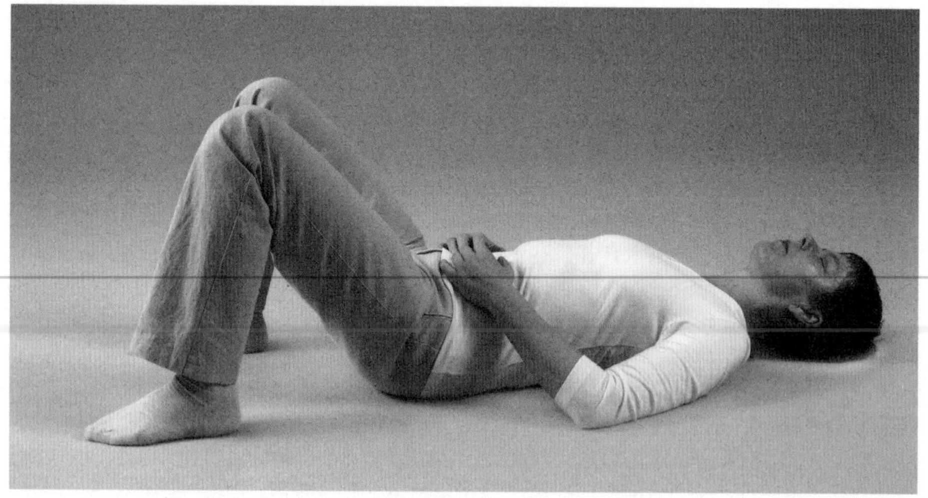

*Beckenwiege rückwärts mit angestellten Fingerkuppen auf dem Unterbauch*

Im Ausatem lösen Sie den Druck der Fingerkuppen und bewegen das Becken vorwärts. Warten Sie die kleine Ruhe nach dem Ausatem ab, bis der nächste Einatem von selbst auftaucht. Lassen Sie den Unterkiefer locker, vor allem, wenn Sie mit den Fingerkuppen Druck geben.

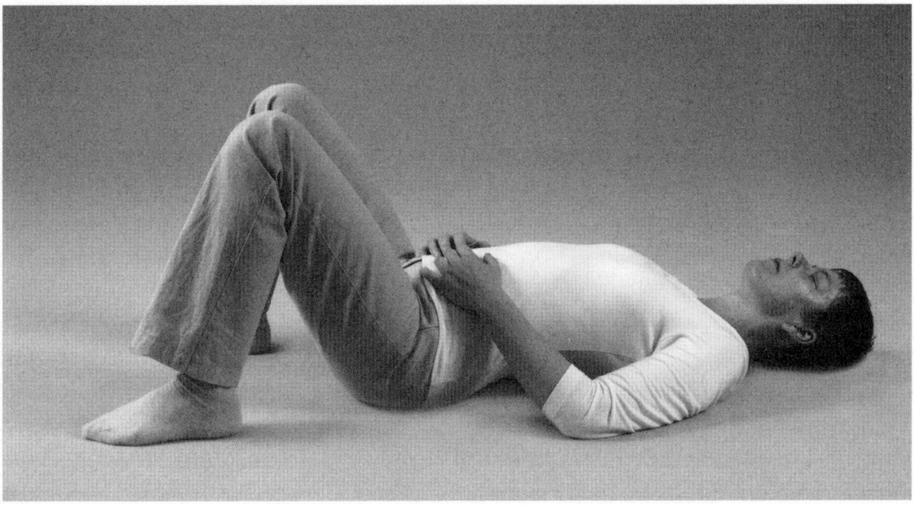

*Beckenwiege vorwärts mit angestellten Fingerkuppen auf dem Unterbauch*

Auch ohne den Druck der Fingerkuppen können Sie das Becken weiter wiegen. In den beginnenden Einatem hinein rollen Sie die Beckenschale rückwärts. Das Kreuzbein empfängt die Atemwelle und lässt sie zum Beckenboden strömen. Im Ausatem rollen Sie das Becken langsam vorwärts. Lassen Sie sich Zeit, bis der Ausatem von selbst abgeflossen ist. Pressen Sie ihn bitte nicht hinaus. Der Ausatem fließt ganz von selbst aus der Beckenschale. Warten Sie die kleine Ruhe nach dem Ausatem ab, bis der nächste Einatem von selbst auftaucht, und empfangen Sie die Einatemwelle mit der Beckenschale, die sich rückwärts zum Boden schmiegt.

Bitte haben Sie viel Geduld mit sich selbst, bis Sie den Atem mit Ihrem Kreuzbein verbinden können. Vermeiden Sie jede Anstrengung –, sei es, dass Sie sich zu stark konzentrieren oder die Beckenbewegung mit zuviel Kraft ausüben. Gehen Sie spielerisch mit dieser Übung um. Sie dürfen Fehler machen. Falls Anstrengung auftaucht, dann spüren Sie einfach nur, wie wohltuend es ist, wenn sich in der Beckenwiege Kreuzbein und Lendenwirbel sanft an die Unterlage schmiegen.

Nach dieser Übung ruhen Sie gut aus. Lassen Sie sich als Ganzes vom Boden tragen und lassen Sie den Atem fließen.

**b) Beckenwiege im Sitzen**
**Eingangsphase**

Sie sitzen auf einem Stuhl oder Hocker mit fester, ebener Sitzfläche. Sie stellen die Füße hüftbreit unterhalb der Knie auf den Boden. Auch die Knie sind hüftbreit geöffnet. Oberschenkel und Knie bilden eine waagerechte bzw. leicht abschüssige Ebene. Die Knie dürfen nicht höher als die Leisten stehen!

Wenn Sie möchten, schließen Sie die Augen. Spüren Sie Ihre Füße auf dem Boden. Sie lassen sich in den Fußsohlen auf dem Boden nieder. Die Füße sind Ihre „Wurzeln". Bei der folgenden Übung bleiben Ihre Füße gut verwurzelt auf dem Boden. Von den Fußsohlen spüren Sie sich durch die Sprunggelenke, Unterschenkel, Knie, Oberschenkel und Leisten hinauf bis zu Ihren Sitzknochen. Können Sie Ihre Sitzknochen im Kontakt zur Stuhlfläche wahrnehmen? Falls nicht: Ruckeln oder schaukeln Sie mit dem Becken hin und her. Jetzt machen sich die Sitzknochen bemerkbar. Wie sitzen Sie gerade spontan? Sitzen Sie mehr vor, auf oder hinter den Sitzknochen? Die Sitzknochen oder Sitzhöcker sind Ihre „Anker" auf dem Hocker. Dehnen und räkeln Sie sich nach Belieben. Dabei heben Sie nicht ab, sondern bleiben mit den Sitzknochen gut verankert auf dem Hocker und mit den Füßen gut verwurzelt auf dem Boden. Lassen Sie Gähnen und Seufzen zu.

Kommen Sie zur Ruhe. Spüren Sie sich in der Verankerung Ihrer Sitzknochen auf der Stuhlfläche und von dort in Ihrer Verbindung durch die Beine und Füße zum Boden. Lassen Sie sich innerlich in dieser Basis nieder. Lassen Sie den Atem fließen. Wo breitet sich der Atem gerade aus in Ihrem Inneren?

**Beckenwiege**

Siehe auch Foto S. 148 und Seite 149 (B7/Wahrnehmungsübung 2).

Nun bewegen Sie das Becken langsam nach hinten, wieder zurück zur Mitte und dann nach vorne. Spüren Sie, wie das Becken dabei über die Sitzknochen rollt. Die Sitzknochen sind wie kleine Hügel, über die das Becken hinauf und hinunter wandert. Achten Sie bei der Rückwärtsbewegung darauf, dass Sie mit dem Oberkörper **nicht nach hinten** kippen. Sie würden dann aus Ihrem Körperschwerpunkt im Zentrum Ihres Becken-Bauchraums herausfallen und sich unwillkürlich anspannen. Der Oberkörper bleibt während der Beckenbewegung völlig passiv. Das Becken kippt unter dem Schultergürtel vor und zurück.

Es braucht wahrscheinlich einige Zeit, bis Sie das Becken geschmeidig vor und zurück bewegen können. Vielleicht geht die Rückwärtsbewegung leichter als die Vorwärtsbewegung oder umgekehrt. Ein sicheres Zeichen dafür, dass Sie tatsächlich das Becken bewegen (und nicht den Oberkörper), geben Ihre Leisten. In der Tiefe der Leisten sitzen Ihre Hüftgelenke. Wenn Sie das Becken vorwärts rollen, schließen sich die Leisten, wenn Sie das Becken rückwärts kippen, öffnen sich die Leisten. Legen Sie ruhig einmal zur Probe die Fingerkuppen in die Leisten.

Sie wiegen das Becken weiter vor und zurück und spüren sich gleichzeitig in der Verbindung durch die Beine und Füße zum Boden. Bleiben Sie ab und zu in der Rückwärtsneigung Ihres Beckens „stehen". Spüren Sie, wie sich die Lendenwirbelsäule mit den Lenden und die Beckenrückseite dehnen? Lassen Sie den Atem über mehrere Atemzüge in die Dehnung von Lenden und Beckenrückseite fließen. Wiegen Sie dann das Becken wieder langsam vor und zurück.

Wenn Sie die Dehnung in der Rückwärtsneigung des Beckens noch schwer wahrnehmen können, dann legen Sie beide Handinnenflächen auf die Beckenrückseite auf. Wiegen Sie immer wieder das Becken in Ihre Hände hinein. Vielleicht können Sie jetzt deutlicher wahrnehmen, wie sich die Beckenschale in der Rückwärtsneigung ausdehnt. Wenn Sie zu starken Rückenverspannungen neigen, können diese Dehnungen anfangs noch schmerzhaft sein. Legen Sie dann öfter kleine Pausen ein. Trotzdem ist diese Bewegung sinnvoll, weil die Anspannung der Rückenmuskeln abgebaut wird und die Bandscheiben entlastet werden. Gleichzeitig werden die Beckenmuskeln bis zum Beckenboden gut durchgearbeitet.

**Ausstreichen von Becken, Bauch und Beinen**

Legen Sie eine Pause ein. Spüren Sie die Sitzknochen in ihrer Auflage zur Sitzfläche. Lassen Sie den Atem fließen. Jetzt streichen Sie mit beiden Händen die Beckenrückseite und die Lenden aus. Gestalten Sie das Ausstreichen so, dass es Ihnen gut tut. Sie können das Becken immer wieder in die ausstreichenden Hände nach hinten hineinschmiegen. Nun wandern die Hände über die Hüften nach vorne. Streichen Sie sich achtsam den Bauch und Unterbauch bis in die Leistenschrägen hinein aus. Hierbei können Sie das Becken leicht nach hinten wiegen, sodass sich die Leisten öffnen. Streichen Sie rundherum die Wände Ihres Becken-Bauchraums aus.

Legen Sie eine kleine Pause ein. Wie fühlen sich die ausgestrichenen Bereiche vorne und hinten an? Wo breitet sich der Atem gerade aus in Ihrem Inneren? Jetzt streichen Sie nochmals über Lenden und Kreuzbein. Von dort streichen die Hände über die Hüften nach unten an den Außenseiten der Beine entlang bis zu den Füßen hin. Die Hände streichen um die Vorderfüße herum und streichen die Innenseiten der Beine nach oben bis in die Leisten hinein. Dabei neigen Sie das Becken leicht nach hinten. Die Hände streichen über den Unterbauch nach hinten und wiederholen das Ausstreichen der Beine von der Beckenrückseite aus – so oft Sie mögen.

Legen Sie eine kleine Pause ein. Wie fühlen sich jetzt Bauch und Becken in ihrer Verbindung durch Beine und Füße zum Boden an? Lassen Sie sich als Ganzes in Ihrer Basis nieder. Lassen Sie den Atem fließen. Wo breitet sich der Atem gerade aus in Ihrem Inneren? Lassen Sie den Ausatem vollständig abfließen. Wohin fließt der Ausatem ab?

Nun wiegen Sie nochmals das Becken langsam und sanft über die Sitzknochen rückwärts und vorwärts. Wenn das Becken nach hinten rollt, darf der Einatem in die sich weitende Beckenschale bis zum Beckenboden fließen. Im Ausatem bewegen Sie das Becken wieder nach vorne. Lassen Sie sich mit der Vorwärtsbewegung Zeit, bis der Ausatem vollständig abfließen kann. Am Umkehrpunkt warten Sie die kleine Ruhe nach dem Ausatem ab. Rollen Sie das Becken langsam nach hinten in den neuen Einatem hinein. Die Einatemwelle dockt am Kreuzbein an und fließt bis zum Beckenboden. Wiederholen Sie diese Übung, bis Sie genug haben.

Bleiben Sie zum Schluss noch etwas sitzen und spüren Sie in Ruhe nach. Wie fühlen sich jetzt die Sitzknochen auf der Sitzfläche an? Spüren Sie sich von dort durch Ihre Beine und Füße hindurch bis zum Boden. Lassen Sie den Atem fließen. Wo breitet sich der Atem gerade aus in Ihrem Inneren? Wohin fließt der Ausatem ab?

**Ausklang: Schwingen des Oberkörpers**

Wenn Sie möchten, lassen Sie jetzt den ganzen Rumpf in verschiedene Richtungen schwingen. Der Rumpf schwingt wie ein Baum, der sich von einem sanften Wind hin- und herwiegen lässt. Das Becken lässt die Schwingung durch bis zu den Sitzknochen. In Ihren Sitzknochen und Füßen bleiben Sie dabei gut verwurzelt. Die Wirbelsäule darf der Schwingung weich nachgeben bis in den Nacken hinein. Lassen Sie den Atem in die Bewegung einfließen.

Aus der Schwingung heraus können Sie am Ende noch in ein sanftes Räkeln, Dehnen und Gähnen übergehen. Dabei dürfen Sie ruhig aufstehen und den ganzen Körper von Kopf bis Fuß sanft durchbewegen. Lassen Sie zu, was gerade entstehen mag!

Legen Sie sich anschließend in Ihr Bett oder auf den Boden. Lassen Sie sich als Ganzes von der Unterlage tragen. Lassen Sie den Atem fließen. Vielleicht möchten Sie die Hände dort auf Ihren Körper legen, wo es Ihnen gerade gut tut.

## *B 8: Sich im Becken-Bauchraum niederlassen*

- **Im Bett möglich**
- **Gut vor dem Einschlafen**
- **Löst tiefere Verspannungen im Bauch**
- **Fördert die Becken-Bauchatmung**
- **Gut bei Gedankenkreisen und/oder emotionalem Aufruhr**

**Hinweis**

*Akute und chronische Stresszustände schlagen sich häufig in Verspannungen des Bauchs und des Verdauungstraktes nieder. Magen- und Darmbeschwerden (z. B. Reizdarm) sind die Folge. Der Bauch gilt als das vegetative Gehirn und rebelliert gegen eine Lebensweise, die organische und vegetative Bedürfnisse (ausreichend Ruhe und Erholung) vernachlässigt. Umgekehrt können Sie das vegetative Nervensystem unmittelbar beruhigen, wenn Sie Ihrem Bauch „Streicheleinheiten" in Form von Massage und Berührung geben und den Atem im Becken-Bauchraum zulassen.*

*Bauch und Becken bilden zusammen mit Beinen und Füßen den unteren Atemraum. Dieser Raum spendet sowohl Lebenskraft (Lebensfreude und Sexualität) als auch Ruhe und Geborgenheit – je nachdem, wie Sie ihn ansprechen. Je mehr Sie sich mit Ihrer inneren Aufmerksamkeit und Ihrem Atem in der Tiefe Ihres Becken-Bauchraums sammeln können, desto mehr innere Ruhe und Gelassenheit erfahren Sie. Im Qi Gong verbindet man das Zentrum im Unterbauch mit dem Symbol „Atemmeer", ein wunderschönes Bild, welches die Tiefe und Weite des Becken-Bauchraums beschreibt.*

*Die folgende Übungssequenz enthält neben der* ***Eingangsphase*** *zwei* ***Vorübungen aus der Atemmassage****, je eine* ***Atemwahrnehmungsübung*** *und eine* ***Ergänzungsübung****. Nach der Eingangsphase führen Sie eine oder beide* ***Massageübungen*** *aus (A und/ oder B). Die Vorübung A eignet sich besonders gut für Anfänger, weil sie den Zusammenhang zwischen Bauchmuskeln und Tiefenatmung spürbar macht.*

*Die Bauch- und Beckenbodenmuskeln arbeiten bei jedem Atemzug als Gegenspieler des Zwerchfells. Im Einatem zieht sich das Zwerchfell zusammen, senkt sich in die Bauchhöhle hinab und schiebt die Bauch-Beckenorgane vor sich her. Die Bauch- und Beckenbodenmuskeln fangen die Bauch-Beckenorgane auf, indem sie sich weiten. Im Ausatem wölbt sich das Zwerchfell nach oben in die Brusthöhle. Die Bauch- und Beckenbodenmuskeln ziehen sich zusammen und schieben die Bauch-Beckenorgane zurück. Die Elastizität der Beckenboden- und Bauchmuskeln hat entscheidenden Einfluss auf die Tiefenatmung.*

*In der **Vorübung A** können Sie wichtige Ansatzstellen der Bauchmuskeln an den Knochen massieren, wodurch sich der ganze Muskel löst. Sie fördern dadurch die tiefere Atembewegung. Die Massagegriffe stellen keine technische Anwendung dar. Auch hier geht es darum, dass Sie achtsam mit Ihrem Körper und Ihrem Atem umgehen. Gönnen Sie sich immer wieder kleine Pausen, um die Nachwirkung des jeweiligen Massagegriffs auf Körper und Atem nachzuspüren. Bei starken Verspannungen im Bauch können die Massagegriffe schmerzhaft sein. In diesem Fall führen Sie die Griffe anfangs sanfter aus und steigern allmählich ihre Kraft. Bemessen Sie die Stärke der Massagegriffe immer so, dass der Atem darauf antworten kann.*

*In der **Vorübung B** streichen Sie den Bauch rundherum aus, wodurch Sie Anspannungen im Darmbereich lösen können.*

*Sie können die Massagegriffe und Ausstreichungen auch in bekleidetem Zustand ausführen, sollten allerdings weiche oder dünne Stoffe tragen. Nach der Eingangsphase und der Vorübung schließen Sie auf jeden Fall eine **Atemwahrnehmungsübung (A oder B)** an. Bei Bedarf führen Sie noch die **Ergänzungsübung (Ausklang)** aus. In dieser Übung können Sie den Kopf rollen und in Verbindung mit Ihrem Bauchatem spüren..*

*Falls die Massage des Bauchs für Sie zu ungewohnt oder unangenehm ist, können Sie den Bauch mit einem Overball abrollen (siehe H 4). In diesem Fall schließen Sie bitte auch eine der unten beschriebenen Atemwahrnehmungsübungen (A oder B) an.*

### Eingangsphase

Sie liegen auf dem Rücken und stellen die Beine hüftbreit an. Die Fußsohlen haben satten Kontakt zur Unterlage. Spüren Sie sich in Ihrer Rückseite von Kopf bis Fuß im Kontakt zur Unterlage. Lassen Sie sich vom Boden tragen. In diesem Gefühl des Getragenseins lassen Sie den Atem fließen. Wo breitet sich der Atem gerade aus in Ihrem Inneren – immer wieder im Einatem?

### Vorübung A: Die Bauchmuskeln lösen

Tasten Sie mit den Fingerkuppen die Brustbeinspitze am Oberbauch. Legen Sie die Fingerkuppen von Zeige-, Mittel- und Ringfingern beidseits neben dem Brustbeinende an den unteren Rippenrand. Streichen Sie mit den Fingerkuppen den unteren Brustkorbrand von der Brustbeinspitze bis in die Flanken hinein mehrmals kräftig aus.

Legen Sie die Hände flächig auf den unteren Brustkorbrand und spüren Sie nach. Können Sie wahrnehmen, wie sich der Atem unter den Rippen ausdehnt, die Rippen leicht ausschwingen nach oben und zu den Seiten hin?

Jetzt greifen Ihre Hände in Taillenhöhe in die Flanken. Hier befindet sich ein schmaler knochenfreier Raum zwischen Beckenkamm und unterstem Rippenbogen, der 2–4 Fingerbreit misst. Die Daumen weisen zum Rücken, die Finger zum Bauch. Packen Sie mit Fingern und Daumen möglichst viel Gewebe und kneten Sie es kräftig durch, so, als wenn Sie einen Hefeteig walken würden. Nach einigen Knetungen lassen Sie die Hände locker im Griff der Flanken ruhen. Taucht Atembewegung zwischen Fingern und Daumen auf?

Falls Sie keine Atembewegung wahrnehmen, wiederholen Sie das Auskneten Ihrer Flanken. Vielleicht spüren Sie jetzt, wie der Einatem in das „Paket" zwischen Ihren Fingern und Daumen einströmt?

Manchmal sind die Flanken so angespannt, dass Sie kaum Gewebe greifen können. In diesem Fall formen Sie die Hände zu Fäusten (Daumen nach innen). Schieben Sie die Fäuste in die Flanken. Mit den Knöcheln arbeiten Sie das Gewebe zwischen unterster Rippe und Beckenkamm kräftig durch. Schütteln Sie die Hände locker aus und umgreifen dann mit Daumen und Fingern die Flanken. Können Sie im Griff Ihrer Hände Atembewegung spüren?

Schaukeln Sie die Knie der angestellten Beine parallel hin und her. Finden Sie Ihren eigenen Bewegungsspielraum. Mit den Händen, die immer noch im Griff der Flanken liegen, spüren Sie, wie die jeweilige Flanke gedehnt wird, wenn die Knie in die diagonale Richtung schwingen. Die Dehnung lädt den Einatem ein. Sie können auch über mehrere Atemzüge in einer Dehnung verweilen. Wenn Sie genug haben, führen Sie die Knie zur Mitte zurück.

Rutschen Sie mit den Händen in den Flanken etwas nach unten, bis die Daumen hinten auf dem unteren Beckenkamm landen. Mit den Daumen tasten Sie die Beckenkämme von hinten nach vorne bis zur oberen Rundung der Beckenschaufeln ab. Die Daumenkuppen drücken Punkt für Punkt an den oberen Knochenrändern entlang mit kräftigen, kreisenden Bewegungen. Vorne streichen die Daumen an der oberen Rundung der Beckenschaufeln (an den „oberen vorderen Darmbeinstacheln") kräftig die Innenseite der Darmbeinschaufeln aus. Legen Sie die Hände flächig auf die Beckenschaufeln und spüren Sie nach. Wo können Sie Atembewegung wahrnehmen?

Nun streichen Sie mit beiden Händen von der linken Beckenschaufel nach unten am Schambein vorbei nach oben zur rechten Beckenschaufel, immer von links nach rechts. Das Ausstreichen bildet eine Halbmondform an der Basis Ihres Unterbauchs. Legen Sie die Hände wieder auf die Beckenschaufeln. Spüren Sie die Halbmondschale, in der Ihr Unterbauch ruht? Lassen Sie den Atem fließen. Wiegen Sie das Becken einige Male auf der Unterlage vor und zurück (siehe B 7).

Legen Sie die Hände noch einmal am Oberbauch auf die unteren Rippenbögen. Die Zeigefinger haben etwas Abstand zur Mittellinie des Bauchs, die von der Brustbeinspitze bis zum Schambein führt. Parallel zu dieser Mittellinie streichen Sie mit leichtem Druck der Fingerkuppen den geraden Bauchmuskel vom Brustkorbrand bis zum Schambein aus. Streichen Sie mehrmals immer nur von oben nach unten.

Bei Bedarf können Sie den geraden Bauchmuskel folgendermaßen lösen: Mit den angestellten Fingerkuppen geben Sie parallel zur Bauchmittellinie punktförmigen Druck auf den Muskel und arbeiten ihn in seiner ganzen Länge vom Brustkorbrand bis zum Schambein durch. Der Druck sollte nicht zu stark, aber auch nicht zu lasch sein. Vielleicht braucht es einige Zeit, bis Sie das richtige Druckmaß finden. Vermeiden Sie beim Druckgeben Anspannungen im Unterkiefer, Nacken- und Schulterbereich. Statt verbissen und angestrengt, versuchen Sie locker und spielerisch Druckkraft auf den geraden Bauchmuskel auszuüben. Tauchen Sie mit sanftem Druck in den Muskel ein und lassen Sie die Fingerkuppen immer wieder gut los. Gelingt Ihnen das, so werden Sie eine wohltuende Wirkung auf Bauch und Atem erfahren.

Zum Schluss legen Sie die Hände dort auf den Bauch, wo es Ihnen gut tut. Sammeln Sie Ihre Aufmerksamkeit unter den Händen, und spüren Sie die Atembewegung. Im Fließen Ihres Atems wiegen Sie das Becken auf der Unterlage sanft vor und zurück.

**Atemwahrnehmung A: Drücken des geraden Bauchmuskels in Verbindung mit dem Atem**

Suchen Sie sich die Stelle auf dem geraden Bauchmuskel zwischen Bauchnabel und Schambein aus, wo sich der Druck der Fingerkuppen am stimmigsten anfühlt.

Verbinden Sie das Druckgeben der Fingerkuppen mit dem Atem. Bauen Sie den Druck langsam im Einatem auf. Lösen Sie den Druck langsam im Ausatem. Das Druckgeben und -lösen richtet sich nach der Länge des Ein- und Ausatems. Warten Sie nach dem Ausatem die kleine Atemruhe ab, bis der nächste Einatem von selbst auftaucht. Kann der Einatem auf den Druck der Fingerkuppen kommen? Falls der Einatem verschwindet, üben Sie zu starken oder zu sanften Druck aus oder Sie konzentrieren sich zu stark. Führen Sie sehr achtsam den Druck aus, den Ihr Atem verträgt. Wo breitet sich der Einatem in Ihrem Inneren aus, wenn Sie auf den geraden Bauchmuskel drücken? (Siehe auch S. 152, „Den Bauchatem mit dem Kreuzbein verbinden".)

Legen Sie die Hände auf der Unterlage ab. Wie fühlt sich jetzt der Bauch an? Wo breitet sich der Atem gerade aus in Ihrem Becken-Bauchraum? Können Sie die Atembewegung auch nach hinten und/oder in den Flanken spüren? Wo sammelt sich der Ausatem? Vielleicht entsteht die Empfindung, dass der Einatem sich zu den Wänden des Becken-Bauchraums ausdehnt. Der Ausatem fließt in die Mitte des Unterbauchs zurück. Wenn Sie möchten, können Sie die Hände auf den Unterbauch legen und die Atembewegung mit den Händen wahrnehmen.

**Vorübung B: Kreisförmiges Ausstreichen des Bauchs**

Sie legen beide Hände auf den Bauch. Streichen Sie mit den Händen den Bauch möglichst flächig im Uhrzeigersinn aus. Damit sich die Hände nicht verhaken, muss sich immer wieder eine Hand lösen und neu auf den Bauch legen. Lassen Sie sich Zeit, bis beide Hände einen fließenden Rhythmus finden. Kann der Atem in das Ausstreichen der Hände einfließen? Die Hände können größere und kleinere Kreise auf Ihrem Bauch ausstreichen. Lassen Sie den Unterkiefer locker. Wenn sie genug haben, legen Sie die Hände auf der Unterlage ab.

**Atemwahrnehmung B: Den Atem im Becken-Bauchraum sammeln**

Wie fühlt sich der Bauch jetzt an? Wo breitet sich der Atem gerade aus in Ihrem Inneren? Legen Sie die Hände dort auf Ihren Bauch, wo Sie jetzt die Atembewegung am deutlichsten spüren. Falls Sie keine Atembewegung im Bauch wahrnehmen, legen Sie trotzdem die Hände auf den Bauch. Die Ellenbogen ruhen auf der Unterlage. Die Hände schmiegen sich mit der ganzen Handfläche dem Bauch an.

Wiegen Sie das Becken einige Male auf der Unterlage vor und zurück – wie in B 7 beschrieben. Dies geht nur mit angestellten Beinen. Lassen Sie die Bauchmuskeln locker! Kommen Sie wieder zur Ruhe. Können Sie jetzt deutlicher die Rückseite Ihres Bauchs – das Kreuzbein und die Lendenwirbel – spüren?

Sammeln Sie Ihre Aufmerksamkeit in der Mitte Ihres Bauchraums zwischen den Händen oben und dem Becken/Rücken hinten. Lassen Sie den Atem fließen. Wohin breitet sich der Atem aus – immer wieder im Einatem? Zu den Händen hin? In die Flanken hinein? Zu den Lenden und zum Kreuzbein hin? In die Rippenbögen? Zum Beckenboden hin?

Versuchen Sie nicht die Atmung zu verbessern, wenn Sie die Atembewegung nicht überall spüren. Lassen Sie den Atem fließen, ohne einzugreifen. Aus der Tiefe Ihres Bauchs dehnt sich der Einatem zu den Körperwänden hin aus. In die Tiefe fließt er wieder zurück. Im Ausatem lassen Sie sich immer mehr in der Tiefe Ihres Bauchraums nieder. Warten Sie, bis der neue Einatem aus der Tiefe von selbst auftaucht.

**Ausklang: Kopfrollen**

Rollen Sie den Kopf auf der Unterlage sanft hin und her. Bleiben Sie mit Ihrer Aufmerksamkeit weiterhin gut an Ihrem Atem im Becken-Bauchraum angeschlossen. Dehnen Sie lediglich die Aufmerksamkeit vom Bauch auf das Kopfrollen aus. Lassen Sie den Atem fließen. Vielleicht stellt sich allmählich eine Verbindung zwischen Bauch und Kopf im Fließen des Atems ein.

## *B 9: Becken und Beine I*

- **Die Unterlage muss für die Füße rutschfest sein**
- **Gut vor dem Einschlafen**
- **Gut bei unruhigen Beinen, starken Muskelzuckungen**

**Hinweis**

*Die Beine (und evtl. Füße) sollten mit weichem Stoff bekleidet sein. Durch das Ausstreichen lösen Sie nicht nur die Muskeln, sondern auch die drei wichtigen Beingelenke: das Sprunggelenk, das Knie und das Hüftgelenk (letzteres befindet sich in der Tiefe Ihrer Leiste). Eine weitere Wirkung des Ausstreichens besteht darin, dass Fuß und Bein sich plastischer und vollständiger anfühlen. Die Füße und Beine bilden mit Becken und Bauch den unteren Atemraum. Die Stimulierung von Haut, Muskeln und Gelenken regt die tiefere Atmung an.*

**Vorübung: Ausstreichen der Füße und Beine**

Sie sitzen auf Ihrem Bett oder auf einer Unterlage auf dem Boden. Entscheiden Sie selbst, mit welchem Bein Sie beginnen möchten. Mit beiden Händen streichen Sie den Fuß des ersten Beins rundherum aus. Sie können die Augen schließen, wenn Sie möchten. Die Hände streichen die Fußlandschaft weich aus. Beziehen Sie bitte auch das Sprunggelenk mit ein.

Jetzt streichen Sie den Unterschenkel mit beiden Händen rundherum aus. Sie können immer wieder zwischendurch den Fuß mit einbeziehen.

Als Nächstes streichen Sie das Knie aus. Das Knie hat zwei sehr unterschiedliche Seiten: die harte Kniescheibe oben und die höhlige Kniekehle unten. Streichen Sie beide Bereiche gut aus.

Nun streichen Sie den Oberschenkel rundherum aus – soweit dies im Sitzen geht.

Schließlich lehnen Sie sich etwas nach hinten, sodass sich die Leisten öffnen (am besten, Sie stützen sich mit einer Hand ab). Mit der gleichseitigen Hand streichen Sie die Leistenbeuge des behandelten Beins gut aus.

Dann setzen Sie sich mehr auf die gegenüberliegende Gesäßhälfte. Streichen Sie an der Hüfte des behandelten Beins den Übergang von der Oberschenkelaußenseite bis zum Beckenkamm mehrmals aus. Von dort streichen Sie nach hinten die ganze Gesäßhälfte bis zum Beckenkamm aus.

Zum Schluss streichen Sie das Bein mit dem Fuß als Ganzes aus, bis es sich vollständig anfühlt.

In der Anfangszeit legen Sie sich kurz auf den Rücken, nachdem Sie das erste Bein ausgestrichen haben. Später können Sie das ausgestrichene Bein auch im Sitzen wahrnehmen. Legen Sie beide Beine auf der Unterlage ab und schließen Sie die Augen. Wie fühlt sich das Bein an, welches Sie gerade ausgestrichen haben – im Vergleich zu dem anderen Bein? Wie empfinden Sie den Kontakt zur Unterlage? Lassen Sie den Atem fließen. Wo breitet sich der Atem gerade aus in Ihrem Inneren? Vielleicht hat der Atem eine Richtung, vielleicht auch nicht.

Wenn Sie genügend nachgespürt haben, dehnen und räkeln Sie sich leicht. Kommen Sie bitte langsam ins Sitzen (falls Sie sich hingelegt haben).

Streichen Sie den zweiten Fuß und das Bein aus, wie oben beschrieben.

Anschließend richten Sie sich in der Rückenlage gut ein. Lassen Sie beide Beine eine kleine Weile ausgestreckt auf der Unterlage liegen. Wie fühlt sich das Bein, welches Sie gerade ausgestrichen haben, an – im Vergleich zu dem ersten Bein? Wo breitet sich der Atem gerade aus in Ihrem Inneren? Streichen Sie beide Leisten nochmals gut aus. Liegen Knie und Füße gerade oder etwas zur Seite geneigt? Spüren Sie etwas nach und lassen Sie den Atem fließen.

**Hauptübung: Das Knie absenken**

**Hinweis**

*Diese Übung führen Sie bitte nicht bei Hüftgelenkserkrankungen oder Leistenbruch aus. In der Tiefe Ihrer Leisten sitzen die Hüftgelenke. Auch bei gesunden Hüftgelenken können anfangs Schmerzen in den Leisten auftreten, wenn die damit verbundenen Muskeln und Sehnen sehr angespannt sind. Durch folgende Übung werden die Leisten stark gedehnt, was anfangs wehtun kann. In diesem Fall üben Sie weniger und legen mehr Pausen ein. Machen Sie vor der folgenden Übung doch einmal dieses Experiment: In Rückenlage legen Sie beide Beine auf der Unterlage ab. Liegen Knie und Füße gerade oder sind sie etwas nach außen geneigt? Bei entspannten Hüftgelenken und Leisten sinken Knie und Füße passiv nach außen. Nachdem Sie die Hauptübung ausgeführt haben, spüren Sie nochmals im Liegen nach, ob Knie und Füße gerade oder passiv nach außen geneigt liegen.*

### Das Knie absenken

In der Rückenlage stellen Sie ein Bein an. Das andere Bein lassen Sie bitte auf der Unterlage liegen. Achten Sie darauf, dass die Fußsohle des angestellten Beins einen guten Kontakt zum Boden hat. Der Fuß muss sicheren Halt haben; er darf nicht wegrutschen.

Senken Sie das Knie von dem angestellten Bein **langsam** nach außen. Die Fußsohle kippt über die äußere Kante auch nach außen. An der Bewegungsgrenze lassen Sie das Knie in der Luft hängen. Pressen Sie das Knie nicht zum Boden! Das Knie hängt mit dem Eigengewicht des Beins in der Luft. Lassen Sie das Bein in der Leiste los. Lassen Sie den Atem fließen. Der Unterkiefer darf gelöst sein.

Jetzt bewegen Sie das Knie **langsam** wieder zur Mitte zurück. Die Fußsohle gewinnt wieder an Boden, bis sie in der Ausgangsstellung wieder ganz auf der Unterlage liegt. Der Unterkiefer bleibt während der Kniebewegung locker. Spüren Sie in der Mittelstellung Ihre Beckenrückseite und gleichzeitig die Fußsohle im Kontakt zur Unterlage. Lassen Sie den Atem fließen.

Wiederholen Sie das Absenken und Zurückbringen des angestellten Beins einige Male in **langsamer, fließender** Bewegung. An der Grenze, wenn das Knie in der Luft hängt, bleiben Sie ein paar Atemzüge und lassen das Bein in der Leiste vollständig los. Falls Muskelzittern auftaucht, lassen Sie es einfach zu. Das mag zwar etwas unangenehm sein, ist aber ein Zeichen dafür, dass sich die angespannten Muskeln zu lösen beginnen.

### Das Anlegen der Fußsohle an das liegende Bein

Noch einmal senken Sie das Knie langsam zur Seite ab. An der Grenze schieben Sie die Fußsohle an das liegende Bein. Lassen Sie sich als Ganzes vom Boden tragen. Wie fühlt sich die Berührung der Fußsohle mit Ihrem liegenden Bein an? Das angewinkelte Bein bildet über die Fußsohle mit dem liegenden Bein bis in Leiste und Becken hinein eine geschlossene Verbindung in Form eines Dreiecks. Spüren Sie sich in dieser geschlossenen Verbindung und lassen Sie den Atem fließen. Wo breitet sich der Atem gerade aus in Ihrem Inneren? Wohin fließt der Ausatem ab?

Nach einer Weile lösen Sie die Fußsohle von dem liegenden Bein. Lassen Sie den Fuß mit der Ferse einfach auf der Unterlage ausgleiten, bis das ganze Bein zum Liegen kommt. In der Gleitbewegung der Ferse lassen Sie bitte das Knie passiv außen hängen, bis es sich von selbst streckt. Schütteln Sie beide Beine locker bis in die Leisten hinein aus. Lassen Sie beide Beine gelöst vom Boden tragen. Wie fühlt sich das bewegte Bein an – im Vergleich zu dem anderen Bein? Lassen Sie den Atem fließen. Wo breitet sich der Atem gerade aus in Ihrem Inneren? Wohin fließt der Ausatem ab?

Wiederholen Sie die Übung mit dem zweiten Bein, wie oben beschrieben.

**Beide Fußsohlen liegen aneinander**

Zum Schluss können Sie die oben genannte Übung auch mit beiden Beinen gleichzeitig ausführen. Wenn es Ihre Leisten (Hüftgelenke) zulassen, dann legen Sie am Ende der Übung beide Fußsohlen aneinander. Lassen Sie sich als Ganzes vom Boden tragen. Spüren Sie sich in der Berührung Ihrer Fußsohlen, und lassen Sie den Atem fließen. Fußsohlen und Beine bilden bis in die Leisten und das Becken hinein eine geschlossene, rautenförmige Verbindung. Nehmen Sie sich in dieser geschlossenen Verbindung von Füßen, Beinen und Becken wahr. Lassen Sie den Atem fließen. Wo in Ihrem Inneren breitet sich der Atem gerade aus? Wenn Sie möchten, können Sie die Hände dort auf Ihren Körper legen, wo es Ihnen gut tut. Lassen Sie den Einatem kommen und den Ausatem vollständig abfließen. Wohin fließt der Ausatem ab? In der kleinen Atemruhe nach dem Ausatem taucht der nächste Einatem ganz von selbst auf. Sie werden vom Boden getragen und lassen den Atem in Ihrem Inneren strömen.

Wenn Sie genug haben, lösen Sie die Fußsohlen, lassen die Fersen auf der Unterlage ausgleiten, bis beide Beine vollständig auf dem Boden liegen. Schütteln Sie beide Beine bis in die Leisten hinein sanft aus. Lassen Sie beide Beine noch etwas auf der Unterlage ruhen. Liegen Knie und Füße gerade oder sinken sie etwas nach außen? (Siehe Hinweis am Anfang der Übung). Lassen Sie sich vom Boden tragen und lassen Sie den Atem fließen.

## *B 10: Becken und Beine II („Froschbeine")*

- **Im Bett möglich**
- **Gut vor dem Einschlafen**
- **Löst Verspannungen im Becken (Ileosacralgelenke) und in den Hüftgelenken**
- **Fördert die Becken-Bauchatmung**
- **Gut bei restless legs (unruhigen Beinen) und starken Muskelzuckungen in den Beinen**

**Hinweis**

*Als Einstieg können Sie die Beine ausstreichen (siehe B 9/Vorübung).*

**Eingangsphase**

Sie richten sich gut in der Rückenlage ein. Beide Beine liegen auf der Unterlage. Spüren Sie sich im Kontakt zur Unterlage. Lassen Sie sich als Ganzes vom Boden tragen. Lassen Sie den Atem fließen.

**Anziehen und Ausschleifen der Ferse („Froschbein“)**

Sie beginnen mit dem rechten Bein. Der Fuß ist leicht nach außen geneigt. Ziehen Sie langsam die rechte Ferse auf dem Boden geradewegs Richtung Becken. In der langsamen Bewegung der Ferse weicht das Knie zur Seite aus, hebt vom Boden ab und schiebt sich dabei nach außen-oben. An der Bewegungsgrenze hängt das Knie mit dem Bein in der Luft. Die Leiste hat sich geöffnet und ist jetzt stark gedehnt. Bleiben Sie einen Moment in dieser Lage. Lassen Sie das angewinkelte Bein aus der geöffneten Leiste heraus vollständig mit seinem Eigengewicht hängen. Lassen Sie den Atem fließen.

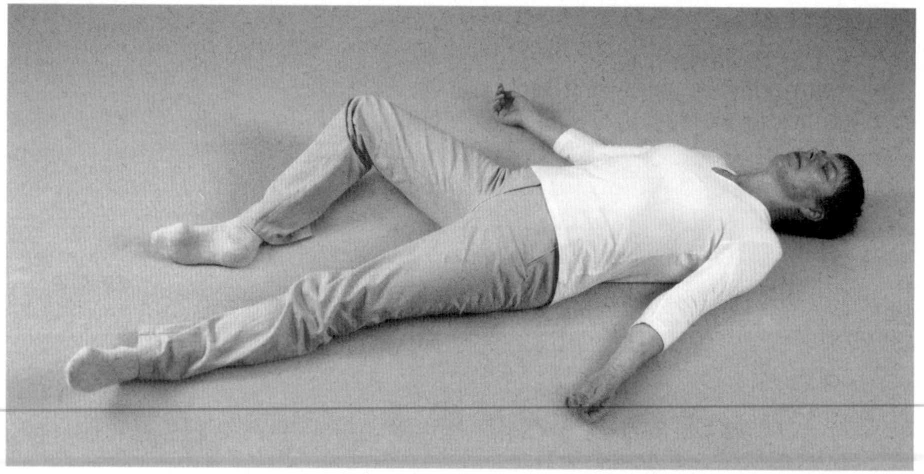

*Die rechte Ferse wird Richtung Becken gezogen und das rechte Knie sinkt nach außen*

Jetzt gleitet die Ferse **langsam** auf dem Boden auf einer geraden Linie in die Ausgangslage zurück. Das Knie bewegt sich langsam nach innen-unten zum Boden zurück. Dabei streckt es sich. Schließlich kommt das ganze Bein auf der Unterlage zum Liegen.

Legen Sie eine kleine Pause ein. Können Sie das Bein aus der Leiste heraus vollständig dem Boden überlassen? Dann sind das Knie und der Fuß leicht nach außen geneigt. Können Sie das Bein mit seinem ganzen Gewicht vom Boden tragen lassen? Lassen Sie den Atem fließen.

Gleiten Sie mit der rechten Ferse auf dem Boden zum Becken hin und wieder zurück – sooft Sie wollen. Achten Sie darauf, dass der Unterkiefer locker bleibt, vor allem, wenn Sie die Ferse zu sich anziehen. Spüren Sie das sich bewegende Bein bis ins Becken hinein. Wenn Sie die Ferse anziehen, öffnen sich Leiste und Beckenhälfte bis in das Ileosacralgelenk hinein. Lassen Sie den Einatem in die geweitete Beckenschale fließen. Im Zurückgleiten der Ferse lassen Sie den Ausatem abfließen.

Wenn Sie genug haben, schütteln Sie beide Beine bis in die Leisten sanft aus. Lassen Sie die Beine gelöst vom Boden tragen. Lassen Sie sich als Ganzes vom Boden tragen. Wie fühlt sich das Bein, welches Sie gerade bewegt haben, an – im Vergleich zu dem anderen Bein? Lassen Sie den Atem fließen. Wo breitet sich der Atem aus in Ihrem Inneren? Wohin fließt der Ausatem ab?

Bewegen Sie das linke Bein, wie oben beschrieben. Ruhen Sie anschließend gut nach.

**Variation: Das Bein mit der Ferse in die Verlängerung schieben**

Wenn Sie mit der Beinbewegung vertraut sind, können Sie folgendes Element hinzufügen: Sie ziehen die Ferse auf der Unterlage, wie oben beschrieben, an und lassen sie wieder zurückgleiten. Wenn die Ferse in der Ausgangslage ankommt, schieben Sie die Ferse auf dem Boden weiter vom Körper weg. Durch die Zugkraft der Ferse wird das Bein passiv in die Verlängerung gedehnt. Die Beckenhälfte lässt sich ebenfalls passiv mitziehen. Geben Sie der Dehnung auch in den Rücken hinein bis zum Kopf weich nach. Durch das Schieben der Ferse in die Verlängerung wird Ihre ganze Körperhälfte bis zum Kopf passiv gedehnt. Lassen Sie den Einatem in die Dehnung fließen. In einem Ausatem lassen Sie die Ferse langsam los. Dadurch löst sich die Dehnspannung der gesamten Körperhälfte. Lassen Sie sich mit dem Loslassen genauso viel Zeit wie mit dem Schieben der Ferse in die Verlängerung. Legen Sie eine kleine Pause ein.

Sie können die ganze Bewegung – Anziehen, Zurückgleiten, Schieben der Ferse in die Verlängerung – einige Male in Ihrem eigenen Rhythmus wiederholen. Wechseln Sie dann zum anderen Bein.

Schließlich können Sie diese Bewegung auch mit beiden Beinen gleichzeitig versuchen. Wenn Sie die Fersen zu sich angezogen haben, können Sie beide Fußsohlen aneinanderlegen, wie in B 9 beschrieben.

## *B 11: Die Knie lüpfen*

- **Im Bett möglich**
- **Gut vor dem Einschlafen**
- **Löst Anspannungen im mittleren Atemraum (Oberbauch, untere Rippen, Zwerchfell, Flanken)**

**Eingangsphase**

Sie richten sich gut in der Rückenlage ein. Beide Beine liegen auf der Unterlage. Sie beginnen mit einem Bein.

**Die Fersen ein- und ausdrehen**

Drehen Sie beide Fersen **auf der Unterlage** langsam nach innen und von dort zurück nach außen. Dieses ist nur eine kleine Bewegung, die Sie nicht mit Kraft vergrößern sollten. Auch darf die Ferse in der Bewegung nicht den Boden verlieren. Wiederholen Sie das Ein- und Ausdrehen der Ferse ein paar Mal. Spüren Sie, wie das Bein mitrollt? Auch in der Leiste kommt die Bewegung an: Die Leiste öffnet sich, wenn Sie die Ferse mit dem Bein nach außen drehen Und die Leiste schließt sich, wenn Sie die Ferse mit dem Bein nach innen rollen. Lassen Sie den Atem in die Bewegung einfließen. Zum Schluss lassen Sie den Fuß und das Bein gelöst in die Ruhelage sinken. Wenn die Leiste (das Hüftgelenk) entspannt ist, dann neigt sich der Fuß passiv etwas nach außen. Auch das Knie ist leicht nach außen geneigt. Liegen Fuß und Knie gerade, ist dies ein Zeichen dafür, dass Sie das Bein noch in der Leiste festhalten.

**Das Knie nach außen-oben ziehen (das Knie lüpfen)**

Jetzt ziehen Sie das Knie langsam etwas vom Boden ab, so, als ob Sie den Oberschenkel auf einer Linie in die Luft verlängern wollten. Die Ferse bleibt auf dem Boden liegen. Durch den Zug des Knies wird der Oberschenkel in die Länge gedehnt. Leiste und Beckenhälfte lassen sich ebenfalls passiv in die Dehnung ein. Sie geben in den Rumpf hinein weich nach. Geben Sie etwaige Widerstände in Schultern, Nacken und Unterkiefer auf. Lassen Sie das Knie **langsam** aus der Zugspannung los. Das Knie sinkt passiv in seine Ausgangslage zurück. Leiste, Beckenhälfte und Oberkörper lösen sich aus der Dehnspannung. Legen Sie eine kleine Pause ein. Haben Sie das Bein vollständig losgelassen? Lassen Sie sich gelöst vom Boden tragen. Lassen Sie den Atem fließen. Wiederholen Sie die Bewegung des Knies ein paar Mal. Sowohl das Ziehen des Knies als auch das Loslassen geschehen **langsam.** Wo können Sie die Dehnung in Ihrem

Oberkörper wahrnehmen? Lassen Sie sich immer wieder gut aus der Dehnspannung los.

Nach einer kleinen Pause wiederholen Sie die Übung mit dem anderen Knie. Sie können auch abwechselnd mal das eine, mal das andere Knie lüpfen. Vielleicht entsteht irgendwann ein gemeinsamer Rhythmus von Atem und Bewegung. Die Dehnung lädt den Einatem ein. Spüren Sie, wie sich die unteren Rippen durch den Zug des Knies im Einatem auffächern? Im Ausatem lassen Sie sich wieder gut aus der Dehnspannung los. Aber erzwingen Sie dieses Atemmuster nicht. Dehnung und Lösung dürfen auch über mehrere Atemzüge geschehen. Wichtig ist vor allem in der Anfangszeit, dass Sie sich immer weicher in die Dehnspannung des Knies durch Oberschenkel, Leiste, Becken und Rumpf einlassen können. Schenken Sie dem Loslassen aus der Dehnspannung ebensoviel Aufmerksamkeit.

Wenn Sie genug haben, ruhen Sie gut nach. Lassen Sie beide Beine gelöst vom Boden tragen. Lassen Sie sich als Ganzes vom Boden tragen. In diesem Gefühl des Getragenseins lassen Sie den Atem fließen. Wo breitet sich der Atem in Ihrem Inneren aus? Wohin fließt der Ausatem ab?

**Ergänzung:** *Als Ergänzungsübung eignet sich der „Schnee-Engel" (B 24).*

## *B 12: Das Becken und die Schultern in ihrer diagonalen Verbindung lösen*

- **Möglichst auf dem Boden üben**
- **Nur mit angestellten Beinen möglich**
- **Umgang mit Druck lernen**
- **Fördert die Beweglichkeit der Brustwirbel und der Rippen**
- **Verbindet den unteren mit dem oberen Atemraum**
- **Gut vor dem Einschlafen**

**Hinweis**

*In dieser Übung können Sie viel über Ihren Umgang mit Druck erfahren. Druck wird von vielen gestressten Menschen nur noch als etwas Negatives und Belastendes erlebt, dem sie auf der körperlichen Ebene Widerstand entgegensetzen. Seelische und geistige Belastungen schlagen sich in Form von Muskelverspannungen (Unterkiefer, Nacken, Schultern, unterer Rücken) und im Atem (Atem anhalten, oberflächlich atmen) nieder. Belastung kann von außen auf einen zukommen (Umweltbedingungen, andere Menschen) und/oder durch innere Einstellungen und Gedanken genährt werden (einseitig leistungsorientiertes Verhalten; das Gefühl, nur noch funktionieren zu müssen).*

*Physikalischer Druck an sich ist weder negativ noch positiv. Ohne den Widerstand des Bodens zum Beispiel könnten wir uns nicht bewegen und nicht atmen. Druck wird erst negativ, wenn er das eigene Maß übersteigt. Auf zu starken körperlichen Druck reagiert der Atem mit Anhalten. Bei zu schwachem Druck fehlt dem Atem die Anregung, und er kann sich nicht entfalten. In dieser Übung können Sie lernen, anders mit Druck umzugehen. Sie lernen, Druck* ***maßvoll*** *auszuüben. Sie lernen, dem Druck* ***nachzugeben****, statt Widerstand aufzubauen. Und Sie können erfahren, dass ausgewogener Druck sehr wohltuend sein kann, weil er die Durchlässigkeit fördert und den Einatem anregt.*

**Eingangsphase**

Sie liegen auf dem Rücken und stellen die Beine in Hüftbreite an. Die Fußsohlen haben einen guten Kontakt zum Boden. Auch die Knie sind hüftbreit geöffnet. Spüren Sie sich als Ganzes im Kontakt zur Unterlage. Lassen Sie sich als Ganzes vom Boden tragen. Lassen Sie den Atem fließen.

**Vorübung: Ausstreichen der unteren und oberen Rippen mit Drehung der Brustwirbelsäule**

Streichen Sie mit den Händen abwechselnd die unteren Rippenbögen aus. Von der Oberbauchmitte streichen Sie mit der linken Hand den rechten Rippenbogen nach außen über die Flanke bis zum Rücken hin flächig aus. Damit die Hand über die Flanke reicht, folgt der Oberkörper der Hand nach und dreht sich nach rechts. Die Brustwirbelsäule dreht mit. Die ausstreichende Hand zieht das linke Schulterblatt etwas vom Boden ab. Der Kopf rollt passiv in Richtung der liegenden Schulter. Streicht die Hand wieder zur Oberbauchmitte zurück, drehen sich der Oberkörper und die Brustwirbelsäule in die neutrale Lage, das linke Schulterblatt landet wieder auf dem Boden, und der Kopf rollt in die Mitte zurück. Wenn Sie nun mit der rechten Hand den linken unteren Rippenbogen ausstreichen, drehen sich der Oberkörper und die Brustwirbelsäule, das rechte Schulterblatt und der Kopf nach links und wieder zurück.

Mehrmals streichen Sie die unteren Rippenbögen abwechselnd, wie oben beschrieben, aus. Spüren Sie immer wieder beides: Wie fühlt sich das Ausstreichen des jeweiligen Rippenbogens an? Was geschieht im Rücken, wenn sich die Brustwirbelsäule dreht? Können Sie spüren, wie das abhebende Schulterblatt den Rücken dehnt? Wie sich die rückwärtigen Rippen auf dieser Seite auffächern? Darf der Einatem in die gedehnten Bereiche einfließen, also mehr in den Rücken und in die Flanke hinein?

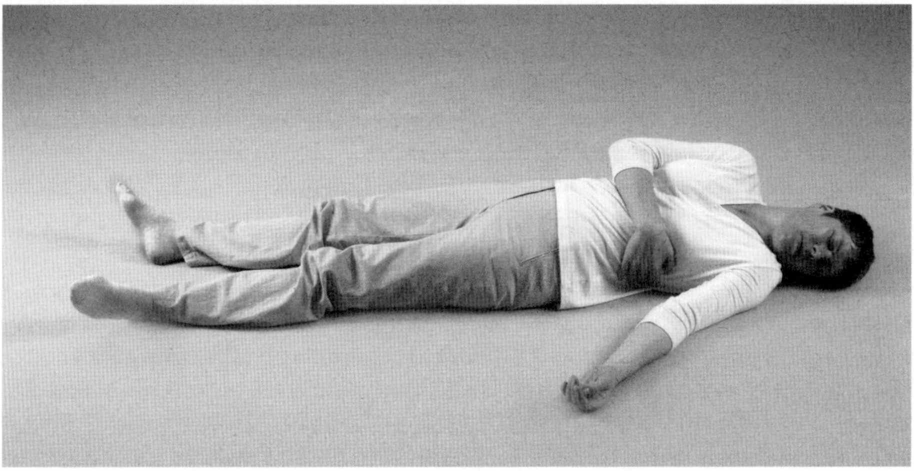

*Die rechte Hand streicht den linken unteren Rippenbogen aus*

Legen Sie schließlich eine kleine Pause ein. Wie fühlt sich jetzt der Oberbauchring an – auf der Vorderseite und auf der Rückseite? Lassen Sie den Atem fließen. Wo breitet sich der Atem gerade aus in Ihrem Inneren? Weiten sich die unteren Rippen im Einatem?

Zum Schluss streichen Sie noch einmal mit der linken Hand den rechten unteren Rippenbogen aus. Auf dem Weg zurück gleiten Sie mit der linken Hand von der Oberbauchmitte auf dem Brustbein nach oben weiter und streichen die rechten oberen Rippen bis zur rechten Schulterkuppe aus. Wiederholen Sie das Ganze mit der rechten Hand auf der linken Seite.

In der Ruhe spüren Sie die ausgestrichenen Bereiche nach. Lassen Sie den Atem fließen.

**Den Fuß in den Boden drücken**

Jetzt drücken Sie mit der ganzen rechten Fußsohle in den Boden. Der Druck sollte nicht zu stark und nicht zu lasch sein. Der Druck des rechten Fußes löst eine Druckwelle im rechten Bein aus. Geben Sie diesem Druck durch das Bein bis ins Becken nach. Die Druckwelle hebt die rechte Gesäßhälfte leicht vom Boden ab. Geben Sie im ganzen Rücken nach. Dann läuft die Druckwelle vom rechten Becken diagonal durch den Rücken bis in die linke Schulter hinein. Vielleicht empfinden Sie das Ganze als Gewichtsverlagerung zur linken Schulter hin.

Lösen Sie langsam den Druck des rechten Fußes. Die rechte Beckenhälfte sinkt zum Boden. Legen Sie eine kleine Pause ein. Lassen Sie sich vom Boden tragen. Lassen Sie den Atem fließen.

Jetzt geben Sie mit dem ganzen linken Fuß einen Druck zum Boden. Die Druckwelle setzt sich durch das linke Bein nach oben fort. Die linke Beckenhälfte wird von dem Druck hoch geschoben und hebt sich leicht vom Boden ab. Geben Sie im Rücken weich nach. Dann läuft die Druckwelle diagonal von der linken Beckenhälfte zur rechten Schulter durch.

Lösen Sie langsam den Druck des linken Fußes. Die linke Beckenhälfte sinkt zum Boden. Legen Sie eine kleine Pause ein. Lassen Sie sich vom Boden tragen. Lassen Sie den Atem fließen.

**Experiment: passive und aktive Bewegung des Beckens**

Es kann sein, dass Sie etwas Zeit brauchen, um diese Bewegung zu verstehen. Hier geht es um aktive und passive Bewegung. Der jeweilige Fuß ist der aktive Teil, indem er Druck zum Boden gibt. Beine, Becken und Rücken spielen den passiven Part. Sie geben dem Druck des Fußes nach und lassen sich passiv bewegen. Dies gelingt nur, wenn Sie das **Nachgeben** im Rücken lernen. Um den Unterschied zwischen aktiver und passiver Bewegung zu verstehen, machen Sie folgendes Experiment: Sie heben die rechte Beckenhälfte aktiv in die Höhe und lassen sie dann wieder zu Boden sinken. Dann geben Sie mit dem rechten Fuß einen Druck in den Boden und lassen die rechte Beckenhälfte von der Druckwelle passiv nach oben tragen. Wechseln Sie einige Male zwischen beiden Bewegungen hin und her, bis Sie den Unterschied verstanden haben. Sie können dieses Experiment auch auf der linken Seite ausprobieren.

**Druck der Füße in den Boden**

Jetzt gehen Sie zu der eigentlichen Übung zurück, wie oben beschrieben. Geben Sie einmal mit dem rechten, dann mit dem linken Fuß Druck in den Boden. Bauen Sie den Druck langsam auf und folgen Sie der Druckwelle mit Ihrer Aufmerksamkeit durch die Beine nach: Die Beckenhälfte wird von dem Druck angehoben; die Druckwelle läuft diagonal durch den ganzen Rücken bis zur gegenüberliegenden Schulter. Es entsteht eine sanfte Dehnung von der Hüfte bis in die Schulterkuppe hinein. Jetzt lösen Sie den Druck des Fußes und lassen die Beckenhälfte zu Boden sinken. Legen Sie hier immer eine kleine Pause ein und spüren Sie, ob Sie Rücken und Becken vollständig aus der Dehnspannung losgelassen haben.

Wiederholen Sie den Fußdruck rechts und links einige Male in Ihrem eigenen Rhythmus. Behalten Sie den Unterkiefer im Auge. Vor allem in der

Druckphase besteht die Gefahr, dass Sie unwillkürlich die Zähne zusammenbeißen. Geben Sie auch im Nacken möglichst weich der Druckwelle nach.

Achten Sie zunächst nicht auf den Atem und lassen Sie ihn „mitlaufen". Erst wenn Sie mit der Bewegung vertraut sind, können Sie den Atem bewusster wahrnehmen. Halten Sie noch den Atem an, wenn Sie mit dem Fuß drücken? Oder atmen Sie dabei aus? Nehmen Sie das Druckgeben doch einmal als Anregung für Ihren Einatem. Durch die Druckwelle entsteht eine Dehnung von der Hüfte bis in die diagonale Schulter hinein. Lassen Sie den Einatem in dieser Dehnung „aufblühen". Dies gelingt allerdings nur, wenn Sie den Fußdruck langsam – in den Einatem hinein – mit sanfter Stärke aufbauen. Im Abfließen des Ausatems lassen Sie den Fußdruck ebenso langsam wieder los. In der kleinen Atemruhe nach dem Ausatem (oder über mehrere Atemzüge) lassen Sie sich gelöst vom Boden tragen.

Gehen Sie die Verbindung von Bewegung und Atem aber bitte nicht technisch, sondern eher spielerisch an. Die Druck- und die Loslassphase dürfen ruhig über mehrere Atemzüge geschehen. Lassen Sie immer wieder im Druckgeben Ihren Einatem bewusst zu, auch wenn Sie für die Druckphase mehrere Atemzüge brauchen. Und ebenso lassen Sie immer wieder einmal im Lösen des Drucks bewusst den Ausatem abfließen, auch wenn das Loslassen länger als einen Atemzug dauert. Wenn das Ganze zu anstrengend wird, lassen Sie den Atem einfach laufen und spüren sich in der Bewegung.

Ruhen Sie nach der Übung ausreichend nach.

## *B 13–B 24: Hände, Arme, Schultern und Brustkorb*

*Die Hände und Arme existieren nicht losgelöst vom Körper- und Atemgeschehen, sondern gehen vielfältige Verbindungen mit dem Rumpf und den Atemräumen ein. Über die muskulären und gelenkigen Verbindungen stehen sie in enger Wechselwirkung mit dem Brustkorb vorne und hinten, den Flanken und dem Nacken. Über die Nerven werden sie vom Rückenmark in der Hals- und Brustwirbelsäule versorgt. Durch ihre Verbindung mit dem Brustkorb wirken sie unmittelbar auf die mechanische Atembewegung ein.*

*Darüber hinaus besteht zwischen*
- *Handgelenk und unterem Atemraum,*
- *Ellenbogengelenk und mittlerem Atemraum,*
- *Schultergelenk und oberem Atemraum*

*ein Wirkzusammenhang. Durch die achtsame Bewegung eines Armgelenks können Sie den entsprechenden Atemraum für die Atembewegung öffnen.*

*Verspannungen in den Armen und Schultern beeinträchtigen die mannigfaltigen Wechselwirkungen zwischen dem Körper und der Atembewegung. Die Schultern sind der Packesel für unsere Sorgen, Nöte und Anstrengungen. Häufig müssen die Schultern – zusammen mit dem oberen Rücken und Nacken – Belastungen übernehmen, die von Natur aus besser der „Elefant" unseres Körpers, das Becken und seine Atemkraft, tragen und verarbeiten können.*[77] *Die anatomischen Funktionen der Schulter- und Nackenmuskeln werden überfordert mit der Folge von starken Verspannungen bzw. Schmerzen im Schulter-Nackenbereich, die den Schlaf rauben.*

*In den Übungen B 13 – B 24 können Sie muskuläre Verspannungen und Gelenkblockaden in den Armen, der Brustwirbelsäule und in der Schulter-Nackenregion lösen. Sie erfahren die vielfältigen Verbindungen und Wechselwirkungen zwischen den Händen, Armen, Schultern und dem Brustkorb. Der Brust- und Herzraum werden entlastet und durchlässiger für die Atembewegung bis in den Becken-Bauchraum. Dies hat zur Folge, dass Sie sich freier und leichter fühlen können.*

## *B 13: Die Arme und die Schultern loslassen im Sitzen*

- **Im Sitzen oder Stehen üben**
- **Geeignet für Anfänger**
- **Löst starke Schulterverspannungen**
- **Gut vor dem Einschlafen**

**Hinweis**

*Für diese Übung brauchen Sie einen Stuhl oder Hocker mit ebener, fester Sitzfläche. Der Stuhl darf keine Seitenlehnen haben. Wenn Sie die Arme hängen lassen und leicht ausschlenkern, sollten die Arme weder an der Sitzfläche noch an den Stuhlbeinen anstoßen. Ansonsten wählen Sie eine andere Sitzgelegenheit.*

*Wenn Ihnen längeres Sitzen schwer fällt, können Sie die Übung auch im Stehen ausführen.*

**Eingangsphase**

Sie sitzen auf einem Stuhl oder Hocker und lassen die Arme hängen. Die Füße stellen Sie in Hüftbreite auf die Unterlage; die Fußsohlen ruhen als

Ganzes auf dem Boden. Lassen Sie Ihre Füße und Beine vom Boden tragen. Lassen Sie Oberkörper und Becken vom Stuhl tragen. Lassen Sie den Atem fließen.

**Ausstreichen der Arme**

Streichen Sie die **Außenseite** des linken Arms folgendermaßen aus: Die rechte Hand legen Sie links im Nacken an den Schädelrand. Hierfür drehen Sie den Kopf etwas nach rechts. Mit der rechten Hand streichen Sie vom Schädelrand über Halsseite, Schulterkuppe, Oberarm, Ellenbogen, Unterarm den linken Arm bis zu den Fingern aus. Den kleinen Finger können Sie etwas in die Verlängerung ziehen. Wiederholen Sie das Ausstreichen des linken Arms mehrmals mit flächiger Hand. Dabei lassen Sie den linken Arm hängen, soweit es geht.

Jetzt folgt die **Innenseite** des linken Arms. Sie legen die rechte Hand an den linken Daumen. Von dort streichen Sie an der Innenseite des Unterarms, der Ellenbeuge und des Oberarms flächig in die Achselhöhle hinein. Weiter streicht die Hand über Flanke, Hüfte, Oberschenkel bis zum Knie. Das Ausstreichen der Innenseite ähnelt einer Waschbewegung und sollte mit flächiger Hand geschehen. Am Anfang müssen Sie den Arm etwas anheben, um in die Achselhöhle zu kommen. Dann führen Sie den Arm, während Sie Flanke und Bein ausstreichen, wieder nach unten. Legen Sie eine kleine Pause ein. Können Sie den ausgestrichenen Arm vollständig hängen lassen? Erst dann wiederholen Sie das Ausstreichen der Arminnenseite.

Legen Sie eine kleine Pause ein. Lassen Sie beide Arme hängen, und schlenkern Sie die Arme locker aus.

Behandeln Sie noch einmal den linken Arm. Streichen Sie nacheinander die Außenseite und die Innenseite des Arms in fließendem Übergang aus. Bevor Sie diese Bewegung wiederholen, legen Sie jedes Mal eine kleine Pause ein und lassen den behandelten Arm vollständig in die Tiefe hängen.

Zum Schluss lassen Sie beide Arme in die Tiefe hängen. Schlenkern Sie die Arme locker aus. Wie fühlt sich der Arm an, den Sie gerade ausgestrichen haben, im Vergleich zu dem anderen Arm? Spüren Sie sich von den Armen durch Ihren Oberkörper bis zu Ihren Sitzknochen auf dem Stuhl. Lassen Sie Oberkörper und Becken vom Stuhl tragen. Von den Sitzknochen nehmen Sie sich durch die Beine hindurch bis zu den Fußsohlen auf dem Boden wahr. Lassen Sie Beine und Füße vom Boden tragen. Lassen Sie den Atem fließen. Wo breitet sich der Atem gerade aus in Ihrem Inneren? Vielleicht hat der Atem eine Richtung, vielleicht auch nicht.

Nun üben Sie mit dem rechten Arm, wie oben beschrieben.

**Die Arme wie eine Marionette heben, senken und loslassen (ausschlenkern)**

Heben Sie einen Arm spontan in die Höhe. Ist der Arm gerade ausgestreckt? Wenn Sie den Arm ausgestreckt heben, hat dies eine starke Hebelwirkung auf die Schulter-Armmuskulatur, das heißt: Deren Belastung ist sehr groß. Machen Sie es sich doch einfacher.

Beginnen Sie mit dem linken Arm. Stellen Sie sich vor, an der Oberseite des Handgelenks ist ein Faden befestigt. Wie bei einer Marionette ziehen Sie das Handgelenk an dem unsichtbaren Faden nach oben. Unterarm und Ellenbogengelenk hängen locker nach unten. Auch die Schulter bleibt noch unten. Wenn Sie das Handgelenk immer weiter in die Höhe heben, wird das Ellenbogengelenk irgendwann passiv mit hochgezogen. Die Schulter bleibt immer noch unten. Erst wenn sich der Arm streckt und noch weiter nach oben bewegt (durch den unsichtbaren Faden am Handgelenk), wird die Schulter passiv mitgezogen.

Auf dem Weg zurück lassen Sie als Erstes die Schulter langsam sinken, der Ellenbogen folgt mit seinem Gewicht in die Tiefe nach, und zum Schluss sinken der Unterarm und das Handgelenk vollständig nach unten. Lassen Sie den Arm mit seinem ganzen Gewicht aus der Schulter heraus locker in die Tiefe hängen. Schlenkern Sie den Arm aus. Im Ausschlenkern geben Sie **alle Armgelenke**, die Schulter, das Ellenbogen- und das Handgelenk frei. Spielen Sie mit dem Gewicht des Arms, das Sie immer wieder in die Tiefe loslassen.

Wiederholen Sie das Heben, Senken, Loslassen und Ausschlenkern abwechselnd mit dem linken und mit dem rechten Arm. Sowohl das Heben als auch das Absenken des Arms geschehen langsam. Sie müssen den Arm nicht immer ganz hoch heben, sondern nur so weit, wie es Ihnen angenehm ist. Im Heben, Senken und Loslassen dürfen Handgelenk, Ellenbogengelenk und Schulter nachgeben.

Wenn Sie mit der Bewegung der Arme vertraut sind, können Sie beide Arme gleichzeitig heben, senken, loslassen und ausschlenkern.

Wie reagiert der Atem auf die Bewegung? Im Heben des Arms laden Sie den Einatem ein. Im Senken und Loslassen des Arms darf der Ausatem abfließen. Beides kann aber auch über mehrere Atemzüge geschehen (vor allem, wenn Sie die Bewegung sehr langsam machen und spüren wollen). Beim Ausschlenkern lassen Sie sich Zeit; auch dies kann über mehrere Atemzüge geschehen.

Wenn Sie wollen, können Sie die Arme auch mehr zur Seite hin anheben und absenken. Dann weiten sich die Flanken und Achselhöhlen, was sehr anregend für den Einatem ist.

**Variation: Die Arme heben und fallen lassen**

Heben Sie beide Arme langsam in beliebige Höhen, wie oben beschrieben. Aus der Höhe heraus lassen Sie die Arme in die Tiefe **fallen** und schlenkern Sie sie dort aus. Wie reagiert der Atem auf das Heben und Fallenlassen der Arme und Schultern?

Durch das Heben der Arme weitet sich der Brustkorb und lädt den Einatem ein. Im Ausatem lassen Sie Schultern und Arme fallen. Dabei können Sie hörbar „Dampf ablassen". Entweder Sie lassen den Ausatem wie einen Windhauch durch die lockeren Lippen abfließen, oder Sie verbinden den Ausatem mit einem wohligen Seufzen. Lassen Sie den Ausatem vollständig abfließen. Warten Sie die kleine Atemruhe nach dem Ausatem ab, bis der nächste Einatem von selbst auftaucht. Der Einatem trägt die Arme wieder nach oben. Steuern Sie nicht willentlich Ihren Atem! Gerade bei dieser Übung besteht die Gefahr des Überatmens, wenn Sie zu schnell mechanisch ein- und ausatmen, ohne die kleine Ruhe nach dem Ausatem abzuwarten. Wenn es Ihnen noch schwer fällt, den Atem bewusst zuzulassen, wenn die Wahrnehmung von Atem **und** Bewegung zu viel ist, dann vergessen Sie erst einmal den Atem. Nehmen Sie einfach nur wahr, was in der Bewegung von Schultern und Armen geschieht.

Zum Schluss stehen Sie auf. Dehnen und räkeln Sie sich wohlig durch den ganzen Körper hindurch. Schütteln Sie Arme und Beine locker aus.

## *B 14: Die Arme und Schultern loslassen im Liegen*

- **Gut vor dem Einschlafen**
- **Im Bett möglich**
- **Geeignet für Anfänger**
- **Löst Verspannungen in den Armen, Schultern und im Nacken**
- **Fördert das Loslassen und Abgeben an den Boden**
- **Fördert die innere Durchlässigkeit**

**Vorübung**

Sie können die Arme vor der Eingangsphase im Sitzen (siehe B 13) oder nach der Eingangsphase im Liegen (siehe B 22) ausstreichen.

**Eingangsphase**

Richten Sie sich gut in der Rückenlage ein. Die Beine können Sie anstellen oder ablegen. Die Arme legen Sie neben dem Körper auf der Unterlage ab. Lassen Sie sich als Ganzes vom Boden tragen. In diesem Gefühl des Getragenseins lassen Sie den Atem fließen. Wo breitet sich der Atem gerade aus in Ihrem Inneren – immer wieder im Einatem? Legen Sie beide Hände dort auf Ihren Körper, wo Sie jetzt Ihre Atembewegung am deutlichsten spüren. Mit den Händen nehmen Sie die Einatemwelle auf und lassen die Ausatemwelle abfließen.

**Heben, Senken und Ablegen des Arms wie eine Marionette**
**Phase 1: Den Unterarm und das Ellenbogengelenk heben**

Legen Sie den linken Arm auf der Unterlage ab. Stellen Sie sich vor, an der Oberseite Ihres linken Handgelenks ist wie bei einer Marionette ein Faden befestigt. Sie ziehen das Handgelenk an diesem unsichtbaren Faden langsam in die Höhe. Als Erstes hebt das Handgelenk vom Boden ab. Die Hand hängt schlaff im Handgelenk. Unterarm und Ellenbogen werden passiv nachgezogen, bis das Ellenbogengelenk den Boden verlässt. Ziehen Sie das Handgelenk nur so weit in die Höhe, dass das Schulterblatt vollständig auf dem Boden liegen bleiben kann.

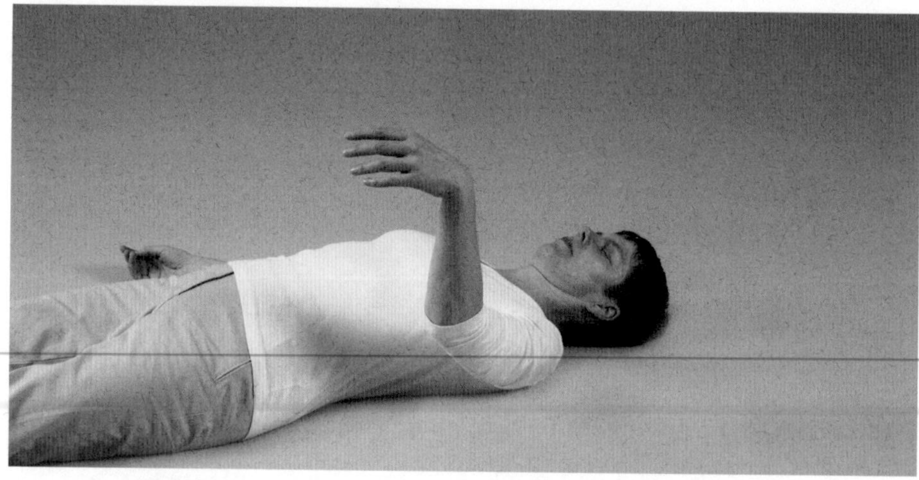

*Den linken Unterarm und das Ellenbogengelenk heben*

Wenn Sie den unsichtbaren Faden am Handgelenk langsam lockern, dann sinkt zuerst der Ellenbogen mit seinem Gewicht zu Boden, Unterarm und Hand folgen nach. Geben Sie Arm und Hand vollständig an den Boden ab. Beide werden bis in das Schulterblatt hinein vom Boden getragen. Lassen Sie den Atem fließen.

Wiederholen Sie das Heben, Senken, Ablegen und Nachspüren des linken Arms einige Male. Wenn Sie mit der Bewegung vertrauter sind, können Sie den Atem beobachten. Wie reagiert der Atem auf das Heben, Senken und Ablegen des Arms? Kann der Atem in die Bewegung einfließen? Falls der Atem noch holpert oder stockt, verändern Sie die Bewegung und lassen sich mehr Zeit. Konzentrieren Sie sich nicht zu stark – weder auf die Bewegung, noch auf den Atem. Betrachten Sie das Ganze als Spiel mit Ihrem Arm.

**Phase 2: Den Arm und das Schulterblatt heben**

Ziehen Sie noch einmal den linken Arm am Handgelenk langsam in die Höhe. Dieses Mal bewegen Sie den Arm weiter nach oben, bis er sich streckt und das Schulterblatt vom Boden abzieht. Lassen Sie den Unterkiefer locker. Geben Sie den Nacken frei, dann rollt der Kopf passiv zur Seite der liegenden rechten Schulter.

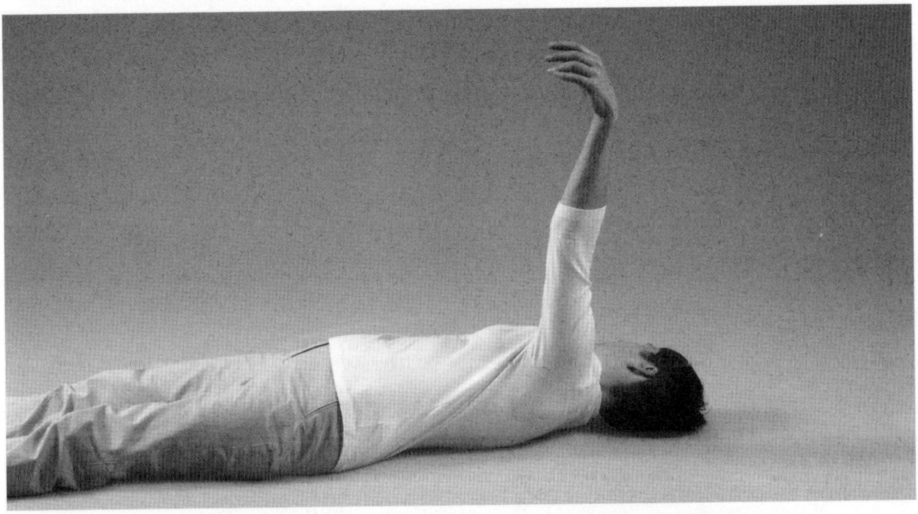

*Den linken Arm und das Schulterblatt heben*

Lösen Sie langsam den unsichtbaren Faden am Handgelenk. Als Erstes sinkt das Schulterblatt auf die Unterlage. Lockern Sie weiter den unsichtbaren Faden am Handgelenk. Der Arm gibt im Ellenbogengelenk nach, und der Ellenbogen sinkt mit seinem Gewicht zum Boden. Unterarm und Hand folgen langsam nach. Geben Sie Arm und Hand vollständig an die Unterlage ab. Beide werden bis in das Schulterblatt hinein gelöst vom Boden getragen. Lassen Sie sich als Ganzes vom Boden tragen. Lassen Sie den Atem fließen.

Heben und senken Sie den linken Arm einschließlich des Schulterblattes einige Male. Legen Sie immer eine kleine Pause ein, wenn der Arm vollständig auf der Unterlage ruht. Zum Schluss liegt der bewegte Arm gelöst neben dem Körper auf der Unterlage.

Legen Sie auch den rechten Arm auf der Unterlage ab. Wie fühlt sich der bewegte Arm an im Vergleich zu dem unbewegten Arm? Wenn Sie Unterschiede wahrnehmen: Sind diese Unterschiede nur im Arm spürbar oder breiten sie sich weiter aus im Rumpf bzw. in der entsprechenden Körperhälfte? Lassen Sie sich als Ganzes vom Boden tragen. Wo dehnt sich der Atem gerade aus in Ihrem Inneren – immer wieder im Einatem? Vielleicht hat der Atem eine Richtung.

Legen Sie die Hand des linken Arms dort auf Ihren Körper, wo Sie Ihre Atembewegung am deutlichsten spüren. Jetzt ziehen Sie den rechten Arm an dem unsichtbaren Faden Ihres Handgelenks in die Höhe, wie oben beschrieben. In der **ersten Phase** heben und senken Sie den Arm ohne Schulterblatt. In der **zweiten Phase** ziehen Sie auch das Schulterblatt vom Boden ab. Schenken Sie dem Heben, Senken und Ablegen des Arms gleich viel Aufmerksamkeit. Gönnen Sie sich immer eine kleine Pause, wenn der Arm auf der Unterlage ruht. Vergewissern Sie sich im Nachspüren, ob Sie Hand und Arm vollständig losgelassen haben.

Zum Schluss können Sie beide Arme gleichzeitig heben, senken und ablegen. Lassen Sie die Arme mal näher, mal weiter weg vom Körper auf der Unterlage landen.

**Wasserpflanze**

Heben Sie noch einmal beide Arme vom Boden ab. Die Schulterblätter bleiben auf der Unterlage liegen. Stellen Sie sich vor, die Arme sind Wasserpflanzen. Die Arme lassen sich vom Wasser in verschiedene Richtungen bewegen. Die Hand- und Ellenbogengelenke geben weich nach. Lassen Sie den Atem in die Wasserbewegung der Arme einfließen.

Wenn Sie genug haben, dürfen beide Arme sehr sanft auf die Unterlage sinken. Lassen Sie die Arme bis in die Schulterblätter hinein gelöst vom Boden tragen. Lassen Sie sich als Ganzes vom Boden tragen. In diesem Gefühl des Getragenseins lassen Sie sich durchströmen von den Wellen Ihres Ein- und Ausatems.

**Alternative nach der Phase 1: Die Arme in den Ellenbeugen öffnen und schließen (siehe B 16)**

*Falls Sie die Arme nicht sehr hoch heben und in ihrer ganzen Länge bewegen können (z. B. weil Sie starke Arm- oder Schulterschmerzen haben), ver-*

*zichten Sie auf Phase 2 und üben im Anschluss an Phase 1 „Die Arme in den Ellenbeugen öffnen und schließen" (siehe B 16). Hier können die Ellenbogen und Oberarme auf der Unterlage liegen bleiben, und Sie bewegen nur die Unterarme und Hände.*

**Alternative zur aktiven Bewegung der Arme (Phase 1 und 2)**

Sie können Ihre Arme von einer Partnerin oder einem Partner **passiv** bewegen lassen (Phase 1 und 2). Wenn eine andere Person Ihre Arme bewegt, spüren Sie noch deutlicher, wo Sie festhalten und wie Sie loslassen können (siehe P 3).

## *B 15: Den Unterarm im Schwerpunkt des Ellenbogengelenks bewegen*

- **Gut vor dem Einschlafen**
- **Im Bett möglich**
- **Löst Anspannungen in den Händen und Unterarmen**
- **Baut die Gesamtspannung im Körper ab**
- **Fördert das Loslassen**
- **Löst den unteren und mittleren Atemraum**

**Hinweis**

*Die Hände sind den ganzen Tag über voll beschäftigt. Viele alltägliche Verrichtungen, die wir mit den Händen ausführen, laufen unbewusst ab (z. B. das Brot streichen, eine Tür öffnen usw.). Stress- und Erregungszustände manifestieren sich unwillkürlich in der Anspannung von Händen und Armen.*

*Eine natürliche Stressreaktion bildet das Ballen der Faust. Mit dem Ballen der Faust erhöhen wir automatisch die Muskelanspannung nicht nur in den Händen und Unterarmen, sondern auch im ganzen Körper (z. B. in der Bauchmuskulatur), und wir werden hellwach („mit gespannter Aufmerksamkeit"). Dies ist ein natürlicher Reflex, der ursprünglich dazu diente, bei Gefahr alle Kräfte zu sammeln, um mit geballter Kraft anzugreifen oder wegzulaufen.*

*Nun ballen wir „zivilisierte" Menschen nicht immer die Faust, wenn wir gestresst sind (obwohl das häufig unbewusst geschieht; beobachten Sie sich einmal in Stress-Situationen). Schließlich haben wir gelernt, unsere Aggressionen nicht direkt zum Ausdruck zu bringen, und wir benehmen uns möglichst unauffällig. Meistens erhöht sich die Spannung in den Händen und Unterarmen unmerklich, und wir stellen die Handgelenke fest. Dieses reicht jedoch schon aus, um die Gesamtspannung im Körper zu erhöhen und den Atem zu blockieren. Bei mangelndem Stressabbau wird die Anspannung der Handgelenke und Unterarme nicht mehr ausreichend gelöst und bleibt als chronische Verspannung bestehen, wodurch wiederum die körperliche Gesamtspannung aufrechterhalten wird.*

*In der folgenden Übungssequenz lernen Sie*

- *das Handgelenk bewusst zu dehnen und zu lösen. Es wird durchlässig, und Sie müssen es nicht mehr festhalten. Sie können darüber hinaus Ihr eigenes Maß in der Dehnung finden, die den Einatem einlädt. Dehnen Sie das Handgelenk zu stark, wird der Atem stocken. Im Lösen der Dehnung lassen Sie sich Zeit, sodass der Ausatem vollständig abfließen kann (Übung 1).*
- *die Hände in der Bewegung der Unterarme passiv hängen zu lassen. Die Hände bleiben bewusst aus dem Spiel (Übung 2).*

**Eingangsphase**

Dehnen und räkeln Sie sich ausreichend auf der Unterlage ein. Die Beine können Sie anstellen oder (über eine Knierolle) ablegen. Lassen Sie sich innerlich auf der Unterlage nieder. Lassen Sie den Atem fließen, ohne einzugreifen. Legen Sie die Hände dort auf Ihren Körper, wo Sie die Atembewegung spüren. Mit den Händen nehmen Sie das Auf und Ab im Ein- und im Ausatem wahr.

**1. Die Dehnung und Lösung der Hände in den Handgelenken**

Stellen Sie einen Unterarm senkrecht in das Ellenbogengelenk. Es gibt eine Stellung im Ellbogengelenk, in der der Unterarm fast schwerelos in der Luft steht. Bewegen Sie den Unterarm im Ellenbogen, bis Sie diesen Punkt gefunden haben. Lassen Sie das Gewicht des Unterarms in den Schwerpunkt des Ellenbogengelenks sinken. Lassen Sie die Hand vollständig in der Handwurzel los. Sie hängt jetzt schlaff im Handgelenk. Ellenbogen, Oberarm und Schulterblatt werden vom Boden getragen. Lassen Sie sich als Ganzes vom Boden tragen. Lassen Sie den Atem fließen.

Richten Sie die Hand langsam im Handgelenk auf und bewegen Sie die Hand über das Handgelenk nach hinten. Spüren Sie die zunehmende Dehnung an der Innenseite des Handgelenks? Diese Dehnung setzt sich in den Handteller und den Unterarm fort. Darf der Unterkiefer locker sein? Kann der Atem fließen?

Bewegen Sie die Hand langsam wieder über das Handgelenk zurück und lassen Sie sie langsam sinken. Schließlich hängt die Hand wieder schlaff im Handgelenk. Legen Sie eine kleine Pause ein. Haben Sie die Hand vollständig losgelassen? Durch das Gewicht der hängenden Hand wird jetzt die Oberseite der Handwurzel passiv gedehnt.

Wiederholen Sie das langsame Aufrichten, Absinken und Hängenlassen der Hand einige Male. Schenken Sie jeder dieser drei Phasen gleichviel Aufmerksamkeit. Das Aufrichten und Dehnen der Hand lädt den Einatem ein. Wenn Sie die Hand allerdings zu stark dehnen, blockiert der Atem. Falls der Atem stockt, führen Sie die Dehnung wahrscheinlich zu massiv aus oder Sie konzentrieren sich zu stark. Schütteln Sie in diesem Fall die Hand aus und fangen Sie noch einmal von vorne an. Dehnen Sie das Handgelenk so, dass der Einatem kommen kann. Im Absenken der Hand darf der Ausatem abfließen. Lassen Sie die Hand eine Weile schlaff im Handgelenk hängen –, der Atem darf weiterfließen.

Zum Schluss lassen Sie den Unterarm und die Hand sehr sanft auf die Unterlage gleiten. Hand, Arm und Schulterblatt werden vom Boden getragen. Lassen Sie sich als Ganzes vom Boden tragen. Lassen Sie den Atem fließen. Vielleicht möchten Sie auch den zweiten Arm auf die Unterlage legen und beide Hände und Arme im Vergleich spüren.

Legen Sie die bewegte Hand dort auf Ihren Körper, wo Sie Ihre Atembewegung wahrnehmen. Stellen Sie den zweiten Arm ins Ellenbogengelenk und wiederholen Sie die Übung mit der zweiten Hand, wie oben beschrieben. Später können Sie auch beide Hände gleichzeitig oder im Wechsel in den Handgelenken bewegen (bitte aber erst, wenn Sie mit der Bewegung vertraut sind).

**2. Den Unterarm im Schwerpunkt des Ellenbogengelenks bewegen**

Legen Sie beide Hände dort auf Ihren Körper, wo Sie Ihre Atembewegung am deutlichsten spüren. Mit den Händen nehmen Sie eine Weile das Auf und Ab im Ein- und im Ausatem wahr.

Stellen Sie sich vor, an der Oberseite des linken (oder rechten) Handgelenks ist wie bei einer Marionette ein Faden befestigt (siehe B 14). Sie ziehen das Handgelenk und den Unterarm an diesem Faden langsam in die Höhe, bis der Ellenbogen vom Boden abhebt. Das Schulterblatt darf auf dem Boden ruhen. Die Hand hängt lasch im Handgelenk.

Lockern Sie den unsichtbaren Faden so weit, dass der Ellenbogen auf der Unterlage landen kann. Der Unterarm bleibt senkrecht stehen und sinkt mit seinem Gewicht am unteren Ende in das Ellbogengelenk. Vielleicht müssen Sie den Unterarm minimal im Ellbogengelenk bewegen, bis Sie den optimalen Schwerpunkt finden. Dann steht der Unterarm von selbst in der Luft, und Sie brauchen ihn nicht zu halten. Die Hand hängt schlaff im Handgelenk.

Lassen Sie Ellenbogen, Oberarm und Schulterblatt vom Boden tragen. Lassen Sie sich als Ganzes vom Boden tragen. Der Atem darf fließen.

Jetzt bewegen Sie den Unterarm im Ellenbogengelenk in verschiedene Richtungen. Der Unterarm kehrt immer wieder mal in den Schwerpunkt des Ellenbogengelenks zurück. Er darf sich mal näher, mal weiter von seinem Schwerpunkt entfernen. Er kann auch um das Zentrum im Ellenbogengelenk größere oder kleinere Kreise ziehen. Lassen Sie den Atem in die Bewegung einfließen. Die Hand bleibt die ganze Zeit im Handgelenk passiv hängen. Wie fühlt sich das an, wenn die Hand völlig aus dem Spiel bleibt? Lassen Sie den Unterkiefer locker.

Wenn Sie genug haben, dürfen Unterarm und Hand ganz weich auf die Unterlage sinken. Lassen Sie Hand, Unterarm und Oberarm bis in das Schulterblatt hinein vollständig vom Boden tragen. Lassen Sie sich als Ganzes vom Boden tragen. Lassen Sie den Atem fließen.

Wenn Sie möchten, können Sie auch den anderen Arm auf der Unterlage ablegen und beide Arme im Vergleich wahrnehmen. Wo breitet sich der Atem gerade aus in Ihrem Inneren? Legen Sie nun die Hand des bewegten Arms auf Ihren Körper –, dort, wo Sie die Atembewegung am deutlichsten spüren.

Wiederholen Sie die Übung mit dem zweiten Arm, wie oben beschrieben, und spüren Sie anschließend gut nach. Sie können die Übung auch mit beiden Unterarmen gleichzeitig ausführen.

Ganz zum Schluss legen Sie die Hände auf der Unterlage oder auf dem Körper ab, wie es sich am stimmigsten für Sie anfühlt. Wo breitet sich der Atem in Ihrem Inneren aus – immer wieder im Einatem? Lassen Sie den Ausatem abfließen und warten Sie, bis der nächste Einatem von selbst auftaucht.

---

## *B 16: Die Arme in den Ellenbeugen öffnen und schließen*

- **Gut vor dem Einschlafen oder bei nächtlichem Erwachen**
- **Im Bett möglich**
- **Fördert die Zentrierung im mittleren Atemraum**
- **Fördert innere Ruhe und Gelassenheit**

**Hinweis**

*Der mittlere Atemraum umfasst den Bauch vom Bauchnabel bis zur Brustbeinspitze, die unteren Rippenbögen und die Flanken. In diesem Raum schwingt der zentrale Atemmuskel, das Zwerchfell. Außerdem befinden sich hier die Bauchorgane Leber und Galle (rechts), Magen (Mitte), Bauchspeicheldrüse und Milz (links) und die Nieren hinten. Auch das vegetative Nervengeflecht des Solarplexus ist hier lokalisiert. In der Atemtherapie nennt man diesen ringförmigen Bereich „Oberbauchring". Stress- und Erregungszustände verursachen vielfältige, auch nächtliche Störungen der Bauchorgane, die einen erholsamen Schlaf erschweren oder verhindern.*

*In dem mittleren Atemraum können Sie bei entsprechendem Lösen und Einlassen Zentrierung, Ruhe, Gelassenheit und Einssein mit sich selbst erfahren.*

**Eingangsphase**

Schlängeln Sie sich mit Becken und Wirbelsäule genüsslich auf der Unterlage ein (siehe A 2). Lassen Sie sich innerlich auf der Unterlage nieder. Die Beine können Sie ablegen (evtl. über eine Knierolle) oder anstellen. Die Arme liegen auf der Unterlage. Lassen Sie den Atem fließen.

**Das Ausstreichen des Oberbauchs**

*Das Ausstreichen des Oberbauchs und der Flanken beruhigt die inneren Organe, macht Ihnen diesen Körper- und Atemraum bewusst und regt die Zwerchfelltätigkeit an. Die Drehung des Oberkörpers fördert die Auffächerung der Rippen und damit die Atembewegung.*

Legen Sie die **linke** Hand auf die Mitte Ihres Oberbauchs. Streichen Sie mit dieser Hand flächig über die rechten Rippenbögen in die Flanke hinein. Drehen Sie den Oberkörper nach rechts, damit die Hand über die Flanke bis zum Rücken streichen kann. Der Kopf rollt passiv mit. Lassen Sie sich weich in die Drehung der Brustwirbelsäule ein. Spüren Sie, wie sich die linken Rippen bis in den Rücken hinein auffächern und sich die linke Flanke dehnt? Kann der Einatem in die Dehnung fließen? Im Ausatem streicht die Hand zur Mitte zurück, dreht der Oberkörper gleichzeitig in die Mittellage zurück und der Kopf rollt passiv nach.

Streichen Sie nun mit der **rechten** Hand von der Oberbauchmitte über die linken Rippenbögen und die linke Flanke flächig bis zum Rücken. Der Oberkörper dreht sich nach links, der Kopf rollt passiv mit. Jetzt dehnen sich die rechten Rippenbögen und Flanken bis in den Rücken hinein. Darf der Einatem in die Dehnung fließen? Im Ausatem streichen Sie mit der rechten Hand über die Rippenbögen zur Oberbauchmitte zurück; der Oberkörper dreht sich in die Mittellage, und der Kopf rollt passiv nach. Wiederholen Sie das Ausstreichen abwechselnd nach links und nach rechts.

Wenn Sie genug haben, legen Sie beide Hände auf die unteren Rippenbögen und den Bauch. Die Ellenbogen ruhen auf der Unterlage. Wie fühlen sich die Hände hier an? Können Sie Atembewegung unter Ihren Händen wahrnehmen? Weiten sich die Rippen im Einatem? Strömt der Atem vielleicht auch in die Flanken und nach hinten in die Rückseite hinein?

**Das Ausstreichen der Arminnenseiten und Flanken**

Streichen Sie mit der linken Hand die Innenseite Ihres rechten Arms aus. Hierfür müssen Sie den rechten Arm etwas anheben. Die linke Hand streicht möglichst flächig vom rechten Daumen über den Unterarm, die Ellenbeuge, den Oberarm in die Achselhöhle hinein, von dort streicht sie weiter die rechte Flanke abwärts bis über die Hüfte aus. Wiederholen Sie das Ausstreichen des rechten Arms einige Male.

Legen Sie die Arme auf der Unterlage ab. Wie fühlen sich die Arme und Flanken im Vergleich an? Lassen Sie den Atem fließen.

Wiederholen Sie das Ausstreichen der linken Arminnenseite und der linken Flanke mit der rechten Hand, wie oben beschrieben.

**Das Öffnen und Schließen der Arme in den Ellenbeugen**

*In dieser Übung weiten Sie den mittleren Atemraum durch das Öffnen der Arme für den Einatem. Wenn Sie die Hände zum Bauch zurückführen, können Sie vielleicht wahrnehmen, wie sich der Ausatem in der Mitte dieses Raums sammelt und Sie zentriert.*

Beide Hände liegen anschmiegsam auf Ihren unteren Rippen und dem Oberbauch. Die Ellenbogen, Oberarme und Schulterblätter werden vom Boden getragen. Lassen Sie sich als Ganzes vom Boden tragen. Lassen Sie den Atem fließen.

Bewegen Sie nun die rechte Hand und den Unterarm vom Körper weg nach außen, so, als ob Sie jemanden mit einer einladenden Geste begrüßen würden. Der Ellenbogen bleibt auf der Unterlage liegen. Die Innenseite der Ellenbeuge und des Unterarms sowie die Handinnenfläche öffnen sich nach außen in einer weichen und fließenden Bewegung. Können Sie das Ellenbogengelenk freigeben? Darf das Handgelenk die öffnende Geste in die Handmitte hinein durchlassen?

In einer ebenso weichen, fließenden Bewegung kehren die Hand und der Unterarm zum Körper zurück; die Ellenbeuge schließt sich, und die Hand legt sich neben die Ruhehand auf den Oberbauch. Lassen Sie sich innerlich auf dieses Öffnen und Schließen der Ellenbeuge mit dem Unterarm ein. Darf der Atem fließen? In der weitenden Bewegung der Ellenbeuge, des Unterarms und der Hand laden Sie den Einatem ein. Auf ihrer Rückkehr bringen

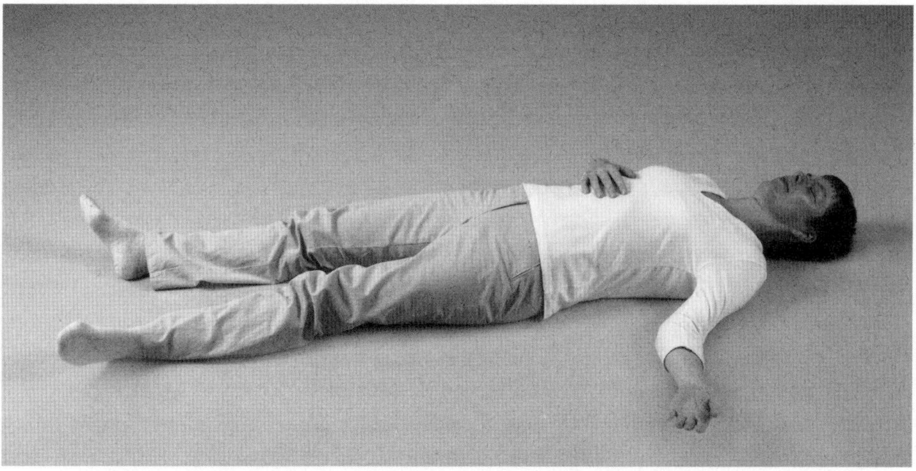

*Die linke Hand und den Unterarm mit einladender Geste nach außen bewegen*

die Hand und der Unterarm den Ausatem in Ihren Bauch zurück. Hier, in Ihrem Inneren, sammelt und verdichtet sich der Ausatem zur Mitte hin. Durch die Ruhehand bleiben Sie innerlich verbunden mit dieser Mitte, während Sie den anderen Unterarm wieder einatmend in den Außenraum öffnen.

Wiederholen Sie das Öffnen und Schließen abwechselnd mit der rechten und der linken Hand und dem entsprechendem Unterarm. Später können Sie beide Hände und Unterarme gleichzeitig in den Ellenbeugen öffnen und schließen.

Wenn Sie genug haben, dürfen die Hände weich auf Ihrem Oberbauch ruhen. Lassen Sie sich als Ganzes vom Boden tragen. Lassen Sie den Atem fließen. Sammeln Sie Ihre Aufmerksamkeit unter Ihren Händen in der Mitte Ihres Bauchraums. Von dieser Mitte dehnt sich der Einatem zu den Körperwänden hin aus, und in diese Mitte kehrt er im Ausatem zurück.

## *B 17: „Handblüte“*

- **Gut vor dem Einschlafen oder bei nächtlichem Erwachen**
- **Löst Verspannungen in den Händen und Handgelenken**
- **Löst den unteren Atemraum**

**Hinweis**

*Das Spiel der Hände in den Handgelenken mag Ihnen anfangs ungewohnt, vielleicht sogar unangenehm oder fragwürdig erscheinen. Haben Sie schon einmal einer Bauchtänzerin zugeschaut? Diese bewegt ihr Becken und gleichzeitig die Hände in den Handgelenken.*

*Im menschlichen Körper gibt es Entsprechungen, die mit dem logischen Verstand nicht so ohne weiteres nachzuvollziehen sind, aber aufgrund der Erfahrung eindeutig zusammenhängen. Die Hände spiegeln den ganzen Menschen und seine Atemräume wider (siehe S 6). Den Handwurzeln (Handgelenken) entspricht der untere Atemraum im Becken und Bauch. Wenn Sie sich als Ganzes in die Bewegung der Handgelenke einlassen können, dann werden Sie mit der Zeit spüren, wie sich der Atem in der Tiefe des Becken-Bauchraums entfalten kann (siehe auch Kap. 5.5). Die Hauptübung stellt eine Weiterentwicklung zur Übung 1 in B 15 („Die Dehnung und Lösung der Hände in den Handgelenken") dar.*

**Eingangsphase**

Dehnen und räkeln Sie sich ausreichend auf der Unterlage ein. Entscheiden Sie selbst, ob Sie die Beine ablegen oder anstellen möchten. Lassen Sie sich innerlich auf der Unterlage nieder. Lassen Sie den Atem fließen. Wenn Sie möchten, legen Sie die Hände dort auf Ihren Körper, wo Sie die Atembewegung spüren. Lassen Sie die Luft ohne Anstrengung durch die Nase ein- und ausströmen. Die Luft strömt durch die Nase ein, und der Atem breitet sich in Ihrem Inneren aus bis zu den Händen hin. Lassen Sie die Ausatemwelle abfließen. Warten Sie, bis der Impuls zum Einatmen von selbst entsteht.

**Die Hände streichen sich gegenseitig aus**

Führen Sie die Hände über Ihrem Körper zusammen. Die Hände streichen sich gegenseitig achtsam aus. Berühren Sie die Handgelenke, die Handinnenflächen, die Finger und Fingerzwischenräume, die Handrücken. Lassen Sie den Atem fließen. Was kommt von der Berührung innerlich bei Ihnen an? Welche Bereiche Ihrer Hände fühlen sich vertrauter, welche eher fremd oder ungewohnt an?

Probieren Sie unterschiedliche Berührungen aus: Streichen, drücken, kneten, falten, halten Sie Ihre Hände… Wenn Sie genug haben, legen Sie die Hände dort auf Ihren Körper, wo Sie die Atembewegung am deutlichsten spüren. Nehmen Sie die Hände in Berührung mit Ihrem Körper und im Fließen Ihres Atems wahr.

**Handblüte**

Stellen Sie die Unterarme senkrecht in die Ellenbogengelenke. Es gibt eine Stellung in den Ellenbogengelenken, in der die Unterarme fast schwerelos in der Luft stehen. Bewegen Sie die Unterarme in den Ellenbogen, bis Sie diesen Punkt gefunden haben. Lassen Sie das Gewicht der Unterarme in den Schwerpunkt der Ellenbogengelenke sinken. Die Hände hängen schlaff in den Handgelenken. Ellenbogen, Oberarme und Schulterblätter werden vom Boden getragen. Lassen Sie sich als Ganzes vom Boden tragen. Lassen Sie den Atem fließen.

Drehen und bewegen Sie nun die Hände langsam und deutlich spürbar in den Handgelenken. Sie können die Hände einzeln, wechselnd oder gleichzeitig bewegen. Achten Sie darauf, dass die Bewegung aus den Handwurzeln heraus geschieht; die Handmitten und Finger nehmen den Impuls der Handgelenke auf und malen ihn aus. Lassen Sie sich Zeit, bis die Handgelenke geschmeidig werden können.

Die Handgelenke sind die lebendigen Wurzeln Ihrer Hände. Die Innenseiten der Hände – die Handmitten – und die Finger entfalten sich aus der Grundbewegung der Handgelenke wie eine Blüte, die ihren Kelch öffnet und wieder verwelken lässt. – In das Spiel Ihrer Hände lassen Sie den Atem fließen.

Schließlich sinken die Hände und Unterarme sanft auf die Unterlage nieder. Lassen Sie Hände und Arme bis in die Schulterblätter hinein gelöst vom Boden tragen. Spüren Sie die Lösung in den Handgelenken? Lassen Sie sich als Ganzes vom Boden tragen. In diesem Gefühl des Getragenseins kann sich der Atem in Ihrem Inneren entfalten. Wo breitet sich der Atem in Ihrem Inneren aus? Wenn Sie möchten, können Sie die Hände dort auf Ihren Körper legen. Lassen Sie sich durchströmen von den Wellen Ihres Ein- und Ausatems.

## *B 18: Den Arm im Schwerpunkt des Schultergelenks bewegen*

- **Gut vor dem Einschlafen oder bei nächtlichem Erwachen**
- **Im Bett möglich**
- **Löst Verspannungen in der Schulter- und Nackenmuskulatur**

**Vorübung**

Als Vorübung können Sie die Arme vor der Eingangsphase im Sitzen (siehe B 13) oder nach der Eingangsphase im Liegen (siehe B 22) ausstreichen.

**Eingangsphase**

Dehnen und räkeln Sie sich gut auf der Unterlage ein. Die Beine können Sie ablegen (evtl. über eine Knierolle) oder anstellen. Lassen Sie sich als Ganzes vom Boden tragen. Lassen Sie den Atem fließen. Legen Sie die Hände auf Ihren Körper und spüren Sie mit den Händen die Atembewegung.

**Den ganzen Arm im Schwerpunkt des Schultergelenks bewegen**

Stellen Sie sich vor, an der Oberseite Ihres linken (oder rechten) Handgelenks ist ein unsichtbarer Faden befestigt (siehe B 14). Sie ziehen das Handgelenk an diesem Faden langsam nach oben. Die Hand hängt schlaff im Handgelenk. Unterarm und Ellenbogen heben vom Boden ab. Sie ziehen das Handgelenk an dem unsichtbaren Faden immer weiter in die Höhe, bis der Arm sich streckt und das Schulterblatt vom Boden abzieht. Lassen Sie den Unterkiefer locker. Darf der Atem fließen?

Lockern Sie den unsichtbaren Faden etwas, sodass das Schulterblatt auf die Unterlage zurücksinkt. Der Arm steht noch senkrecht in der Luft. Er ist locker aufgerichtet. Die Hand hängt schlaff im Handgelenk. Lassen Sie das ganze Gewicht des Arms am unteren Ende in den Schwerpunkt des Schultergelenks sinken. Bewegen Sie den aufgerichteten Arm etwas im Schultergelenk, bis Sie den optimalen Schwerpunkt gefunden haben. Dann steht der Arm von selbst in der Luft, und Sie müssen ihn kaum mehr halten. Lassen Sie den Arm eine Weile im Schwerpunkt stehen. Das Schulterblatt wird vom Boden getragen. Sie werden als Ganzes vom Boden getragen. Lassen Sie den Atem fließen.

Im Fließen Ihres Atems bewegen Sie nun den aufgerichteten Arm vom Schwerpunkt des Schultergelenks aus in verschiedene Richtungen. Der Arm kehrt immer wieder in den Schwerpunkt des Schultergelenks zurück. Er darf sich mal näher, mal weiter von seinem Schwerpunkt entfernen. Er kann um das Zentrum im Schultergelenk größere oder kleinere Kreise ziehen. Lassen Sie den Atem in die Bewegung einfließen. Die Hand bleibt die ganze Zeit im Handgelenk passiv hängen. Darf der Unterkiefer locker sein?

Wenn Sie genug haben, lockern Sie den unsichtbaren Faden am Handgelenk. Als Erstes gibt der Arm im Ellenbogengelenk nach, und der Ellenbogen sinkt mit seinem Gewicht auf die Unterlage. Unterarm und Hand folgen nach. Lassen Sie Hand, Arm und Schulterblatt vollständig vom Boden tragen. Lassen Sie sich als Ganzes vom Boden tragen. Lassen Sie den Atem fließen. Wenn Sie möchten, können Sie auch den zweiten Arm auf die Unterlage legen und beide Arme im Vergleich spüren. Wo breitet sich der Atem gerade aus in Ihrem Inneren? Bei Bedarf legen Sie die Hand des bewegten Arms auf den Körper und spüren die Atembewegung.

Wiederholen Sie die Übung mit dem zweiten Arm, wie oben beschrieben. Bei ausreichender Erfahrung können Sie auch beide Arme gleichzeitig in den Schultergelenken bewegen. Anschließend spüren Sie immer gut nach.

**Variante: Scheinwerfer**

Sie stellen einen Arm senkrecht in den Schwerpunkt des Schultergelenks, wie oben beschrieben. Anders als in obiger Übung stellen Sie die Hand im Handgelenk auf. Stellen Sie sich vor, aus den Fingerkuppen strömt Licht. Bewegen Sie den ganzen Arm-Scheinwerfer aus dem Schwerpunkt des Schultergelenks heraus in die verschiedenen Richtungen. Das Schulterblatt bleibt die ganze Zeit auf der Unterlage liegen. Strahlen Sie mit den Fingerkuppen den Raum in alle Richtungen aus. Malen Sie Leuchtspuren in die Luft. Bleiben Sie die ganze Zeit gut im Anschluss an Ihre Atembewegung.

Zum Schluss sinkt der Arm, wie oben beschrieben, sanft auf die Unterlage zurück. Geben Sie Arm und Hand vollständig an die Unterlage ab. Lassen Sie sich als Ganzes vom Boden tragen. In diesem Gefühl des Getragenseins lassen Sie den Atem in Ihrem Inneren fließen.

Auch diese Übung können Sie mit den Armen abwechselnd oder gleichzeitig ausführen.

## *B 19: Herz und Bauch*

- **Auf dem Boden oder in einem breiten Bett üben**
- **Gut vor dem Einschlafen**
- **Öffnet den Herzraum**
- **Fördert die Durchlässigkeit für das Fließen des Atems in den Becken-Bauchraum**

**Eingangsphase**

Dehnen und räkeln Sie sich gut auf der Unterlage ein. Gähnen und seufzen Sie, wenn Sie das Bedürfnis haben.

Schließen Sie die Augen und kommen Sie zur Ruhe. Lassen Sie sich innerlich auf der Unterlage nieder, und lassen Sie sich vom Boden tragen. In diesem Gefühl des Getragenseins spüren Sie, wie sich der Atem in Ihrem Inneren entfaltet. Lassen Sie den Atem kommen und gehen, ohne einzugreifen.

**Öffnen und Schließen der Arme und Hände („Planetarium")**

Legen Sie die Hände auf Ihre Brust. Achten Sie darauf, dass die Ellenbogen dem Boden aufliegen. Falls die Arme nicht reichen, legen Sie die Hände seitlich auf der Brust ab. Spüren Sie Ihre Schulterblätter im Kontakt zur Unterlage, und lassen Sie die Schulterblätter vom Boden tragen.

Jetzt wandern Sie mit Ihrer inneren Aufmerksamkeit zu den Händen auf Ihrer Brust. Wie fühlen sich die Hände hier an? Nehmen Sie den Raum wahr zwischen Ihren Händen oben und Ihren Schulterblättern unten. Lassen Sie den Atem fließen. Heben Sie die Hände langsam senkrecht in die Höhe. Die Ellenbogen folgen den Händen nach und heben vom Boden ab. In der Aufwärtsbewegung schauen die Handinnenflächen weiter nach unten auf die Brust. Die Hände nehmen den wachsenden Luftraum zwischen sich und dem Brustkorb wahr. Die Schulterblätter bleiben auf dem Boden liegen.

Schließlich schweben die Hände hoch oben in der Luft, die Fingerspitzen sind einander zugewandt. Die Arme sind halbrund gestreckt, und die Schulterblätter lassen sich vom Boden tragen. Hände und Arme bilden ein gewölbtes Kuppeldach über Ihrem Brustkorb.

Jetzt öffnen sich Arme und Hände, ähnlich, wie sich die Kuppel eines Planetariums langsam fließend dem Sternenhimmel öffnet. Die Hände entfernen sich voneinander und beschreiben einen großen Bogen durch die Luft seitlich nach unten zum Boden hin.

Schließlich landen die Arme auf dem Boden und bleiben T-förmig zum Rumpf auf der Unterlage liegen. Lassen Sie die Arme ausgebreitet mit den Handinnenflächen nach oben ruhen. Spüren Sie die Hände und Arme in ihrer Verbindung zu den Schulterblättern. Lassen Sie Hände, Arme und Schulterblätter vom Boden tragen.

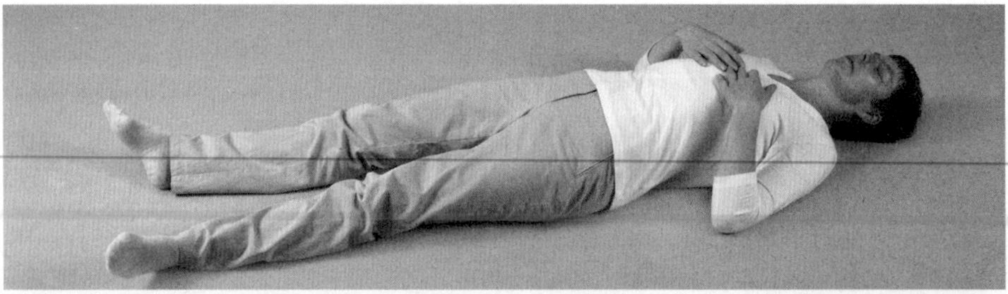

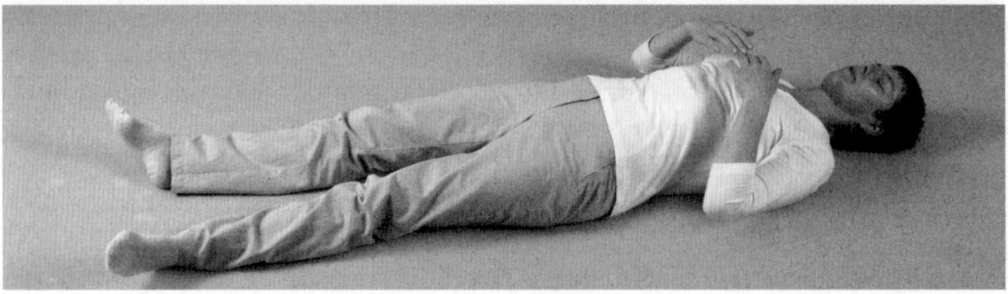

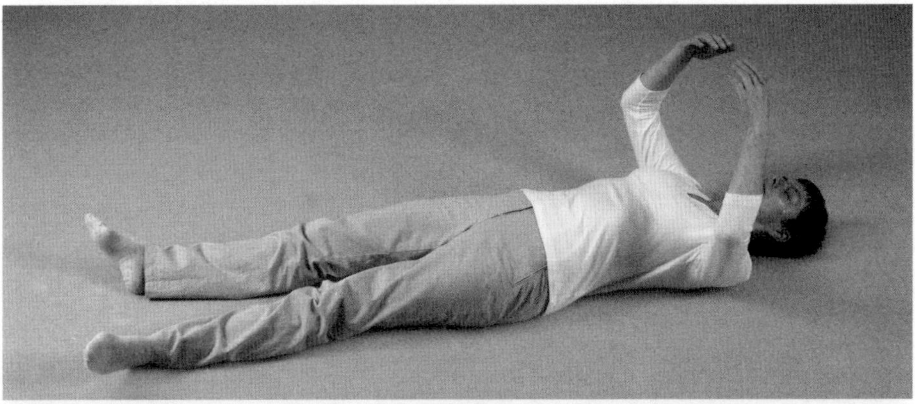

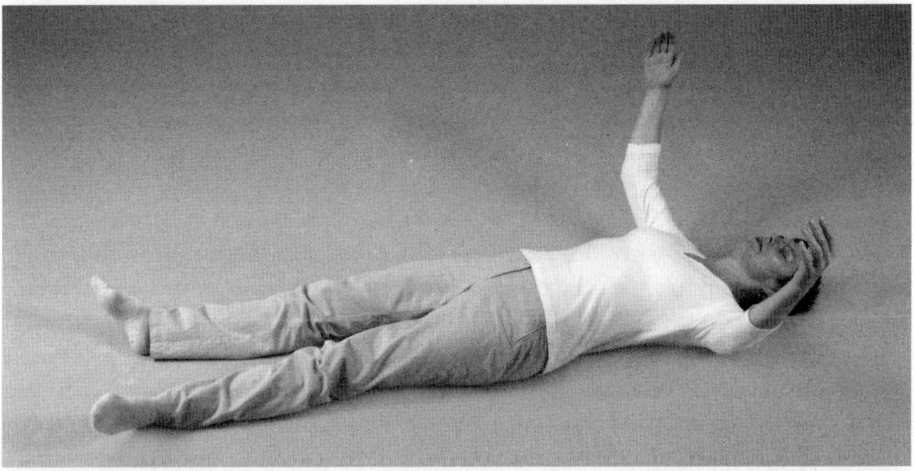

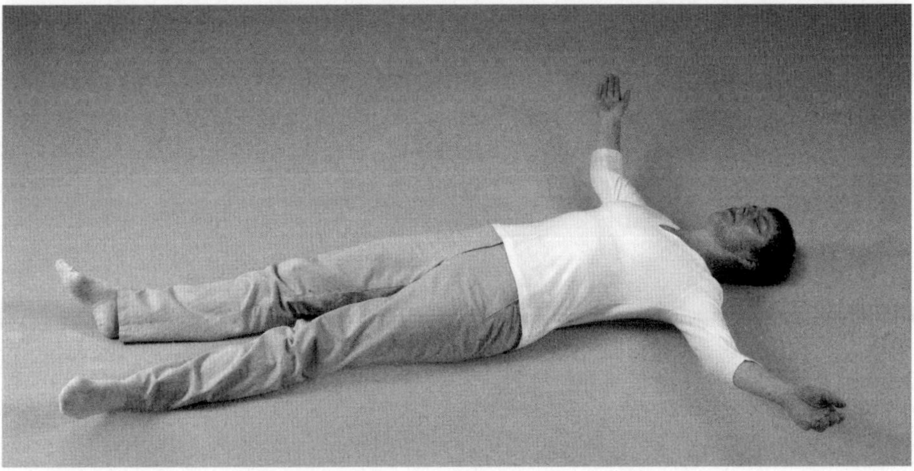

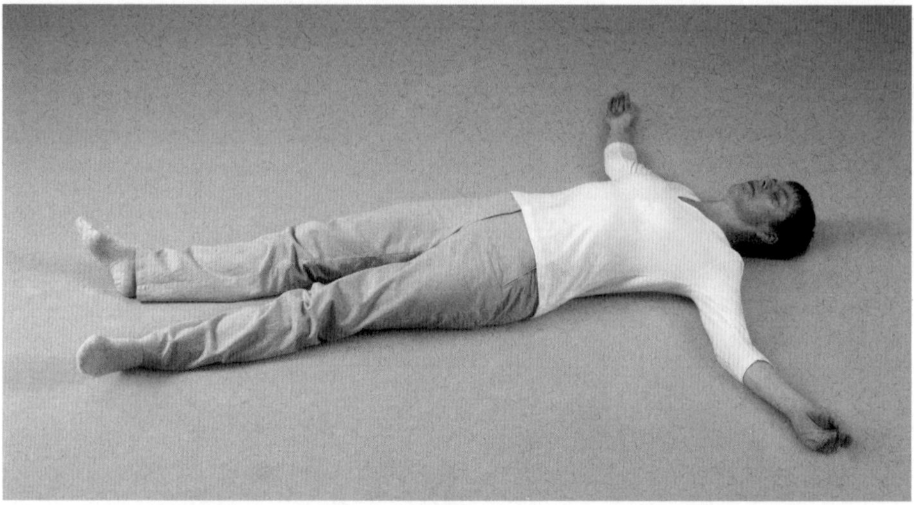

*Die Hände und Arme öffnen sich wie das Kuppeldach eines Planetariums*

Durch die Ausbreitung der Arme sind die Achselhöhlen und Flanken geöffnet; der Brustkorb ist geweitet. Nehmen Sie Ihren Atem wahr. Wohin breitet sich der Atem in Ihrem Inneren aus, wohin fließt er ab?

Jetzt heben Sie die Arme sanft vom Boden ab und bewegen sie in großem Bogen durch den Luftraum nach oben zur Mitte zurück, ähnlich, wie die Kuppel eines Planetariums sich wieder schließt. Die Hände schweben in der Höhe und bilden zusammen mit den leicht gebeugten Armen ein gewölbtes Dach über Ihrem Brustkorb.

Die Handinnenflächen schauen nach unten auf die Brust und senken sich langsam hinab, bis sie wieder auf Ihrer Brust landen. Die Ellenbogen sinken gleichzeitig auf die Unterlage zurück. Spüren Sie die Nähe der Hände auf Ihrem Körper. Wo breitet sich der Atem gerade aus in Ihrem Inneren?

Wiederholen Sie das Öffnen und Schließen der Arme so oft, bis Sie genug haben. Achten Sie darauf, dass die Bewegung langsam geschieht und vom Atem getragen wird. Spüren Sie den Weg der Arme und Hände durch den Luftraum. Legen Sie immer eine kleine Pause ein, wenn die Arme ausgebreitet auf dem Boden und wenn die Hände schützend auf Ihrer Brust liegen.

Zum Schluss liegen die Hände wieder auf Ihrer Brust. Die Luft strömt durch die Nase ein, dehnt sich in Ihrem Inneren aus im Einatem und fließt wieder ab im Ausatem. Lassen Sie den Atem kommen und gehen wie Wellen, die hin- und herfluten.

**Ausstreichen der Vorderseite**

Jetzt streichen Sie mit den Handflächen von Ihrer Brust über die Bauchdecke abwärts bis zu den Beinen hin. Das Abstreichen der Hände von außen begleitet das Strömen des Atems in Ihrem Inneren. Vielleicht spüren Sie, wie das Abstreichen im Ausatem geschieht. Im Einatem kehren die Hände durch die Luft auf die Brust zurück. Mehrmals gleiten die Hände von der Brust auf Ihrem Körper nach unten bis zu den Beinen hin. Achten Sie darauf, dass Sie sich nicht nur mit den Fingerspitzen, sondern mit den ganzen Handflächen ausstreichen. Schließlich suchen sich die Hände einen guten Platz auf dem Bauch, wo sie entspannt ruhen können. Die Ellenbogen und Schultern liegen gelöst auf dem Boden.

**Wahrnehmung der Becken-Bauchatmung**

Wie fühlen sich die Hände auf Ihrem Bauch an? Was kommt von den Händen innerlich bei Ihnen an? Lassen Sie sich Zeit und nehmen Sie Ihren Atem wahr, der von alleine kommt und geht. Sie lassen die Luft ohne Anstrengung durch die Nase ein- und ausströmen. Vielleicht spüren Sie einen zarten Lufthauch an den Nasenlöchern oder in den Nasengängen.

Sie lassen die Luft durch die Nase einströmen und nehmen wahr, wie sich der Atem in Ihrem Inneren weiter nach unten hin ausdehnt im Einatem. Kommt die Atemwelle auch unter Ihren Händen auf dem Bauch an? Dehnen Sie Ihre Aufmerksamkeit sowohl auf die Nase als auch auf die Hände auf dem Bauch aus. Ihre Aufmerksamkeit verbindet sich mit der Luft, die durch die Nase einströmt, und dem Atem, der sich in Ihrem Inneren ausdehnt – vielleicht bis zu den Händen hin – und wieder abfließt im Ausatem.

Wohin strömt die Ausatemwelle in Ihrem Inneren? Warten Sie die kleine Ruhe nach dem Ausatem ab, bis die Luft von selbst in die Nase einströmt. Ihre Aufmerksamkeit fließt mit dem Atem auf und ab, hin und her.

**Hinweis**

*Der Herzraum ist eng mit unserer Gefühlswelt, auch mit dem spirituellen Erleben verbunden. Falls starke Gefühle auftauchen, praktizieren Sie Übungen, die Sie im Becken-Bauchraum verankern (z. B. B 7 oder B 8).*

## *B 20: Die Arme und Schultern nach unten ziehen*

- **Löst Verspannungen in den Armen und im Schulter-Nackenbereich**
- **Gut vor dem Einschlafen**
- **Im Bett möglich**

**Eingangsphase**

Dehnen und räkeln Sie sich gut auf der Unterlage ein. Kommen Sie zur Ruhe. Die Beine können Sie anstellen oder ablegen (evtl. über eine Knierolle). Die Arme legen Sie neben den Körper auf die Unterlage.

**Vorübung: Massage des Trapezius**

Mit der rechten Hand umgreifen Sie den linken oberen Schulterrand. Die Finger und Daumen weisen zum Rücken nach unten. Die Handballen liegen auf dem Schultergrat. Mit den Fingern packen Sie den Trapezius-Muskel an der Rückseite des Schulterrandes und ziehen ihn kräftig zum Daumenballen nach oben. Bei starken Muskelverspannungen kann dies zunächst schmerzhaft sein. Wiederholen Sie diesen „Hundegriff" einige Male und arbeiten Sie den Trapezius-Muskel bis zum Nacken durch. Im Nacken massieren Sie den Muskelstrang entlang der Wirbelsäule bis zum Schädelrand ebenfalls mit dem Hundegriff.

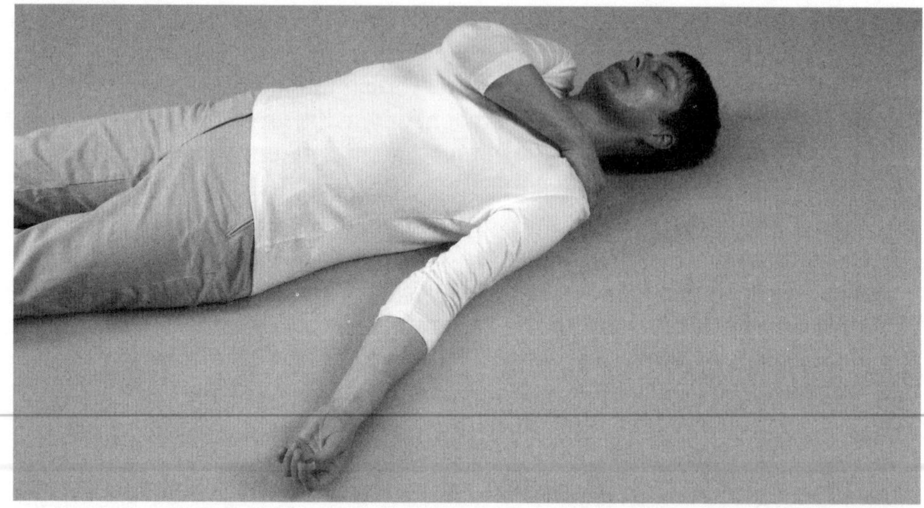

*Die rechte Hand massiert den Trapezius-Muskel am linken Schulterrand*

Schütteln Sie die rechte Hand gut aus und legen Sie sie auf der Unterlage ab. In Ruhe spüren Sie nach, wie sich jetzt die linke Schulter- und Nackenpartie anfühlt. Streichen Sie mit der rechten Hand vom Brustbein unterhalb des linken Schlüsselbeins bis zur Schulterkuppe entlang. Streichen Sie diesen Bereich mehrmals flächig und sanft aus. Wie fühlt sich dieses Ausstreichen an? Legen Sie die Hand wieder ab. Lassen Sie den Atem fließen. Wo breitet sich der Atem gerade aus in Ihrem Inneren – immer wieder im Einatem?

Wiederholen Sie die Massage und das Ausstreichen mit der linken Hand auf der rechten Seite. Spüren Sie auch hier gut nach und lassen Sie den Atem fließen.

**Den Arm mit der aufgerichteten Hand in die Verlängerung ziehen**

Beide Hände liegen mit den Handinnenflächen nach unten auf der Unterlage. Richten Sie die rechte Hand im Handgelenk auf. Gleichzeitig schieben Sie die Unterseite des Handgelenks mit dem Unterarm auf der Unterlage fußwärts – so, als ob Sie mit den Handballen einen Gegenstand wegschieben würden. Der rechte Arm wird bis in die Schulter- und Nackenregion hinein in die Verlängerung gedehnt. Darf der Einatem in die Dehnung fließen? Lassen Sie die Hand langsam aus der Dehnspannung los und auf den Boden sinken. Dadurch zieht sich der Arm von selbst zurück. Diese Lösung darf im Ausatem geschehen. Legen Sie ein kleines Päuschen ein. Können Hand, Arm und Schulter völlig gelöst auf der Unterlage ruhen?

In einer Einatemphase richten Sie die Hand wieder auf und schieben das Handgelenk mit dem Unterarm auf der Unterlage nach unten. Lassen Sie den Unterkiefer aus dem Spiel! Geben Sie im Nacken weich nach. Im Ausatem lösen Sie die Dehnspannung wieder vollständig. Wiederholen Sie die Bewegung, sooft Sie mögen. Anschließend spüren Sie gut nach. Lassen Sie den Atem fließen. Können Sie die Lösung im Handgelenk, in der Schulter und vielleicht auch im Nacken wahrnehmen?

Wiederholen Sie die Bewegung mit der linken Hand, wie oben beschrieben.

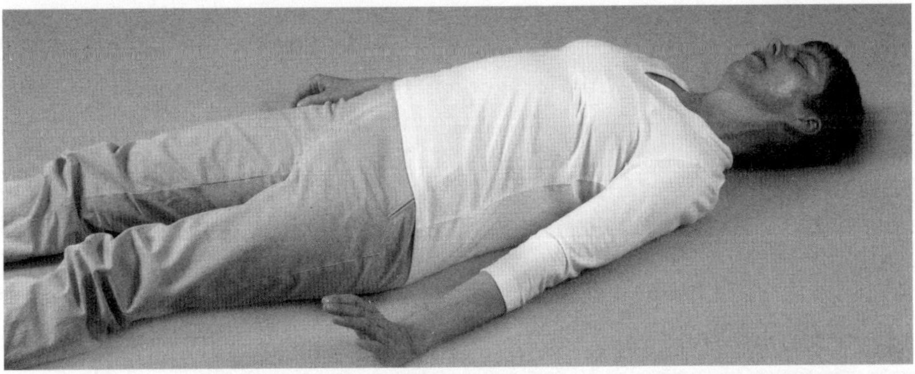

*Die linke aufgerichtete Hand zieht den Arm auf der Unterlage in die Verlängerung*

Zum Schluss liegen beide Hände und Arme gelöst auf der Unterlage. Ruhen und spüren Sie gut nach.

**Ergänzungsübungen**

**Die Hände und Arme ein- und ausdrehen (siehe auch B 22)**

Drehen Sie beide Hände und Arme auf der Unterlage langsam nach innen, wieder zur Mitte zurück und dann nach außen. Im mehrmaligen Ein- und Ausdrehen dürfen die Arme weich und durchlässig werden. Spüren Sie die spiralige Verschraubung der Arme. Erreicht die Drehbewegung der Arme die Schultern und Schulterblätter? Wenn Sie die Arme eindrehen, bewegen sich die Schultern nach oben-vorne und ziehen die Schulterblätter leicht auseinander. Wenn Sie die Arme ausdrehen, bewegen sich die Schultern nach hinten-unten, und die Schulterblätter werden leicht zusammengeschoben. Machen Sie dies aber nicht mit Gewalt. Die Schultern werden von den Armen bewegt und nicht umgekehrt. Darf der Unterkiefer locker sein? Wie reagiert der Atem auf das Ein- und Ausdrehen der Arme?

Zum Schluss lassen Sie die Hände, Arme und Schulterblätter gelöst auf der Unterlage ruhen. Lassen Sie sich als Ganzes vom Boden tragen. Lassen Sie den Atem fließen.

**Beckenwiege (geht nur mit angestellten Beinen)**

Im Fließen des Atems wiegen Sie das Becken auf der Unterlage sanft vorwärts und rückwärts (siehe B 7). Lassen Sie sich mit Ihrer ganzen Wirbelsäule weich und nachgebend in die Beckenbewegung ein. Können Sie den Nacken freigeben? Darf der Atem fließen?

Zum Schluss lassen Sie das Becken gelöst auf der Unterlage ruhen. Lassen Sie sich als Ganzes vom Boden tragen. Lassen Sie den Atem fließen.

**Kopfrollen**

Im Fließen des Atems rollen Sie den Hinterkopf auf der Unterlage sanft von einer Seite zur anderen Seite. Auch hier lassen Sie den Unterkiefer bewusst locker.

Zum Schluss lassen Sie den Hinterkopf in der Mittellage auf der Unterlage ruhen. Sie werden von Kopf bis Fuß vom Boden getragen. Lassen Sie den Atem fließen. Wie fühlen sich jetzt der Nacken und die Schultern an? Wo breitet sich der Atem in Ihrem Inneren aus?

## *B 21: „Seestern“*

- **Löst Verspannungen in den Armen, den Schultern und im Nacken**
- **Weitet den Brust- und Herzraum**
- **Gut vor dem Einschlafen**

**Eingangsphase**

Sie richten sich gut in der Rückenlage ein. Die Beine stellen Sie an oder legen sie ab. Die Hände liegen neben dem Körper auf der Unterlage. Lassen Sie sich als Ganzes vom Boden tragen. Lassen Sie den Atem fließen.

**Vorübung**

Sie können den Trapezius massieren (Massage des Trapezius, siehe B 20) oder die Arme ausstreichen (Ausstreichen der Arme im Liegen, siehe B 22).

**Seestern**

Legen Sie die Arme neben den Körper. Die Handrücken liegen auf der Unterlage. Die Handinnenflächen weisen nach oben.

Beginnen Sie mit einem Arm. Schieben Sie die Hand auf der Unterlage langsam in die Verlängerung, bis der ganze Arm spürbar bis zu den Schultern gedehnt wird. Lassen Sie den Unterkiefer locker. Geben Sie in der Schulter und im Nacken weich nach. Darf der Einatem in die Dehnung fließen? Lassen Sie die Dehnspannung langsam wieder los, bis Hand und Arm vollständig gelöst auf der Unterlage liegen. Darf der Ausatem im Loslassen des Arms abfließen? Legen Sie eine kleine Pause ein. Wie fühlen sich jetzt Hand, Arm und Schulter an? Und wie der Nacken? Lassen Sie den Atem fließen.

Bewegen Sie den zweiten Arm auf der Unterlage, wie oben beschrieben. Wechseln Sie einige Male zwischen beiden Armen hin und her. Spüren Sie in den Pausen immer wieder gut nach, wo Sie in Ihrem Körper eine Lösung wahrnehmen können. Wo entfaltet sich der Atem in Ihrem Inneren?

Das Verlängern der Arme wiederholen Sie nun in verschiedenen Abständen zu Ihrem Körper. Die Arme liegen anfangs neben dem Körper (siehe oben), dann bilden sie einen

- 45°-Winkel
- 90°-Winkel.
- Zum Schluss liegen die Arme V-förmig nach oben gerichtet auf der Unterlage.

Verlängern Sie bitte die Arme immer nur in vollem Kontakt auf der Unterlage.

**Ergänzungsübungen**

Schnee-Engel

Runden Sie die Übung ab, indem Sie mit den Armen auf der Unterlage eine Flügelschlagbewegung von oben nach unten und wieder zurück beschreiben – wie ein Engel, der seine Flügel in den Schnee malt (siehe „Schnee-Engel“, B 24).

**Beckenwiege**

Schließen Sie die Basis Ihres unteren Körper- und Atemraums an den Oberkörper an, indem Sie einige Male das Becken auf der Unterlage hin- und herwiegen (siehe „Beckenwiege“, B 7).

**Kopfrollen**

Zum Abschluss der Übungssequenz rollen Sie den Kopf auf der Unterlage langsam hin und her. Lassen Sie den Atem in die Bewegung einfließen.

## *B 22: Die Hände und Arme ein- und ausdrehen*

- **Fördert die Durchlässigkeit der Hände und Arme**
- **Löst die Schulter- und Nackenmuskulatur**
- **Öffnet den oberen Atemraum**
- **Gut vor dem Einschlafen**

**Eingangsphase**

Räkeln Sie sich gut in der Rückenlage ein. Die Beine stellen Sie an oder legen sie ab. Die Arme ruhen neben dem Körper auf der Unterlage. Nehmen Sie Ihre Arme und Hände mit geschlossenen Augen wahr: Wie nah oder wie weit liegen die Arme vom Oberkörper weg? Haben Sie Raum in den Achselhöhlen? Wie liegen die Hände auf der Unterlage? Liegen sie mit den Handrücken oder mit den Handinnenflächen oder mit den Außenkanten auf? Sind die Finger gestreckt oder gekrümmt?

**Ausstreichen der Arme im Liegen**

Mit der rechten Hand streichen Sie vom Brustbein nach links über die oberen Rippen und die Schulterkuppe an der **Außenseite** des linken Oberarms entlang über den Ellenbogen, Unterarm, die Handkante bis zu den Fingerspitzen. Sie können dort den kleinen Finger etwas in die Verlängerung ziehen. Jetzt legen Sie die rechte Hand in den Nacken. Streichen Sie vom Nacken über die Schulterkuppe an der Außenseite des Arms entlang bis zu den Fingerspitzen. Wiederholen Sie das Ausstreichen der Außenseite des Arms abwechselnd vom Brustbein und vom Nacken aus – sooft Sie wollen. Legen Sie den Arm immer wieder am Ende des Ausstreichens kurz auf der Unterlage ab.

Jetzt streichen Sie die Innenseite des linken Arms aus: Sie streichen mit der Hand vom linken Daumen über die **Innenseite** des linken Unterarms in die Ellenbeuge, an der Innenseite des Oberarms entlang flächig in die Achselhöhle hinein, von dort weiter auf der Flanke entlang bis zur linken Hüfte. Wiederholen Sie das Ausstreichen der linken Arm- und Körperseite einige Male. Legen Sie am Ende jeder Ausstreichbewegung den Arm kurz auf der Unterlage ab, bevor Sie mit dem nächsten Ausstreichen beginnen.

Schließlich legen Sie die rechte Hand beiseite und spüren den ausgestrichenen Arm gut nach. Können Sie Unterschiede wahrnehmen zwischen beiden Armen? Lassen Sie den Atem fließen. Hat der Atem eine Richtung?

Wiederholen Sie das Ausstreichen des rechten Arms mit der linken Hand, wie oben beschrieben.

### Die Hände und Arme ein- und ausdrehen

Nun drehen Sie die Hände **auf der Unterlage** langsam nach innen und wieder nach außen. Arme und Hände heben niemals von der Unterlage ab! Die Arme werden von den Händen mitgedreht. Wenn Sie die Hände nach innen und nach außen drehen, entsteht eine spiralige Dehnspannung in den Armen, die sich bis zu den Schulterblättern fortpflanzt. Lassen Sie Unterkiefer und Nacken bewusst locker! Kommt die Drehung der Hände und Arme in den Schultern und Schulterblättern an? Im Eindrehen der Arme werden die Schulterblätter auseinander gezogen; das Brustbein sinkt in den Brustkorb ein. Im Ausdrehen der Arme werden die Schulterblätter zusammengeschoben. An der Vorderseite des Brustkorbs taucht das Brustbein aus der Versenkung wieder auf. Spüren Sie, wie sich der vordere Brustraum in der Einwärtsdrehung der Arme verengt und in der Auswärtsdrehung der Arme wieder öffnet? Auf der Rückseite verengt und weitet sich der hintere Brustkorb genau entgegengesetzt (wie bei einer Ziehharmonika). Lassen Sie den Atem in die Bewegung einfließen.

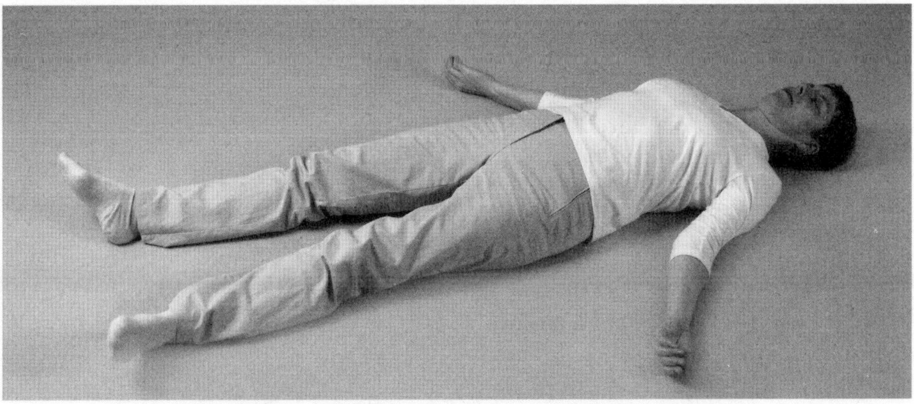

*Die Hände und Arme sind nach außen gedreht*

Wenn Sie genug haben, drehen Sie die Arme in die Position, in der sie am entspanntesten auf der Unterlage ruhen können. Lassen Sie die Hände, Arme und Schulterblätter vom Boden tragen. Lassen Sie sich als Ganzes vom Boden tragen. Wo breitet sich der Atem gerade aus in Ihrem Inneren?

**Den Nacken dehnen (siehe auch „Kopfwiege", B 26)**

Nehmen Sie wahr, wie Ihr Hinterkopf auf der Unterlage ruht. Ziehen Sie den Hinterkopf auf der Unterlage etwas vom Nacken weg. Der Nacken dehnt sich. Lassen Sie den Unterkiefer locker! Pressen Sie nicht das Kinn auf die Brust. Das Kinn bleibt in der Dehnung des Nackens frei. Lassen Sie Hinterkopf und Nacken wieder gut aus der Dehnung los. Wiederholen Sie diese kleine Bewegung einige Male. Spüren Sie, wie sich der Nacken weitet. Durch die Dehnung des Nackens öffnet sich im Inneren der hintere Rachen und Kehlkopfraum. Lassen Sie den Einatem in diesen Raum fließen. Im Ausatem lassen Sie die Dehnung wieder los.

Legen Sie eine Pause ein. Der Kopf wird von der Unterlage getragen. Sie werden als Ganzes von der Unterlage getragen. Lassen Sie den Atem fließen.

**Beckenwiege**

Zum Schluss wiegen Sie das Becken auf der Unterlage einige Male langsam vorwärts und rückwärts (siehe B 7). Rücken und Wirbelsäule lassen sich bis in den Nacken passiv und weich auf die Beckenwiege ein. Geben Sie in der Bewegung des Beckens das Hinterhauptloch (dort, wo die Wirbelsäule am Schädel endet) frei (siehe auch B 26).

Lassen Sie sich gelöst vom Boden tragen. In diesem Gefühl des Getragenseins lassen Sie den Atem fließen.

**Alternative (nachdem Sie die Arme ein- und ausgedreht haben)**
**– Die Füße ein- und ausdrehen (siehe B29)**
**– Den Kopf rollen (siehe B3)**

## *B 23: Mit den Händen auf den Atemwellen surfen*

- **Gut vor dem Einschlafen und bei nächtlichem Erwachen**
- **Hilfreich bei Gedankenkreisen**
- **Im Bett möglich**
- **Fördert das Fließen des Atems**
- **Spricht den mittleren und unteren Atemraum an**

**Hinweis**

*Diese Übung eignet sich gut als Abschluss und Ausklang vieler Übungen (z. B. nach einer Rücken- oder Beckenübung). Sie können sie aber auch als Hauptübung ausführen. Dann gestalten Sie die Eingangsphase intensiver (siehe A 1–A 3).*

*In dieser Übung lernen Sie auf einfache Art und Weise, Bewegung und Atem ineinander fließen zu lassen. Durch die intensive Berührung der Hände mit der Unterlage kommen Sie leichter vom Kopf weg auf die Empfindungsebene. Durch die Bewegung der Hände wird gleichzeitig der mittlere und untere Atemraum angesprochen. Der fließende Charakter der Bewegung fördert die innere Harmonie.*

**Eingangsphase**

Schlängeln Sie die Wirbelsäule auf der Unterlage, wie in A 2 beschrieben. Anschließend können Sie die Beine anstellen oder liegen lassen. Die Arme und Hände liegen neben dem Körper auf der Unterlage. Spüren Sie sich als Ganzes im Kontakt zur Unterlage. Lassen Sie sich als Ganzes vom Boden tragen. In diesem Gefühl des Getragenseins lassen Sie den Atem fließen.

**Die Hände surfen auf den Atemwellen auf der Unterlage**

Sie gleiten mit den Handrücken auf der Unterlage vom Körper weg nach außen bis zur Bewegungsgrenze des Ellenbogengelenks. Dort drehen Sie die Hände langsam über die Außenkante nach innen um und gleiten mit den Handinnenflächen auf der Unterlage zum Körper zurück. Dort drehen Sie die Hände über die Außenkanten langsam um und gleiten mit den Handrücken auf der Unterlage wieder nach außen usw.

Den Dreh- und Angelpunkt der Bewegung bilden die Handgelenke. Durch die Drehung der Hände in den Handgelenken werden die Unterarme bis in die Ellenbogengelenke spiralig mitbewegt. Die Oberarme bleiben ruhig auf der Unterlage liegen.

Sammeln Sie Ihre innere Aufmerksamkeit in den Händen. Spüren Sie mit den Handrücken und den Handinnenflächen achtsam die Unterlage, wenn Sie darüber gleiten. Wie fühlt sich die Unterlage an?

Lassen Sie Ihren eigenen Rhythmus entstehen. Das Gleiten der Hände auf der Unterlage, die Ein- und Ausdrehung der Hände an den Umkehrpunkten darf immer fließender geschehen, wie eine Welle, die vor und zurück schwingt. Darf der Atem in die Bewegung einfließen?

Irgendwann fließen der Atem und die wellenförmige Bewegung der Hände harmonisch ineinander: In den beginnenden Einatem hinein gleiten die Handrücken auf der Unterlage vom Körper weg und drehen auf der Höhe der Einatemwelle um. In den beginnenden Ausatem hinein gleiten die Handinnenflächen auf der Unterlage zum Körper zurück. In der kleinen Atemruhe nach dem Ausatem drehen die Hände langsam um und gleiten im Einatem auf der Unterlage nach außen usw. Fast ist es so, als ob die Hände auf den Wellen Ihres Atems surfen würden... Bleiben Sie aber mit Ihrer inneren Aufmerksamkeit immer im spürsamen Kontakt der Hände zur Unterlage!

Wenn Sie genug haben, lassen Sie die Hände bewusst so auf der Unterlage liegen, wie es sich jetzt für Sie am stimmigsten anfühlt. Liegen die Hände lieber mit den Handinnenflächen oder mit den Handrücken auf der Unterlage oder mit den Außenkanten? Wenn Sie sich nicht sicher sind, spüren Sie noch einmal bewusst, wie sich die unterschiedlichen Lagen der Hände für Sie anfühlen.

Lassen Sie die Hände und Arme gelöst auf der Unterlage ruhen. Lassen Sie sich als Ganzes vom Boden tragen. In diesem Gefühl des Getragenseins „lauschen" Sie auf Ihren Atem. Wo entfaltet sich der Atem in Ihrem Inneren? Wenn Sie das Bedürfnis haben, können Sie die Hände auch auf Ihren Körper legen und die Atembewegung spüren. Lassen Sie sich durchströmen von den Wellen Ihres Ein- und Ausatems.

**Variante: Die Hände surfen auf den Atemwellen in der Luft**

Stellen Sie die Unterarme in die Ellenbogengelenke. Mit den Handrücken gleiten Sie auf der Luft vom Körper weg nach außen. Die Handinnenflächen sind dabei nach oben geöffnet und nehmen den Einatem auf. An der Außengrenze drehen die Hände um. Nun sind die Handrücken nach oben und die Handinnenflächen nach unten gewandt. Im Ausatem gleiten die Handinnenflächen auf der Luft zum Körper hin. Die Unterarme begleiten das Surfen der Hände, indem sie sich in den Ellenbogengelenken nach außen und nach innen neigen.

## *B 24: „Schnee-Engel"*

- **Gut vor dem Einschlafen**
- **Löst Schulter- und Nackenverspannungen**
- **Weitet den Brust- und Herzraum**
- **Verbindet den oberen mit dem unteren Atemraum**

**Hinweis**

*Diese Übung ähnelt einem Spiel, welches Sie vielleicht als Kind im Winter gerne gemacht haben: Sich rücklings in den Schnee legen und mit beiden*

*Armen und Händen Engelsflügel in den Schnee „malen". Als* ***Vorübung*** *können Sie die Brustbein-Rippenverbindungen und die Rippenzwischenräume ausstreichen sowie den Nacken dehnen. Die Stimulation der Brustbein-Rippenverbindungen löst reflektorisch eine Entspannung der Nackenmuskulatur aus. Außerdem sind das Brustbein, die Rippen und die Rippenzwischenmuskeln maßgeblich an der Atembewegung des Brustkorbs beteiligt.*

**Eingangsphase**

Sie richten sich gut in der Rückenlage ein. Die Beine stellen Sie an oder legen sie ab. Die Hände liegen neben dem Körper auf der Unterlage. Lassen Sie sich als Ganzes vom Boden tragen. Lassen Sie den Atem fließen.

**Kräftiges Ausstreichen der Brustbein-Rippenverbindungen und der Rippenzwischenräume**

Zeige-, Mittel- und Ringfinger der rechten Hand streichen mit kurzen kräftigen Strichen vom linken Brustbeinrand nach außen über die Rippenansätze und in die Rippenzwischenräume. Arbeiten Sie die linke Brustbeinseite vom Schlüsselbein bis zur Brustbeinspitze durch.

Zum Schluss streichen Sie mit der rechten Hand einige Male sanft am unteren Rand des Schlüsselbeins entlang vom Brustbein bis zur Schulterkuppe. Legen Sie die Hand auf der Unterlage ab und spüren Sie gut nach. Lassen Sie den Atem fließen. Wiederholen Sie das Ausstreichen der rechten Brustbeinseite mit den Fingern der linken Hand, wie oben beschrieben.

Lassen Sie die Hände, Arme und Schulterblätter vom Boden tragen. Wie fühlt sich jetzt der Brustraum an? Wo breitet sich der Atem gerade aus in Ihrem Inneren?

**Den Nacken dehnen (siehe auch „Kopfwiege", B 26)**

Schieben Sie den Hinterkopf auf der Unterlage vom Nacken weg in die Verlängerung. Breitet sich die Dehnung des Nackens in den Brustraum aus? Lassen Sie den Einatem mit der Dehnung des Nackens in den Brustraum fließen. Lösen Sie sich wieder gut im Ausatem aus der Dehnung. Wiederholen Sie die Dehnung des Nackens einige Male. Ruhen Sie etwas nach und lassen Sie den Atem fließen.

**Schnee-Engel**

Die Arme und Hände liegen auf der Unterlage neben dem Körper. Beide Arme gleiten **auf der Unterlage** langsam nach außen oben. In der Mitte, wenn die Arme einen 90°-Winkel zum Körper bilden, drehen die Handinnenflächen nach oben.

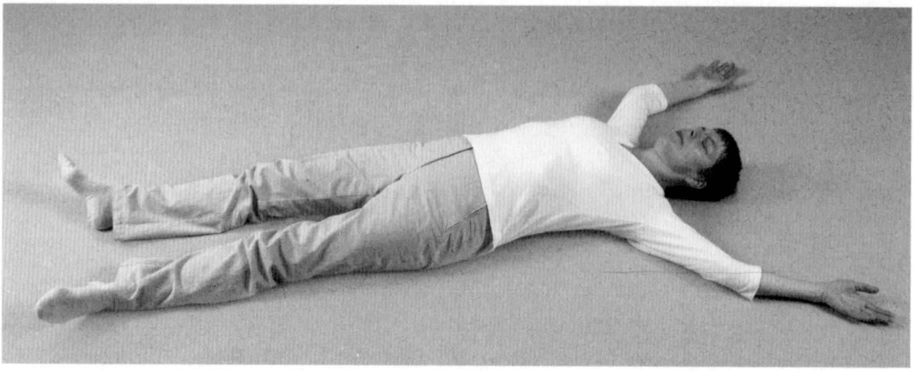

*Die Arme gleiten mit den Handrücken auf der Unterlage nach oben*

Arme und Hände gleiten weiter Richtung Kopf. An der Bewegungsgrenze lassen Sie die Arme V-förmig liegen. Die Handrücken liegen auf dem Boden, die Handinnenflächen weisen nach oben. Der ganze Brustkorb ist jetzt bis in die unteren Rippenbögen und Flanken geweitet. Lassen Sie den Atem fließen. Wo breitet sich der Atem gerade aus in Ihrem Inneren?

Sie bewegen die Arme auf der Unterlage langsam zurück. In der Mitte, wenn die Arme einen 90°-Winkel zum Körper bilden, drehen die Handinnenflächen zum Boden, die Arme gleiten weiter auf der Unterlage abwärts, bis sie neben dem Körper zur Ruhe kommen.

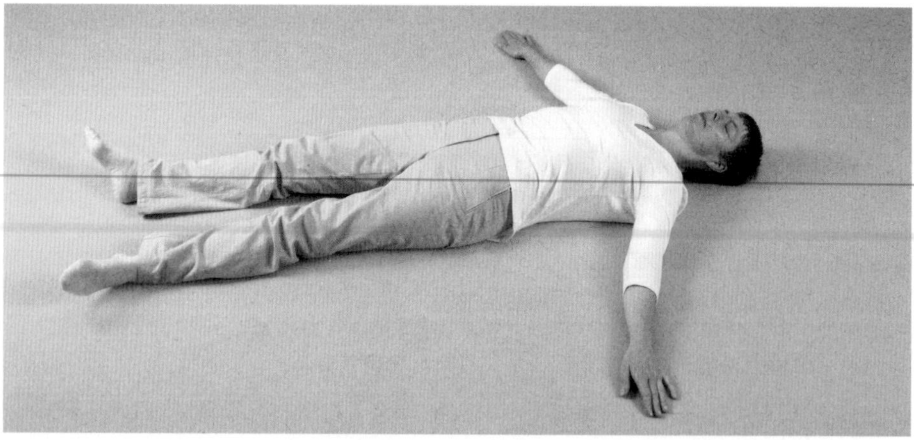

*Die Arme gleiten mit den Handinnenflächen auf der Unterlage nach unten*

Lassen Sie den Atem fließen. Wo breitet sich der Atem gerade aus in Ihrem Inneren?

Wiederholen Sie die Flügelschlag-Bewegung der Arme, sooft Sie möchten. Die Hände heben nicht vom Boden ab. In der Mitte der Aufwärtsbewegung drehen die Hände auf der Unterlage mit den Innenflächen nach oben und in der Mitte der Abwärtsbewegung wieder mit den Innenflächen nach unten. Lassen Sie sich Zeit, bis Ihr eigener Rhythmus in dem Weitwerden und Schließen entstehen kann, bis Atem und Bewegung ineinander übergehen. Das Aufwärtsgleiten der Arme und die Öffnung der Handinnenflächen lassen den Einatem in den geweiteten Brustkorb strömen. Das Abwärtsgleiten der Arme und die Hinwendung der Handinnenflächen zum Boden lassen den Ausatem nach unten abfließen. Lassen Sie sich als Ganzes in dieses rhythmische Wechselspiel von Atem und Bewegung ein.

Zum Schluss können Sie sich aus der V-förmigen Lage der Arme heraus sanft durch den ganzen Körper bis in die Füße hinein dehnen und räkeln. Lassen Sie Gähnen und Seufzen zu. Ruhen Sie gut nach.

**Ergänzungsübung: Mit den Händen und Armen den Außenraum weiten und verdichten (siehe B 31,3)**

## *B 25–B 27: Der Kopf*

### *B 25: Der Unterkiefer*

- **Gut vor dem Einschlafen**
- **Im Bett möglich**
- **Im Sitzen möglich**
- **Löst Kiefer- und Nackenverspannungen**
- **Fördert die Becken-Bauchatmung**

**Hinweis**

*Viele Menschen leiden unter starken Kieferverspannungen, vor allem in Stress-Situationen. Die Anspannung des Unterkiefers manifestiert sich häufig chronisch und geschieht dann unbewusst. Sie kann sich bis in den Schlaf fortsetzen und äußert sich dort durch nächtliches Zähneknirschen (Bruxismus).*

*Gesicht und Kopf stehen in enger Wechselwirkung zu dem ganzen Körper und den entsprechenden Atemräumen. Es besteht ein Wirkzusammenhang zwischen*

- *Unterkiefer, Mundhöhle, Kehlkopf und unterem Atemraum (Becken, Bauch)*

*– Nase, Nasennebenhöhlen und mittlerem Atemraum (Zwerchfell)*
*– Augen, Stirn und oberem Atemraum.*

*Zwischen Unterkiefer und Becken (Beckenboden) bestehen reflektorische und muskuläre Verbindungen (die so genannte Rektusserie, das ist eine Muskelkette zwischen Steißbein-Schambein-Brustbein-Zungenbein-Kiefer).*[78] *Dies bedeutet: Wenn Sie die Zähne zusammenbeißen, wirkt sich die Anspannung bis zum Beckenboden aus, und die tiefere Atmung wird blockiert.*

*Durch die Lösung des Unterkiefers und der Zähne weitet sich die Mundhöhle und öffnet sich der Rachen-Kehlkopf-Raum. Auch der Nacken entspannt sich. Dies alles fördert die Becken-Bauchatmung. In der folgenden Übungssequenz können Sie den Unterkiefer von Verspannungen lösen und in Verbindung mit dem tiefen Atem im Becken-Bauchraum erfahren.*

**Eingangsphase**

Dehnen und räkeln Sie sich gut auf der Unterlage ein. Lassen Sie Gähnen und Seufzen zu. Kommen Sie zur Ruhe. Spüren Sie sich als Ganzes im Kontakt zur Unterlage. Lassen Sie sich als Ganzes vom Boden tragen. In diesem Gefühl des Getragenseins lassen Sie den Atem fließen.

Wo breitet sich der Atem gerade aus in Ihrem Inneren – immer wieder im Einatem? Legen Sie die Hände dort auf Ihren Körper, wo Sie jetzt Ihre Atembewegung am deutlichsten spüren. Die Hände liegen als Ganzes weich auf. Lassen Sie den Einatem in die Hände hineinfließen, den Ausatem aus den Händen abfließen.

**Die Hände an die Wangen legen**

Lösen Sie die Hände vom Körper, und reiben Sie die Handinnenflächen aneinander. Legen Sie die warm geriebenen Hände seitlich an die Wangen. Unterkiefer und Kinn ruhen in den weichen Handballen. Wie fühlt sich das Gesicht in Ihren Händen an? Lassen Sie die Luft ohne Anstrengung in der Nase ein- und ausströmen. Wo breitet sich der Atem gerade aus in Ihrem Inneren – immer wieder im Einatem?

**Massage der Kiefergelenke**

Nun tasten Sie mit den Fingerkuppen die Kiefergelenke. Die Kiefergelenke bilden die Scharniere zwischen Oberkiefer und Unterkiefer. Machen Sie ein paar Kaubewegungen und suchen Sie mit den Fingerkuppen die Stelle vor Ihren Ohren, wo Sie die Bewegung in den Gelenken deutlich spüren können. Massieren Sie die Kiefergelenke mit kreisförmigen Bewegungen der Fingerkuppen. Öffnen Sie dabei leicht den Mund und lassen den Unterkiefer hängen. Wenn hier ein Gähnen auftaucht, dann kosten Sie das Gähnen bis in die Tiefe Ihrer Kehle und Ihres Körpers bis zum Beckenboden aus.

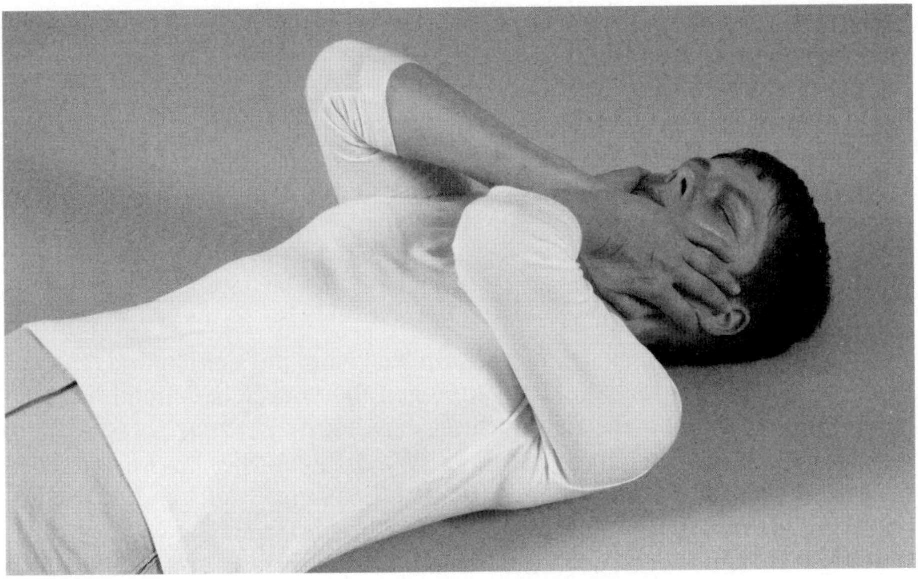

*Die Hände an die Wangen legen*

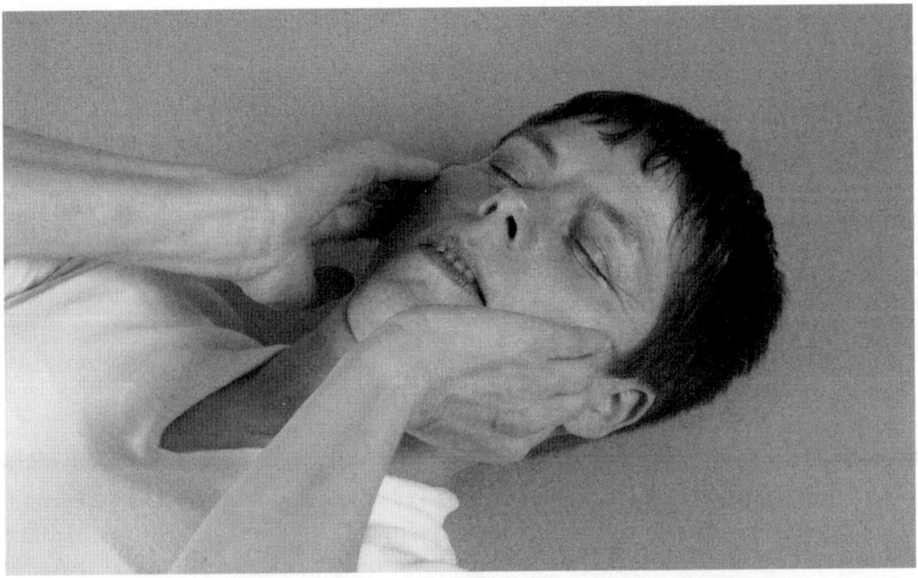

*Die Fingerkuppen massieren die Kiefergelenke*

Legen Sie die Hände noch einmal an die Wangen. Streichen Sie mit den Fingern von den Kiefergelenken am Unterkieferrand entlang abwärts bis zum Kinn. Die Mittel- und Ringfinger streichen dabei oberhalb, die Zeigefinger unterhalb des Unterkieferrandes. Dann streichen Sie mit den Fingerkuppen von den Nasenflügeln über die Mundwinkel bis zum Kinn. Lassen Sie den Unterkiefer im Abwärtsstreichen bewusst los; der Mund darf sich leicht öffnen. Wiederholen Sie das Ausstreichen des Unterkieferrandes und der Mundwinkel im Wechsel, sooft Sie mögen.

Legen Sie die Arme und Hände auf der Unterlage ab. Wie fühlt sich jetzt der Unterkiefer an? Lassen Sie den Atem fließen. Wo breitet sich der Atem gerade aus in Ihrem Inneren?

**Ausstreichen des Halses**

Streichen Sie den Hals aus. Drehen Sie den Kopf auf der Unterlage etwas nach rechts. Mit der rechten Hand streichen Sie vom Schädelrand links im Nacken über die linke Halsseite schräg nach vorne bis zum Schlüsselbein und an ihm entlang bis zum Brustbein. Wiederholen Sie das Ausstreichen mehrmals. Drehen Sie dann den Kopf nach links und streichen mit der linken Hand die rechte Halsseite aus, wie oben beschrieben.

Jetzt streichen Sie mit den Handrücken auf jeder Seite vom Kiefer-Ohrwinkel (Unterkieferecke unterhalb des Ohrläppchens) den Hals abwärts bis zu den Schlüsselbeinen. Zum Schluss streichen Sie mit den Fingerkuppen einer Hand (oder beider Hände abwechselnd) sehr zart über den Kehlkopf.

**Ausstreichen der Kopfhaut**

Legen Sie die Fingerkuppen beider Hände an Schläfen und Stirn. Von dort streichen Sie mit den Fingerkuppen **auf der Kopfhaut** entlang Richtung Hinterhaupt. Am Scheitel des Kopfes fassen Sie die Haare und ziehen den Hinterkopf an den Haaren etwas in die Verlängerung der Wirbelsäule. Der Kopf bleibt auf der Unterlage! (Falls Sie wenig oder gar keine Haare haben, schieben Sie den Hinterkopf auf der Unterlage sanft vom Nacken weg.)

Legen Sie die Arme und Hände auf der Unterlage ab. In Ruhe spüren Sie, wie sich Kopf, Nacken, Unterkiefer und Kehle anfühlen. Lassen Sie den Atem fließen. Wo breitet sich der Atem gerade aus in Ihrem Inneren?

**Den Bauch ausstreichen, und mit den Händen den Atem wahrnehmen**

Legen Sie die Hände auf den Bauch. Wenn Sie möchten, streichen Sie den Bauch mit beiden Handflächen kreisförmig im Uhrzeigersinn aus. Der Atem darf in die Bewegung der Hände einfließen (siehe auch B 8).

Lassen Sie die Hände weich auf dem Bauch ruhen. Spüren Sie den Raum zwischen den Händen oben und der Rückseite auf der Unterlage. Die Luft strömt durch die Nase ein und aus. Wo breitet sich der Atem gerade aus in Ihrem Inneren? Taucht Atembewegung in der Tiefe Ihres Bauchs auf? Der Einatem darf sich zu den Körperwänden hin ausdehnen. Der Ausatem fließt in die Mitte Ihres Bauchraums zurück. Lassen Sie den Atem fließen, ohne einzugreifen.

**Den Kopf rollen in Verbindung mit dem Becken-Bauchatem**

Spüren Sie den Hinterkopf auf der Unterlage. Nehmen Sie auch Ihre Beckenrückseite im Kontakt zur Unterlage wahr. Dehnen Sie Ihre innere Aufmerksamkeit auf beide Kontaktflächen – Hinterkopf und Beckenrückseite – aus. Lassen Sie den Atem fließen. Im Fließen Ihres Atems rollen Sie den Kopf auf der Unterlage sanft hin und her. Der Unterkiefer darf gelöst sein. Die Luft strömt ohne Anstrengung durch die Nase ein und aus. Wo breitet sich die Atembewegung aus in Ihrem Inneren? Taucht der Atem unter den Händen im Bauch auf? Entsteht eine Verbindung zwischen dem rollenden Kopf und dem Bauch unter Ihren Händen? Kann der Atem zwischen Kopf (Nase) und Bauch hin und her fließen?

Wenn Sie genug haben, rollen Sie den Kopf in die Mittellage zurück. Lassen Sie den Kopf von der Unterlage tragen. Lassen Sie sich als Ganzes vom Boden tragen. In diesem Gefühl des Getragenseins lassen Sie sich durchströmen von den Wellen Ihres Ein- und Ausatems.

## *B 26: Der Nacken und der Hinterkopf*

- **Löst Verspannungen im Nacken**
- **Fördert die Tiefenatmung**
- **Fördert das Einlassen in den Becken-Bauchraum**
- **Gut vor dem Einschlafen und bei nächtlichem Erwachen**
- **Im Bett möglich**

**Hinweis**

*Der Nacken besteht aus den 7 Halswirbeln und bildet das obere Ende der Wirbelsäule. Die Halswirbelsäule und das Kreuzbein am anderen Ende der Wirbelsäule stehen in einem engen Wirkzusammenhang. Sie sind miteinander verbunden durch*

*– die Gelenkkette der Wirbelsäule;*

- *die Rückenmuskeln;*
- *das Rückenmark, die Rückenmarkshülle und -flüssigkeit.*

*Verspannungen im Nacken werden durch die knöchernen, muskulären und nervalen Verbindungen auf das Kreuzbein übertragen und umgekehrt.*

*Das Kreuzbein bildet mit den Darmbeinen links und rechts die Beckenschale. Diese findet eine anatomische Entsprechung in der Hinterhauptschale. Ähnlich wie das Becken können Sie auch das Hinterhaupt in der Rückenlage vor- und zurückwiegen (siehe „Kopfwiege"). Beim Hinterhaupt ist diese Wiegebewegung nur kleiner und subtiler. Sowohl die Becken- als auch die Kopfwiege lösen die Rückenmuskeln und dehnen die Wirbelsäule vor allem im unteren und oberen Bereich.*

*In der* ***Vorübung*** *massieren Sie den Schädelrand und lernen das Hinterhauptloch kennen. Am hinteren Schädelrand sind viele Nacken- und Rückenmuskeln befestigt. Durch die Massage der Ansatzstellen lösen sich bereits etliche Muskelverspannungen.*

*Das Hinterhauptloch (= HHL) bildet in der Mitte des Schädelrandes eine Art Torbogen. In diesem Tor verschwindet die Spitze der Wirbelsäule (genauer gesagt: die Spitze des zweiten Halswirbels, die durch den Rundbogen des ersten Halswirbels nach oben in den Schädel ragt).*

*Der erste Halswirbel (Atlas) bildet mit dem Hinterhauptknochen das* ***obere Kopfgelenk.*** *Wenn Sie den Kopf in der Rückenlage vor- und zurückwiegen, mit dem Kopf nicken oder den Kopf zur Seite neigen, bewegen Sie dieses Eigelenk.*

*Der zweite Halswirbel (Axis) bildet mit dem Atlas das* ***untere Kopfgelenk****. Wenn Sie den Kopf seitlich drehen oder in der Rückenlage hin- und herrollen, bewegen Sie dieses Drehgelenk.*[79]

*Viele Menschen halten die beiden Kopfgelenke sehr fest. (Wahrscheinlich hat dies etwas mit der Kontrolle zu tun, die man nicht aufgeben möchte.) Die Befreiung der Kopfgelenke hat eine sehr schlaffördernde Wirkung.*

*Mit der* ***Kopfwiege lösen Sie das obere Kopfgelenk*** *und dehnen den Nacken. Durch die Lösung des Nackens kann sich der Becken-Bauchraum für die tiefere Atmung öffnen. Das* ***Ausstreichen des Unterbauchs*** *hilft Ihnen, sich im unteren Atemraum innerlich niederzulassen. In der* ***Beckenwiege*** *(am Ende der Übungssequenz) darf sich die Wirbelsäule von der Basis bis ins Hinterhauptloch passiv lösen und für die Atembewegung durchlässig werden.*

**Eingangsphase**

Als Eingangsphase eignen sich die Übungen A 1 (freies Dehnen-Räkeln-Gähnen) oder A 2 (Schlängeln der Wirbelsäule). Nachdem Sie sich ausgiebig gedehnt, geräkelt und gegähnt haben, stellen Sie die Beine in Rückenlage an oder legen sie ab. Arme und Hände ruhen auf der Unterlage. Lassen Sie sich innerlich auf der Unterlage nieder. Lassen Sie sich als Ganzes vom Boden tragen. In diesem Gefühl des Getragenseins lassen Sie den Atem fließen. Wo breitet sich der Atem gerade aus in Ihrem Inneren?

**Massage des Schädelrandes vom Hinterhauptloch bis zu den Ohren**

Legen Sie die Fingerkuppen von Zeige-, Mittel- und Ringfingern in die Kuhle im Nacken am Ende Ihrer Halswirbelsäule. Tasten Sie dort den Schädelrand. Spüren Sie, wie der Schädelknochen eine Art Torbogen bildet, in dem die Spitze der Wirbelsäule verschwindet? Hier befindet sich das Hinterhauptloch (=HHL). Massieren Sie den Schädelrand vom HHL bis zu den Ohren mit den Fingerkuppen in kreisenden Bewegungen. Lassen Sie den Unterkiefer bewusst locker. Zum Schluss streichen die Fingerkuppen vom Hinterhauptloch am Schädelrand bis zu den Ohren und von dort weiter am Unterkieferrand entlang bis zur Kinnspitze. Lassen Sie ein Gähnen zu, wenn Sie das Bedürfnis dazu verspüren.

Legen Sie die Hände und Arme auf der Unterlage ab, und spüren Sie gut nach, wie sich Nacken und Unterkiefer anfühlen.

**Kopfwiege (Öffnen und Schließen des „Auges“ am Hinterhauptloch)**

Legen Sie noch einmal die Fingerkuppen in die Kuhle am Hinterhauptloch. Wiegen Sie die Hinterhauptschale auf der Unterlage langsam und sanft vor und zurück. Mit den Fingerkuppen spüren Sie, wie sich der Bereich am HHL dehnt, wenn Sie den Kopf vorwärts wiegen. Wenn Sie den Kopf zurück wiegen, geht auch die Dehnspannung zurück. Sie verstärken die Dehnung etwas, indem Sie in der Vorwärtswiege des Kopfes den Scheitelpunkt sanft in die Verlängerung ziehen (so, als ob am Scheitelpunkt ein Faden befestigt wäre und jemand den Kopf an diesem Faden sanft vom Nacken wegziehen würde). Der Kopf bleibt dabei auf der Unterlage liegen!

Die Bewegung am HHL hat Ähnlichkeit mit dem Öffnen und Schließen eines großen Auges. Wiegen Sie den Kopf vorwärts, öffnet sich das „Auge“ am HHL. Wiegen Sie den Kopf zurück, schließt sich das „Auge“. Im Öffnen zieht der Hinterkopf etwas von der Wirbelsäule weg, und der Nacken dehnt sich. Im Schließen des „Auges“ kehrt der Hinterkopf zum Nacken zurück. (Das Augen-Symbol habe ich von Monika Gruber, einer Lehrerin der Spiraldynamik, übernommen.)

Wenn Sie die Bewegung verstanden haben, können Sie die Fingerkuppen wegnehmen und auf der Unterlage ablegen. Wiederholen Sie das Öffnen und Schließen des „Auges“. Lassen Sie bewusst den Unterkiefer locker. Pressen

Sie nicht das Kinn an die Brust. Die Bewegung findet in erster Linie hinten im Nacken statt. Der Unterkiefer bewegt sich zwar etwas Richtung Brust, darf aber seine Freiheit behalten. Beim Öffnen des „Auges“ dehnt sich der Nacken, und der Rachen-, Kehlraum an der Innenseite des Nackens weitet sich. Lassen Sie den Einatem in diesen Raum fließen. Lösen Sie die Dehnung im Ausatem.

Legen Sie eine kleine Pause ein. Der Hinterkopf liegt entspannt auf der Unterlage. Lassen Sie den Atem fließen. Wo breitet sich der Atem gerade aus in Ihrem Inneren?

**Ausstreichen des Unterbauchs**

Lassen Sie den Hinterkopf gelöst auf der Unterlage ruhen. Spüren Sie sich von der Hinterkopfschale den Rücken abwärts bis zur Beckenschale auf dem Boden. Lassen Sie den Atem fließen. Mit den Händen streichen Sie den Unterbauch mehrmals flächig von der linken Beckenschaufel am Schambein vorbei bis zur rechten Beckenschaufel halbmondförmig aus.

Legen Sie anschließend die Hände auf den Beckenschaufeln ab. Lassen Sie die Ellenbogen und Oberarme bis in die Schulterblätter hinein gelöst vom Boden tragen. Lassen Sie sich als Ganzes vom Boden tragen. Wo breitet sich der Atem gerade aus in Ihrem Inneren?

**Beckenwiege**

Wiegen Sie das Becken auf der Unterlage langsam und sanft vorwärts und rückwärts (siehe „Beckenwiege“, B 7). Dies geht nur mit angestellten Beinen. Lassen Sie sich mit der ganzen Wirbelsäule bis zum Nacken passiv und weich in die Beckenwiege ein. Der Unterkiefer darf locker bleiben. Der Atem darf in die Bewegung einfließen. Lassen Sie bewusst den Kopf im Hinterhauptloch los. Irgendwann „fließt“ die Bewegung des Beckens durch die Wirbelsäule hindurch, und der Kopf schaukelt passiv mit.

Zum Schluss lassen Sie sich als Ganzes gelöst vom Boden tragen. Wo breitet sich der Atem gerade aus in Ihrem Inneren? Lassen Sie sich durchströmen von den Wellen Ihres Ein- und Ausatems.

## *B 27: Die Mundhöhle und die Zunge*

- **Löst Verspannungen von Zunge, Rachen- Kehlkopf, Unterkiefer und Nacken**
- **Tonisiert die Muskulatur im Rachen-, Kehlkopfraum (gut gegen Schnarchen)**

- **Lässt den Zusammenhang zwischen Mundhöhle und Becken-Bauchatem erfahren**
- **Gut vor dem Einschlafen und bei nächtlichem Erwachen**
- **Im Bett möglich**

**Hinweis**

*Die Mundhöhle bildet einen Raum, der von den Spannungsverhältnissen im Unterkiefer und Nacken beeinflusst wird. Beißen Sie die Zähne zusammen und verspannen Sie sich im Nacken, so verkleinert sich der Mundinnenraum, was wiederum die Einatmung hemmt und den Atem oberflächlicher macht. Wie der Unterkiefer, so stehen auch die Mundhöhle und der Kehlkopf in Wechselwirkung mit dem Becken-Bauchraum.*

*Die Mund- und Zungenübungen mögen vielleicht für Sie ungewohnt sein, erfordern auch Mut zur Hässlichkeit, sind aber sehr wirkungsvoll, wenn Sie sich darauf einlassen können. Sie eignen sich auch als Lösungsübungen für den Stimm- und Sprechapparat. Wenn Sie tagsüber viel sprechen müssen, vielleicht auch unter funktionellen Stimmstörungen (z. B. Heiserkeit) leiden, führen Sie diese Übungen auch tagsüber aus.*

*In der* ***ersten Zungenübung (1)*** *bauen Sie Spannungen am Zungengrund und im Kehlkopfbereich ab und erweitern den Mund-Rachenraum, was wiederum den unteren Atemraum öffnet und den tieferen Einatem auslöst.*

*Die Übung 1 können Sie mit einer der beiden folgenden Zungenübungen (2 oder 3) kombinieren. In der* ***zweiten und dritten Zungenübung*** *vertiefen Sie durch gezielte Bewegungen der Zunge den Atem im Becken-Bauchraum. Bitte wenden Sie nur eine der beiden Übungen (entweder 2 oder 3) an, da sie eine starke Reizwirkung auf die Atmung haben, und führen Sie die Zungenbewegungen nur einige Male aus. In der Ruhe lassen Sie die Zunge möglichst entspannt in den Mundboden sinken.*

*In der* ***Kopfwiege*** *erfahren Sie, wie die Dehnung des Nackens den Rachen-Kehlkopfraum von hinten öffnet und den Einatem einlädt. Schließen Sie an die Kopfwiege einige Male die* ***Beckenwiege*** *an.*

**Eingangsphase**

Räkeln und dehnen Sie sich gut auf der Unterlage ein. Lassen Sie sich als Ganzes vom Boden tragen. In diesem Gefühl des Getragenseins lassen Sie den Atem fließen. Wo breitet sich der Atem gerade aus in Ihrem Inneren?

**Mit dem Mund Grimassen schneiden**

Verziehen Sie den Mund zu verschiedenen Grimassen. Schieben Sie die Lippen vor und machen eine Schnute. Ziehen Sie die Mundwinkel nach oben. Zeigen Sie Zähne. Öffnen Sie weit den Mund. Lassen Sie Ihrer Fantasie in den Ausdrucksmöglichkeiten freien Lauf.

Mit dem Mund können Sie auch schweigend die Vokale bilden, z. B. in dieser Reihenfolge: o – a – e – i – o – u. Formen Sie die Vokale möglichst ausdrucksstark mit den Lippen und dem Unterkiefer aus. Hier dürfen Sie ruhig einmal übertreiben.

Zum Schluss legen Sie die Lippen weich aufeinander, lassen aber den Unterkiefer bei geschlossenem Mund bewusst locker. Spüren Sie gut nach. Lassen Sie den Atem fließen.

**Zungenübungen**

**1. Die Zähne abtasten und die Mund-Rachenhöhle erweitern**

Wandern Sie mit Ihrer inneren Aufmerksamkeit in Ihre Mundhöhle. Fahren Sie mit der Zungenspitze die oberen und unteren Zahnreihen jeweils innen und außen bis zu den Eckzähnen entlang. Lassen Sie dabei die Luft ohne Anstrengung durch die Nase ein- und ausströmen. Streichen Sie mit der Zungenspitze die Wölbung Ihres Gaumens aus. Legen Sie die Zunge entspannt in den Mundboden und spüren Sie nach. Bei geschlossenen Lippen lassen Sie den Unterkiefer möglichst locker in den Kiefergelenken hängen und erweitern den hinteren Rachenraum, als wenn Sie zu einem Höflichkeitsgähnen ansetzen würden. Spüren Sie, wie sich die Gaumenkuppel dabei nach oben wölbt? Die Luft strömt weiterhin durch die Nase ein und aus. Die erweiterte Mundhöhle verstärkt den Einatem. Wo breitet sich der Atem in Ihrem Inneren aus?

**2. Die Zunge am Gaumen einrollen**

Streichen Sie mit der Zungenspitze am vorderen harten Gaumen entlang nach hinten bis dorthin, wo der weiche Gaumen beginnt. Dort schlagen Sie die Zungenspitze um und legen sie an den Gaumen an. Der Unterkiefer bleibt locker. Lassen Sie den Atem fließen. Wo breitet sich der Atem gerade aus in Ihrem Inneren? Vielleicht verspüren Sie im Oberbauch und in den Flanken eine gewisse Befreiung (ein Zeichen dafür, dass sich das Zwerchfell löst). Vielleicht nehmen Sie eine Vertiefung des Atems im Becken-Bauchraum wahr. Nach einigen Atemzügen lösen Sie die Zungenspitze vom Gaumen und lassen die Zunge entspannt in den Mundboden sinken.

**3. Die Zunge hinausstrecken**

Strecken Sie die Zunge aus dem Mund. Lassen Sie den Ausatem ganz weich über das Zungenbett abfließen. In der kleinen Atemruhe nach dem Abfließen des Ausatems legen Sie die Zunge wieder in den Mundboden zurück und schließen die Lippen. Lassen Sie die Luft ohne Anstrengung in die Nase einströmen. Den Ausatem lassen Sie wieder über die Zunge, die Sie hinausstrecken, strömen. Achten Sie darauf, dass der Ausatem ohne Druck und vollständig abfließen kann. Wiederholen Sie diese Übung nur wenige Male. Steuern Sie nicht den Atem, sondern lassen ihn von selbst kommen und gehen.

Zum Schluss legen Sie die Zunge entspannt in den Mundboden zurück und gönnen sich eine kleine Pause. Wo breitet sich der Atem gerade aus in Ihrem Inneren? Es kann sein, dass der Atem mehr in die Tiefe des Becken-Bauchraums fließt.

**Kopfwiege in den Handschalen**

Legen Sie eine Hand in den Nacken und die andere Hand unter das Hinterhaupt. Nacken und Hinterkopf dürfen eine Weile in den beiden Handschalen ruhen.

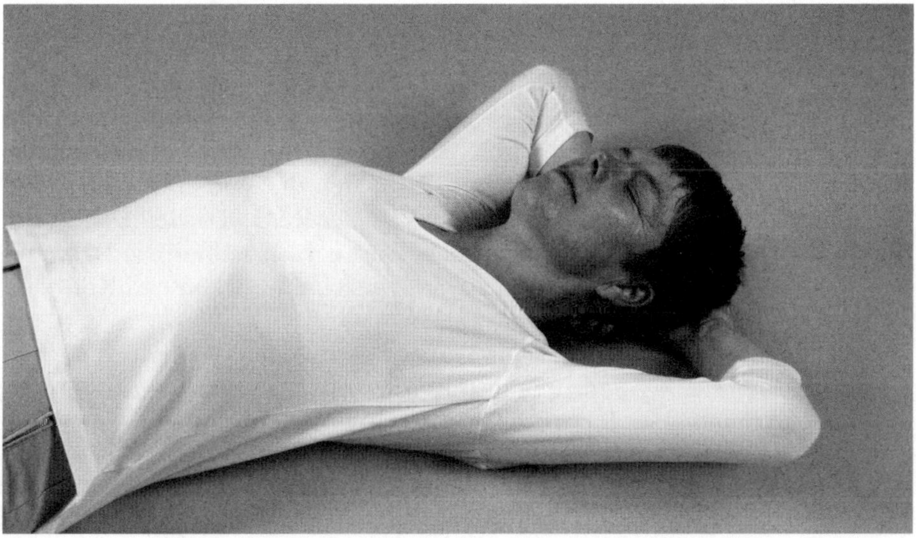

*Nacken und Hinterkopf liegen in den Handschalen*

Wiegen Sie den Hinterkopf in der Handschale langsam und sanft vor und zurück. Beim Vorwärtswiegen öffnet sich das „Auge“ am Hinterhauptloch und schaut in die untere Handschale. Beim Rückwärtswiegen des Kopfes schließt sich das „Auge“ wieder (siehe „Kopfwiege“, B 26). Öffnen und schließen Sie mehrmals das „Auge“ am Hinterhauptloch. In der Öffnung spüren Sie vielleicht, wie sich der Nacken dehnt und sich der Rachen- und Kehlraum an der Innenseite des Nackens weitet. Lassen Sie den Einatem in diesen Raum fließen. Im Ausatem lösen Sie den Nacken wieder vollständig aus der Dehnung, indem Sie das „Auge“ schließen.

Ziehen Sie die Hände vorsichtig vom Hinterhaupt weg und legen Sie sie auf den Unterbauch. Lassen Sie den Hinterkopf auf die Unterlage sinken. Wandern Sie mit Ihrer inneren Aufmerksamkeit zu Ihren Händen auf dem Unterbauch. Sammeln Sie sich unter Ihren Händen. Lassen Sie den Atem fließen. Taucht Atem unter Ihren Händen auf?

Wiegen Sie nochmals den Hinterkopf auf der Unterlage (ohne Hände) einige Male vor und zurück. Lassen Sie schließlich den Kopf auf der Unterlage ruhen.

**Beckenwiege**

Jetzt wiegen Sie das Becken einige Male langsam und sanft auf der Unterlage vor und zurück (siehe „Beckenwiege“, B 7). In der Wiege des Beckens gibt die Wirbelsäule bis zum Hinterhauptloch passiv nach. Der Atem darf in die Bewegung einfließen.

**Variante: Becken- und Kopfwiege gleichzeitig**

Wiegen Sie das Becken und den Kopf gleichzeitig vor und zurück. In der Vorwärtswiege von Becken und Kopf dehnt sich die Wirbelsäule in beide Richtungen nach unten und nach oben aus. In der Rückwärtsneige kehrt die Wirbelsäule in ihre Ausgangslage zurück. Darf der Einatem in die Dehnung der Wirbelsäule fließen? In der Rückwärtswiege von Becken und Kopf lassen Sie den Ausatem vollständig abfließen.

Zum Schluss lassen Sie sich als Ganzes gelöst vom Boden tragen. Wo breitet sich der Atem gerade aus in Ihrem Inneren? Lassen Sie sich durchströmen von den Wellen Ihres Ein- und Ausatems.

## *B 28–B 31: Die Ganzheit*

### *B 28: Die Grundgelenke von Füßen, Händen und Kopf lösen*

- **Vor dem Einschlafen**
- **Bei nächtlichem Erwachen**
- **Im Bett möglich**

**Hinweis**

*Die Sprung- und Handgelenke sind die Wurzelgelenke von Füßen und Händen und korrespondieren mit dem Becken und der tiefen Atmung. Auch das obere Kopfgelenk am Hinterhauptloch zwischen Atlas-Wirbel und Hinterhauptschädel steht in einem Wirkzusammenhang mit dem Becken und dem unteren Atemraum. Häufig sind diese Gelenke sehr angespannt. Die Anspannung überträgt sich auf den ganzen Körper. Die Beckenkraft und die Tiefenatmung werden blockiert.*

*In dieser Übung lernen Sie, die Grundgelenke von Füßen und Händen sowie das Kopfgelenk am Hinterhauptloch zu lösen. Dies hat zur Folge, dass die Anspannung im ganzen Körper abnimmt und dass das Becken im wahrsten Sinne des Wortes aufatmen kann. Die Lösung dieser Gelenke hat eine sehr schlaffördernde Wirkung.*

**Eingangsphase**

Dehnen und räkeln Sie sich auf der Unterlage ein. Lassen Sie Gähnen und Seufzen zu. Kommen Sie in der Rückenlage zur Ruhe. Die Beine legen Sie über eine Knierolle oder auf der Unterlage ab. Die Arme liegen neben dem Körper auf der Unterlage.

Spüren Sie sich als Ganzes im Kontakt zur Unterlage. Lassen Sie sich als Ganzes vom Boden tragen. In diesem Gefühl des Getragenseins lassen Sie den Atem fließen. Wo in Ihrem Inneren können Sie die Atembewegung wahrnehmen? Legen Sie die Hände dort auf Ihren Körper, wo Sie Ihren Atem am deutlichsten empfinden.

**Das Anziehen und Loslassen des Fußes im Sprunggelenk**

Ziehen Sie den rechten Fuß im Sprunggelenk langsam zu sich an. Spüren Sie die Dehnung an der Unterseite des Sprunggelenks?

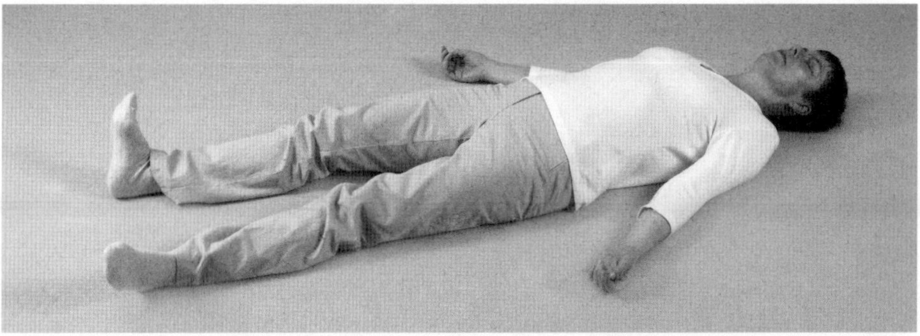

*Der rechte Fuß wird im Sprunggelenk angezogen*

Lassen Sie den Fuß langsam aus der Dehnspannung wieder los. Der Fuß bewegt sich in die Ruhelage zurück. Legen Sie ein kleines Päuschen ein: Haben Sie den Fuß auch vollständig losgelassen?

Wiederholen Sie das Anziehen und Loslassen des rechten Fußes einige Male. Beim Anziehen des Fußes lassen Sie sich mit Ihrer ganzen Rückseite – bis in den Nacken hinein – weich in die Dehnung des Sprunggelenks ein. Darf auch der Unterkiefer locker sein? Wie reagiert der Atem auf die Bewegung des Fußes? Kann das Anziehen des Fußes im Einatem geschehen, das Loslassen im Ausatem?

Zum Schluss lassen Sie den rechten Fuß in die entspannte Ruhelage sinken. Verweilen Sie mit Ihrer Aufmerksamkeit im Sprunggelenk. Wie fühlt es sich jetzt an? Lassen Sie den Atem fließen. Wo strömt der Atem in Ihrem Inneren?

Bewegen Sie nun den linken Fuß, wie oben beschrieben. Ruhen Sie etwas nach und nehmen Sie die Lösung im linken Sprunggelenk wahr. Spüren Sie sich als Ganzes von den Fersen bis zum Kopf im Kontakt zur Unterlage. Lassen Sie sich vom Boden tragen. Lassen Sie den Atem fließen.

**Das Aufrichten und Loslassen der Hand im Handgelenk**

Legen Sie die Arme neben den Körper auf die Unterlage. Die Handinnenflächen weisen zum Boden. Lassen Sie den Atem fließen und spüren Sie gleichzeitig Hände, Arme und Schulterblätter auf der Unterlage.

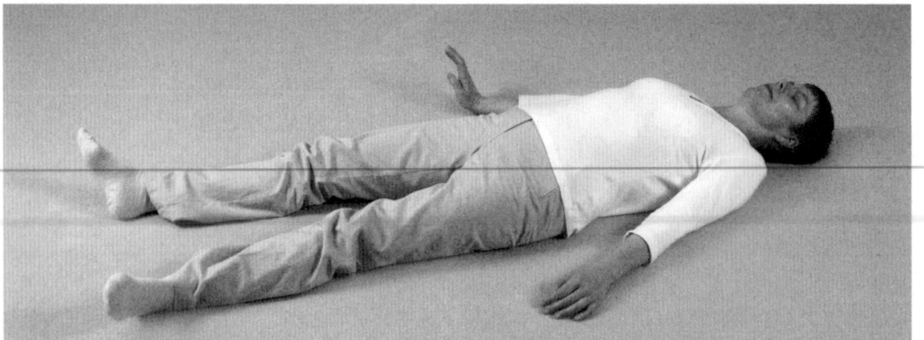

*Die rechte Hand wird im Handgelenk aufgerichtet*

Richten Sie die rechte Hand im Handwurzelgelenk langsam auf. Der Unterarm bleibt auf der Unterlage liegen! An den Unterseite des Handgelenks entsteht eine starke Dehnung (sie kann anfangs etwas unangenehm oder schmerzhaft sein). Der Handteller schaut Richtung Fuß. Kann der Einatem in die Dehnung des Handgelenks fließen? Im abfließenden Ausatem sinkt die Hand langsam auf die Unterlage zurück. Legen Sie ein kleines Päuschen ein. Darf die Hand völlig gelöst auf der Unterlage ruhen? Lassen Sie den Atem fließen. In einer Einatemphase richten Sie die Hand wieder langsam auf usw.

Wiederholen Sie das Aufrichten, Absenken und Ablegen der rechten Hand einige Male. Wechseln Sie dann zur linken Hand. Zum Schluss lassen Sie beide Hände entspannt von der Unterlage tragen. Spüren Sie die Lösung in den Handgelenken? Lassen Sie sich als Ganzes vom Boden tragen. In diesem Gefühl des Getragenseins lassen Sie den Atem fließen. Wo breitet sich der Atem gerade aus in Ihrem Inneren – immer wieder im Einatem?

**Kopfwiege (siehe auch B 26)**

Nehmen Sie Ihren Hinterkopf auf der Unterlage wahr. Wiegen Sie die Hinterhauptschale auf der Unterlage vorwärts, ziehen Sie den Hinterkopf gleichzeitig sanft vom Nacken weg. Der Nacken wird weich gedehnt. Kann der Einatem in diese Dehnung fließen? Im Abfließen des Ausatems lassen Sie den Hinterkopf wieder langsam aus der Dehnspannung los. Die Hinterhauptschale wiegt zurück. Warten Sie die kleine Ruhe nach dem Ausatem ab, bis der neue Einatem entsteht. In den Einatem hinein wiegen Sie den Hinterkopf wieder vorwärts usw. Wiederholen Sie die Kopfwiege, bis Sie genug haben. Der Unterkiefer darf die ganze Zeit locker bleiben, vor allem wenn Sie die Hinterhauptschale vorwärts wiegen.

Zum Schluss darf der Hinterkopf entspannt auf der Unterlage ruhen. Spüren Sie eine Lösung im Hinterhauptloch und im Nacken? Nehmen Sie sich von Kopf bis Fuß im Kontakt zur Unterlage wahr. Lassen Sie sich als Ganzes vom Boden tragen. In diesem Gefühl des Getragenseins lassen Sie sich durchströmen von den Wellen Ihres Ein- und Ausatems.

**Ausklang: Beide Füße in den Sprunggelenken anziehen und loslassen (siehe auch B 30)**

Zum Schluss ziehen Sie **beide** Füße langsam in den Sprunggelenken zu sich an. Spüren Sie die Dehnung an den Unterseiten der Sprunggelenke. Lassen Sie die Füße wieder langsam aus der Dehnspannung los. Wiederholen Sie diese Bewegung nach Belieben. Spüren Sie sich von den Unterseiten der Sprunggelenke über die Rückseite von Beinen, Becken und Rücken bis zu Ihrem Hinterhauptloch, wenn Sie die Füße in den Sprunggelenken anziehen. Lassen Sie sich als Ganzes weich in die Dehnung ein. Mit der Zeit werden Sie immer durchlässiger für die Dehnung und Lösung der Füße.

Irgendwann werden Sie merken, wie die Dehnung der Sprunggelenke als leichter Zug im Hinterhauptloch ankommt. Darf der Atem in die Bewegung der Füße einfließen? Die Dehnung der Sprunggelenke lädt den Einatem ein, die Lösung der Füße den Ausatem.

## *B 29: Die Füße und der Ateminnenraum I*

- **Löst den Körper als Ganzes**
- **Öffnet den inneren Atemraum von Fuß bis Kopf**
- **Wärmt die Füße**
- **Gut vor dem Einschlafen**
- **Die Hauptübung ist nur mit liegenden Beinen möglich**

**Hinweis**

*Sowohl in den Füßen als auch in den Händen spiegelt sich der ganze Mensch. Jeder Fußregion entspricht ein bestimmter Körper- und Atemraum:*

- *Den Fersen entspricht der untere Atemraum mit dem Unterbauch und Becken.*
- *Dem Mittelfuß entspricht der mittlere Atemraum mit Oberbauch, unteren Rippen und Flanken.*
- *Dem Vorderfuß mit den Zehen entspricht der obere Atemraum mit oberem Brustkorb, Schultern, Armen, Nacken und Kopf.*

*Durch die Behandlung der jeweiligen Fußregion können Sie den entsprechenden Atemraum öffnen.*

*Die Füße sind häufig sehr verspannt – sowohl durch das Tragen von Schuhen als auch durch körperliche Fehlhaltungen und durch leib-seelische Anspannungen (Stress). Die Lösung der Füße und Sprunggelenke wirkt sich auf den ganzen Körper, den Atem und das leib-seelische Wohlbefinden positiv aus. Abends und bei entsprechender Müdigkeit fördert die Fußmassage den Schlaf.*

*Sie können Ihre Füße auch von einer Vertrauensperson massieren lassen. Dies hat den Vorteil – neben der Zuwendung –, dass Sie sich auf den Rücken legen und einfach nur genießen können (siehe P 4).*

**Vorübung: Fußmassage**

Setzen Sie sich auf einen Stuhl oder die Kante Ihres Bettes. Der Standfuß sollte guten Kontakt zum Boden haben, während Sie den anderen Fuß massieren. Legen Sie den Fuß, den Sie massieren wollen, oberhalb des Sprunggelenks auf den Oberschenkel des Standbeins. Falls diese Haltung Ihnen Schwierigkeiten (Schmerzen) bereitet (z. B. bei Rücken- oder Hüftgelenksbeschwerden), setzen Sie sich auf ein Sitzkissen oder eine zusammengefaltete Decke auf den Boden oder auf das Bett. Hier können Sie den zu massierenden Fuß auf der Unterlage ablegen.

Als Erstes streichen Sie den Fuß mit beiden Händen rundherum weich aus. Streichen Sie auch das Sprunggelenk mit Knöcheln und Achillessehne aus.

Bilden Sie mit einer Hand eine Faust; den Daumen legen Sie in die Faust. Mit den Knöcheln der Faust streichen Sie die Fußsohle von den Zehen bis zur Ferse mehrmals kräftig aus.

Fassen Sie den Mittelfuß unterhalb der Zehenballen mit einer Hand an der Innenkante und mit der anderen Hand an der Außenkante fest an. Mit den Händen verwinden Sie kräftig den Mittelfuß. Dadurch werden die inneren Mittelfußknochen und das Zwischenraumgewebe gut durchgearbeitet. Lassen Sie den Unterkiefer dabei bewusst locker.

Legen Sie eine kleine Pause ein. Setzen Sie den Fuß auf den Boden. Lassen Sie beide Arme in die Tiefe hängen (geht nur auf einem Stuhl), und schlenkern Sie die Arme und Hände gut aus. Ansonsten schütteln Sie Unterarme und Hände locker aus den Ellenbogengelenken aus. Während des Ausschüttelns können Sie schon spüren, wie sich der massierte Fuß auf dem Boden anfühlt.

Legen Sie den Fuß wieder auf den Oberschenkel. Fassen Sie den großen Zeh am Grundgelenk und bewegen ihn in diesem Gelenk. Arbeiten Sie auf diese Weise alle Zehen einzeln bis zum kleinsten durch. Anschließend streichen Sie die „Schwimmhäute" in den Zehenzwischenräumen aus.

Streichen Sie die Achillessehne hinter dem Sprunggelenk mit Daumen und Zeigefinger aus. Umkreisen Sie die Knöchel mit Daumen bzw. Fingern. Streichen Sie nochmals den ganzen Fuß mit beiden Händen rundherum flächig aus.

Packen Sie mit einer Hand die Ferse des Fußes. Die andere Hand legen Sie oben auf den Fußrist. Mit der Hand an der Ferse bewegen Sie den Fuß im Sprunggelenk. Lassen Sie den Unterkiefer locker. Vielleicht dauert es eine Weile, bis der Fuß im Sprunggelenk loslassen und sich von der Hand passiv bewegen lassen kann.

Zum Schluss streichen Sie noch einmal den ganzen Fuß einschließlich des Sprunggelenks rundherum mit beiden Händen weich aus.

Stellen Sie den Fuß auf den Boden. Schütteln Sie die Arme und Hände locker aus. Schließen Sie die Augen. Wie fühlt sich jetzt der massierte Fuß an – im Vergleich zu dem anderen Fuß? Wenn Sie Unterschiede wahrnehmen: Wie weit gehen die Unterschiede in das Bein und eventuell in die Körperhälfte nach oben? Lassen Sie den Atem fließen. Wo breitet sich der Atem gerade aus in Ihrem Inneren? Hat der Atem eine Richtung? Lösen Sie sich anschließend durch ein sanftes Dehnen und Räkeln.

Massieren Sie den zweiten Fuß, wie oben beschrieben, und spüren Sie anschließend gut nach.

*Um die Wirkung der Fußmassage auf den ganzen Körper und Ateminnenraum zu intensivieren, können Sie anschließend im Liegen Ihre Wirbelsäule auf der Unterlage schlängeln (Eingangsphase) und die Füße kreisen.*

**Eingangsphase im Liegen: Die Wirbelsäule schlängeln** (siehe A 2 )

Nach der Fußmassage legen Sie sich auf eine Unterlage oder ins Bett und nehmen die Rückenlage ein. Dehnen und räkeln Sie sich wohlig auf der Unterlage ein. Lassen Sie Gähnen und Seufzen zu. Schlängeln Sie Becken und Wirbelsäule auf der Unterlage.

Nach dem Schlängeln lassen Sie sich in Ruhe auf der Unterlage nieder. Die Beine legen Sie auf der Unterlage oder über eine Knierolle ab. Spüren Sie Ihre ganze Rückseite von Fuß bis Kopf einschließlich der Arme und Hände im Kontakt zur Unterlage. Lassen Sie sich vom Boden tragen. In diesem Gefühl des Getragenseins lassen Sie den Atem fließen. Wo breitet sich der Atem in Ihrem Inneren aus? Wenn Sie möchten, können Sie die Hände dort auf Ihren Körper legen, wo Sie die Atembewegung spüren.

**Die Füße kreisen** (geht nur mit liegenden Beinen)

Drehen Sie die Füße langsam in den Sprunggelenken nach außen. Die Füße drehen auseinander und wieder zusammen. Spüren Sie die Bewegung in den Sprunggelenken? Von den Sprunggelenken geht das Kreisen der Füße aus. Die Vorderfüße lassen sich weich in die Drehung ein. Fast ist es so, als wenn Sie mit Ihren Fußsohlen im Kreisen nach außen auf der Oberfläche eines Balls entlang streichen und im Kreisen nach innen mit Ihren Fußrücken über den Ball zurückgleiten würden. Können Sie sich als Ganzes in die Drehung der Füße einlassen? Kann der Atem in die Bewegung einfließen?

Wenn Sie genug haben, geben Sie die Füße in den Sprunggelenken frei und lassen sie entspannt in die Ruhelage sinken. Lassen Sie sich als Ganzes von der Unterlage tragen. In diesem Gefühl des Getragenseins lassen Sie sich durchströmen von den Wellen Ihres Ein- und Ausatems.

**Ergänzungsübung:** Bewegen Sie die Arme mit gefalteten Händen über Ihrem Oberkörper, als wenn sie über einen Wasserball gleiten würden (siehe „Wasserball“, B 31,1).

***Anschlussübungen an die Fußmassage***

*Sie können die Fußmassage auch gut mit anderen Übungen kombinieren, z. B. mit:*

- *Beckenkreisen im Sitzen (siehe S 5)*
- *Beckenwiege im Sitzen oder Liegen (siehe B 7)*
- *Absenken der Knie und/oder Anlegen der Fußsohlen im Liegen (siehe B 9)*
- *Froschbeinübung im Liegen (siehe B 10).*

## *B 30: Die Füße und der Ateminnenraum II*

- **Gut vor dem Einschlafen oder bei nächtlichem Erwachen**
- **Öffnet den inneren Atemraum von Fuß bis Kopf**
- **Fördert ein Gefühl der Ganzheit**

**Hinweis**

*Der Ateminnenraum wird gebildet durch die Körperhülle zu allen Seiten hin (Rückseite, Seiten, Vorderseite). Nach unten wird er begrenzt durch die Fußsohlen, nach oben durch das Schädeldach. Er enthält alle drei Atemräume, den unteren, den mittleren und den oberen Atemraum. In den folgenden drei Übungen („Ausstreichen des Kopfes", „Lösen des Hinterhauptlochs in der Handschale", „Anziehen, Loslassen und Strecken der Füße in den Sprunggelenken") können Sie sich bewusst in den inneren Atemraum zwischen den Fußsohlen und dem Schädeldach einlassen.*

*Für diese Übungen sollte die Unterlage unter Ihrem Kopf (falls Sie eine brauchen) so breit sein, dass Sie später die nach oben angewinkelten Unterarme und Hände neben dem Kopf darauf ablegen können.*

**Eingangsphase**

Als Vorbereitung für die folgende Übungssequenz eignet sich das Schlängeln der Wirbelsäule auf der Unterlage (siehe A 2).

**Ausstreichen des Kopfes**

Legen Sie die Fingerkuppen beider Hände an Stirn und Schläfen. Streichen Sie mit den Fingerkuppen auf der Kopfhaut entlang Richtung Scheitelpunkt. Wiederholen Sie das Ausstreichen einige Male.

Legen Sie die Daumenkuppen oberhalb der Ohren an und streichen Sie mit den Daumen hinter den Ohrmuscheln abwärts bis zum Felsenbein (dies ist der harte Knochen hinter dem Ohrläppchen). Vom Felsenbein streichen

Sie mit den Daumen weiter am Schädelrand entlang bis zum Hinterhauptloch. Von dort streichen beide Daumen das Hinterhaupt hoch bis zum Scheitelpunkt. Heben Sie dabei bitte **nicht** den Kopf, sondern lassen ihn auf der Unterlage liegen! Wiederholen Sie das Ausstreichen von den Ohren über Schädelrand und Hinterhaupt, sooft Sie mögen. Legen Sie die Hände beiseite und spüren Sie Ihren Kopf nach. Lassen Sie den Atem fließen. Darf der Unterkiefer locker sein?

**Lösen des Hinterhauptlochs in der Handschale**

Legen Sie beide Hände unter Ihren Hinterkopf. Eine Hand liegt zwischen Schädel und Nacken unter dem Hinterhauptloch (=HHL), die andere Hand liegt darüber unter Ihrem Hinterhaupt. Lassen Sie den Hinterkopf in die weichen Handschalen sinken. Lassen Sie den Atem fließen. Öffnen Sie das „Auge" am HHL in die untere Handschale hinein. Lassen Sie den Einatem in die Dehnung fließen. Im Ausatem schließen Sie wieder das „Auge".

Wenn Sie genug haben, ziehen Sie die Hände unter dem Kopf hervor. Lassen Sie die Unterarme nach oben abgewinkelt auf der Unterlage ruhen, und legen Sie die Hände seitlich neben dem Kopf ab. Die Handrücken liegen auf der Unterlage bzw. dem Kopfkissen; die Handinnenflächen weisen nach oben. Durch die Lage der angewinkelten Arme sind die Achselhöhlen und Flanken geöffnet.

Spüren Sie sich vom Hinterkopf durch die Schulterblätter, Arme und Hände im Kontakt zur Unterlage. Von den Schulterblättern aus spüren Sie den Rücken abwärts bis zum Becken im Kontakt zur Unterlage. Vom Becken spüren Sie die Beine bis zu den Fersen in Berührung zur Unterlage. Nehmen Sie sich als Ganzes wahr, und lassen Sie sich als Ganzes vom Boden tragen. Lassen Sie den Atem fließen.

**Das Anziehen, Loslassen und Strecken der Füße in den Sprunggelenken**

Ziehen Sie die Füße langsam in den Sprunggelenken zu sich an. Spüren Sie die Dehnung an den Unterseiten der Sprunggelenke, die sich in die Waden fortpflanzt? Ebenso langsam lassen Sie die Füße aus der Dehnspannung wieder los und strecken sie sanft in die Gegenrichtung. Wiederholen Sie das Anziehen, Loslassen und Strecken der Füße einige Male.

Lassen Sie sich als Ganzes – von den Fersen bis zum Schädeldach – weich in die Dehnung der Sprunggelenke ein. Wenn Sie die Füße anziehen, setzt sich die Dehnung an den Unterseiten der Beine fort, vielleicht bis in den Rücken hinein. Je mehr Sie sich als Ganzes in die Dehnung der Sprunggelenke einlassen können, desto durchlässiger wird der Rücken bis zum Nacken und Hinterhauptloch.

Darf der Atem in die Bewegung der Füße einfließen? Die Dehnung der Sprunggelenke lädt den Einatem ein. Im Ausatem lassen Sie die Füße langsam los und strecken sie in die Gegenrichtung.

Wo breitet sich der Einatem in Ihrem Inneren aus, wenn Sie die Füße anziehen? Versuchen Sie sich als Ganzes zwischen Fußsohlen und Schädeldach wahrzunehmen, während Sie Ihrer Atembewegung „lauschen". Vielleicht spüren Sie, wie der Einatem eine aufsteigende Tendenz von unten nach oben Richtung Kopf hat. Im Loslassen der Füße fließt der Ausatem eher nach unten Richtung Becken hin ab.

Erzwingen Sie nicht die Atembewegung. Es genügt schon, wenn Sie die Füße achtsam anziehen, loslassen und strecken. Warten Sie, bis der nächste Einatem aus der kleinen Ruhe nach dem Ausatem von selbst auftaucht. Folgen Sie dem Einatem mit den Füßen, die Sie wieder anziehen.

Wenn Sie genug haben, lassen Sie die Füße ganz entspannt in die Ruhelage sinken. Spüren Sie die Lösung in den Sprunggelenken? Nehmen Sie sich als Ganzes im Kontakt zur Unterlage wahr – von den Fersen über die Rückseiten der Beine, die Beckenrückseite, den Rücken aufwärts bis zu den Schulterblättern, den Armen und Händen, dem Nacken und Hinterkopf. Lassen Sie sich als Ganzes vom Boden tragen. Sie sind eingebettet zwischen den Fußsohlen und Ihrem Schädeldach. Lassen Sie sich durchströmen von den Wellen Ihres Ein- und Ausatems.

Wenn Sie möchten, legen Sie die Arme und Hände nach unten auf der Unterlage ab, oder Sie legen die Hände auf Ihren Körper und lassen den Atem fließen.

**Ergänzungsübung: Mit den Händen die Wirbelsäule „schauen" (siehe B 31, 2)**

## *B 31: Der Innenraum und der Außenraum*

- **Gut als Ausklang für viele Übungen**
- **Vor dem Einschlafen oder bei nächtlichem Erwachen**
- **Im Bett möglich**
- **Fördert die Durchlässigkeit zwischen innen und außen**
- **Fördert das Gefühl der Ganzheit**

**Hinweis**

*In der Atemtherapie unterscheidet man den inneren und den äußeren Atemraum. Der innere Atemraum befindet sich im Körper, beinhaltet den oberen, mittleren und unteren Atemraum und wird durch die Körperwände abgegrenzt vom äußeren Atemraum, der im engeren Sinne den Luftraum um unseren Körper bildet. Die Körperhülle funktioniert einerseits als Grenze und Schutz gegenüber dem Außenraum, ist aber andererseits auch durchlässig für diesen. Auf der körperlichen Ebene können Sie mit den Armen und Händen sowie mit der Haut am deutlichsten Kontakt mit dem Außenraum aufnehmen.*

*Atemübungen, die den Außenraum mit einbeziehen, fördern die Erweiterung des inneren Atemraums und bereichern die Atemsubstanz. In der bewussten Öffnung für den Außenraum, in dem Durchlässigwerden von innen nach außen, können Sie auch transzendente Qualitäten des Atems erfahren. Allerdings sind diese Übungen nur sinnvoll, wenn Sie sich ausreichend in Ihrem Körper niederlassen und sich in Ihrem inneren Atemraum sammeln und zentrieren können. Sonst besteht die Gefahr, dass Sie sich von sich selbst entfernen („abheben") und sich nach außen verlieren.*

*Im Folgenden werden drei Übungen vorgestellt, in denen Sie das Wechselspiel und die Durchlässigkeit zwischen Innenraum und Außenraum erfahren können. Bitte praktizieren Sie diese Übungen erst dann, wenn Sie sich gut in Ihrem Rücken und Becken einlassen, Ihre Aufmerksamkeit nach innen sammeln und die Atembewegung in Ihrem Inneren spüren und zulassen können.*

*Die folgenden Übungen eignen sich gut als Ausklang für eine Übungssequenz. In einigen der vorangehenden Übungsabfolgen werden sie unter dem Stichwort „Ergänzungsübung" genannt. Manche Basisübungen beziehen unausgesprochen den Außenraum mit ein, z. B. B 16 („Die Arme in den Ellenbeugen öffnen und schließen"), B 18 („Scheinwerfer"), B 19 („Herz und Bauch"). Sie können die unten stehenden Übungen auch als Hauptübung ausführen. Dann lassen Sie sich in der Eingangsphase ausführlicher auf der Unterlage nieder und sammeln die Aufmerksamkeit in Ihrem Inneren, bevor Sie mit der Hauptübung beginnen. Bitte praktizieren Sie immer nur* ***eine*** *der folgenden Übungen.*

**Eingangsphase**

Als Eingangsphase eignet sich besonders gut das Schlängeln der Wirbelsäule (siehe A 2). Die Beine können Sie anstellen oder (evtl. über eine Knierolle) ablegen. Die Arme und Hände legen Sie auf der Unterlage ab. Spüren Sie sich von Fuß bis Kopf im Kontakt zur Unterlage. Lassen Sie sich als Ganzes vom Boden tragen. In diesem Gefühl des Getragenseins lassen Sie den Atem fließen.

**1. Wasserball**

Legen Sie die Hände auf den unteren Brustkorbrand. Sammeln Sie Ihre Aufmerksamkeit unter Ihren Händen. Lassen Sie den Atem fließen. Breitet sich Atem unter Ihren Händen aus? Geht die Atembewegung auch seitlich in die Flanken und nach hinten in den Rücken?

Falten Sie die Hände, und heben Sie die gefalteten Hände senkrecht in die Luft. Die Ellenbogen folgen nach, bis die Arme halbrund gestreckt sind. Geben Sie etwas in den Ellenbogen nach und lassen Sie das Gewicht der Arme in die Schulterblätter sinken. Die Schulterblätter werden vom Boden getragen. Die Arme und gefalteten Hände bilden jetzt eine Rundung, so, als ob Sie einen Wasserball umarmen würden. Spüren Sie sich von den gefalteten Händen durch beide Arme hindurch bis in die Schulterblätter hinein. Hände, Arme und Schulterblätter formen ein geschlossenes Rund. Nehmen Sie sich in dieser runden Verbindung wahr. Spüren Sie den Raum zwischen Ihren Schulterblättern, Ihren Armen und Händen. Dieser Raum trägt Ihre Arme und Hände wie ein luftiger Wasserball. Lassen Sie den Atem fließen.

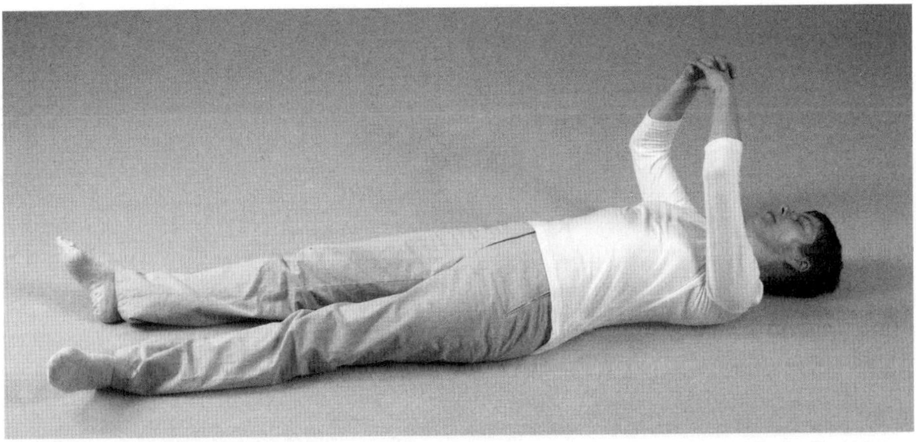

*Die verschränkten Hände und Arme bilden über dem Brustkorb einen „Wasserball“*

Kreisen Sie mit den gefalteten Händen und Armen über Ihrem Körper, so, als ob Sie mit den Händen und Armen über einen „Wasserball“ in alle Richtungen gleiten würden: Die gefalteten Hände bewegen sich nach unten Richtung Bauch, wo sie sich dem Schambein annähern, von dort zur rechten Seite nach oben Richtung rechter Schulter, weiter nach hinten über Ihren

Kopf und von dort zur linken Seite nach unten u.s.w. Natürlich können Sie mit Händen und Armen auch in die andere Richtung kreisen oder auch einmal in gerader Richtung von Kopf bis Bauch oder in die Diagonale von Schulter und Hüfte.

Lassen Sie sich von Ihrem Atem im Kreisen der Hände und Arme leiten. Welche Bewegung lädt den Einatem ein? Wo kann der Ausatem gut abfließen? Darf die Ruhe nach dem Ausatem sein, auch wenn Sie die Hände und Arme weiterbewegen? Darf der nächste Einatem von selbst auftauchen? Bleiben Sie gut im Anschluss an Ihre Rückseite, während Arme und Hände in der Luft kreisen. Spüren Sie sich immer wieder im Kontakt der Schulterblätter, des Beckens, der Beine, Füße und des Kopfes zur Unterlage und lassen Sie sich vom Boden tragen. Sie sind ein Ganzes – zwischen Ihrer Rück- und Vorderseite und Ihren Armen und Händen in der Luft. Bewegung und Atem dürfen ineinander fließen.

Wenn Sie genug haben, führen Sie die Arme und Hände über Ihre Körpermitte. Lösen Sie die gefalteten Hände und lassen Sie die Hände weich auf den unteren Brustkorbrand sinken. Wie fühlt sich die Nähe der Hände auf Ihrem Körper an? Breitet sich Atembewegung unter Ihren Händen aus? Kann sich der Atem auch in die Flanken und nach hinten in den Rücken hinein ausdehnen? Lassen Sie den Ausatem vollständig abfließen. Warten Sie, bis der nächste Einatem von selbst auftaucht. Im Fließen Ihres Atems lassen Sie sich vom Boden tragen.

**2. Mit den Händen die Wirbelsäule „schauen"**

Gleiten Sie mit den Händen und Armen auf der Unterlage Richtung Kopf, so, als ob Sie Ihre Flügel aufschlagen würden (siehe „Schnee-Engel", B 24). Hinter dem Kopf falten Sie die Hände. Führen Sie die gefalteten Hände in die Luft und in großem Bogen über Ihren Kopf bis über Ihre Brust. Die Arme bilden mit den Händen einen lockeren Rundbogen in der Luft.

Die gefalteten Hände schauen aus luftiger Höhe auf Ihren Brustkorb und durch diesen hindurch bis zur Wirbelsäule. Nun wandern die Hände weiter durch die Luft über den Bauch nach unten, bis sie sich in weitem Bogen dem Schambein annähern. Auf diesem Weg schauen die Hände durch den Körper hindurch bis zur Wirbelsäule, der sie parallel bis zum Steißbein durch die Luft folgen (gegenüber vom Steißbein liegt oben das Schambein).

Vom Schambein wandern die gefalteten Hände wieder in einem großen Bogen durch die Luft über Bauch, Brustkorb und Gesicht, bis Arme und Hände hinter Ihrem Kopf auf der Unterlage landen. Auch auf diesem Rückweg schauen die Hände durch den Körper hindurch bis zur Wirbelsäule, der sie bis zum Nacken und Hinterkopf parallel durch die Luft folgen. Wandern Sie mit Armen und Händen auf diesem Luftbogen zwischen Hinterkopf und Schambein hin und her. In die Bewegung der Arme und Hände lassen Sie den Atem einfließen. Können die Arme und Hände vom Atem getragen werden? Lassen Sie sich als Ganzes in Ihrer Rückseite vom Boden tragen, während die Hände aus luftiger Höhe Ihre Wirbelsäule „schauen".

Zum Schluss führen Sie die gefalteten Hände über Ihren Kopf nach hinten auf die Unterlage. Lösen Sie die Hände voneinander. Wenn Sie das Bedürfnis haben, dehnen und räkeln Sie sich sanft zwischen Händen und Fersen durch. Legen Sie die Hände auf den Körper oder auf die Unterlage, so, wie es sich für Sie stimmig anfühlt. Lassen Sie sich als Ganzes vom Boden tragen. In diesem Gefühl des Getragenseins lassen Sie sich durchströmen von den Wellen Ihres Ein- und Ausatems.

### 3. Mit den Händen und Armen den Außenraum weiten und verdichten

**Vorübung: Die Innenseiten der Hände, Arme, Flanken und die Vorderseite ausstreichen**

Legen Sie die Hände auf den unteren Brustkorbrand. Sammeln Sie Ihre innere Aufmerksamkeit unter den Händen. Spüren Sie dort Atembewegung? Wohin dehnt sich der Einatem aus, nach oben, zu den Händen hin? In die seitlichen Rippenbögen und Flanken hinein? Nach hinten, zur Rückseite hin? Lassen Sie den Ausatem in die Mitte Ihres Bauchraums zurückfließen. Warten Sie, bis der nächste Einatem von selbst auftaucht und sich zu den Körperwänden hin ausdehnt.

Bringen Sie die Hände über Ihrem Körper zusammen. Die Handinnenflächen reiben sich gegenseitig warm. Anschließend streicht die rechte Hand vom linken Handteller flächig über die Innenseite des linken Arms in die Achselhöhle hinein und an der Flanke entlang bis zur linken Hüfte. Streichen Sie nun mit der linken Hand die rechte Hand und Arminnenseite in die Achselhöhle hinein und über die Flanke bis zur rechten Hüfte flächig aus. Schließlich streichen beide Hände flächig über das Gesicht und die Vorderseite Ihres Oberkörpers nach unten bis zu den Beinen hin.

**Mit den Händen und Armen den Außenraum weiten und verdichten**

Führen Sie die Hände und Ellenbogen in die Luft, bis die Arme halbrund gestreckt sind. Die Schulterblätter bleiben auf dem Boden liegen. Legen Sie die Hände aneinander. Das Gewicht der Arme darf in die Schulterblätter sinken. Lassen Sie den Atem fließen. Im Einatem entfernen sich die Hände und Arme voneinander und weiten den Zwischenraum.

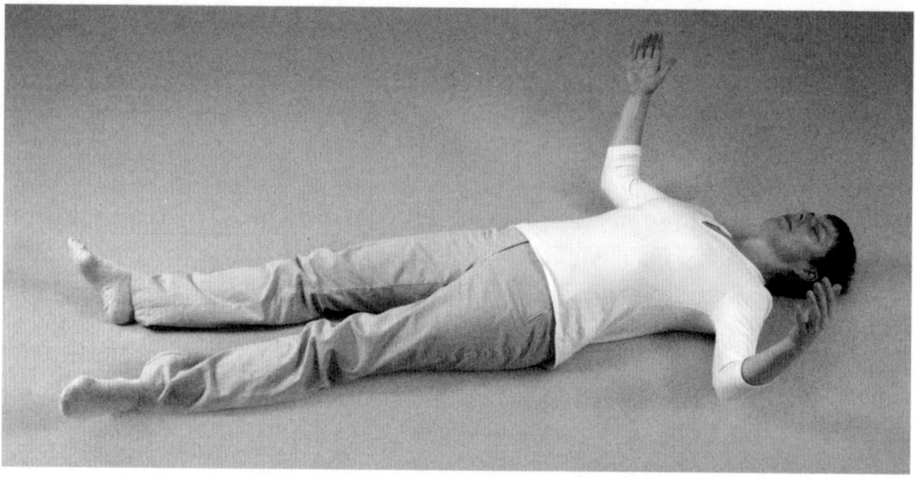

*Mit den Händen und Armen den Außenraum weiten*

Im Ausatem „schieben" die Hände und Arme diesen Raum wieder zusammen.

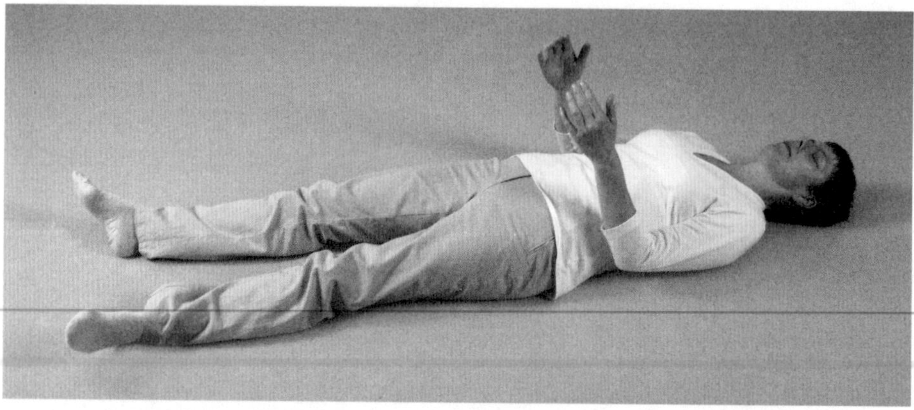

*Mit den Händen und Armen den Außenraum verdichten*

Weiten und verdichten Sie den Raum an verschiedenen Stellen über Ihrem Körper: über dem Ober- und Unterbauch, dem Brustkorb, dem Kopf usw.

Spüren Sie, wie sich der Atemraum in Ihrem Inneren öffnet, wenn die Hände und Arme den äußeren Raum weiten? Darf der Einatem diesen Raum füllen? Wenn die Hände und Arme den Außenraum zusammenschieben, verdichtet sich der Ausatem in Ihrem Inneren und fließt in der Tiefe Ihres Körpers zusammen.

Wenn Sie genug haben, lassen Sie die Hände und Arme bewusst dorthin sinken, wo es sich für Sie am stimmigsten anfühlt: Wollen die Hände auf dem Körper ruhen? Oder brauchen sie Freiraum? In welchem Abstand zu Ihrem Körper wollen sie dann auf der Unterlage ruhen? Nehmen Sie sich in der Nähe oder in der Freiheit Ihrer Hände wahr. Lassen Sie sich als Ganzes vom Boden tragen. In diesem Gefühl des Getragenseins lassen Sie sich durchströmen von den Wellen Ihres Ein- und Ausatems.

# 12. Übungen bei starken Stress- und Erregungszuständen

## S 1 – S 7

Starke körperliche und seelische Erregungszustände (Hyperarousals) sind immer mit einer physiologischen Stressreaktion verbunden. Durch den erhöhten Cortisol- und Adrenalinspiegel im Blut können folgende Symptome auftreten: körperliche Unruhe, Hin- und Herwälzen im Bett, Herzrasen, Schweißausbrüche, Zittern, unruhiger, flacher Atem u. ä.

Jede physiologische Stressreaktion drängt von ihrem biologischen Ursprungszweck („Flucht oder Angriff“) zur Bewegung. In einem starken Erregungszustand ist es deshalb ratsam, sich nicht zwanghaft zur Ruhe zu zwingen. Stattdessen führen Sie Atemübungen aus, die mit kleinen Bewegungen verbunden sind. Manchmal helfen auch Handkontaktübungen (z. B. die Hände liegen auf dem Bauch). Bei sehr starken Erregungszuständen sollten Sie sich hinsetzen oder aufstehen und Übungen im Sitzen, Stehen oder Gehen machen.

### *S 1: Spannungen abstreifen und durchlässig werden*

- **Im Stehen üben**
- **Mit Einschränkungen auch im Sitzen möglich**
- **Gut, um leib-seelische Spannungen abzubauen**
- **Mit Musik möglich**

**Hinweis**

*Wenn Sie möchten, können Sie diese Übung zu sanfter melodischer Musik ausführen (das Ausstreichen z.B. mit Loreena Mc Kennitt: „Mask & Mirror“ oder „Visit“). Sie können aber auch in der Stille, ohne Musik, üben.*

**Den ganzen Körper ausstreichen**

Sie stellen die Füße ohne Schuhe etwa hüftbreit auf den Boden. Lassen Sie die Knie immer wieder bewusst locker. Die Knie fangen wie Stoßdämpfer jede Bewegung oder Schwingung, die von oben kommt, elastisch auf und geben sie an den Boden weiter. Vermeiden Sie ein Hohlkreuz, indem Sie das Becken hängen lassen – so, als ob am Steißbein ein kleines Gewicht nach unten ziehen würde. Die Arme dürfen locker in den Schultern hängen. Nehmen Sie keine starre, sondern eine lebendige Haltung ein. Lassen Sie den Atem fließen. Nehmen Sie die Musik und den Atem mit einer Schwingung Ihres Körpers auf. Lassen Sie ein leichtes Schwingen durch den ganzen Körper bis in die Sprunggelenke zu.

Winkeln Sie die Unterarme in den Ellenbogen an. Reiben Sie die Hände weich aneinander. Spüren Sie die Fußsohlen auf dem Boden, während Sie die Hände warm reiben. Streichen Sie das Gesicht aus, den Haaransatz, den Kopf, die Ohren, den Nacken und den Hals.

Jetzt streichen Sie mit den Fingerkuppen das Brustbein vom Halsansatz bis zum Oberbauch einige Male hinunter und herauf aus. Vom Brustbein streichen Sie mit der rechten Hand über die Rippen zur linken Schulterkuppe, von dort den linken Arm bis zu den Fingerspitzen aus. Streichen Sie abwechselnd vom Brustbein, dann vom Nacken kommend den Arm aus. Wiederholen Sie das Ganze mit der linken Hand auf der rechten Seite.

Nun streichen Sie mit beiden Händen flächig von den oberen Rippen über Brust und Bauch nach unten bis zu den Beinen hin. Die Hände gleiten mehrmals von oben nach unten über die Vorderseite.

Jetzt streichen Sie mit den flachen Händen im unteren Rücken die Lenden, das Kreuzbein und Becken aus. Von dort streichen Sie die Beine abwärts bis zu den Füßen (oder so weit nach unten, wie es Ihr Rücken erlaubt) aus. Streichen Sie mehrmals die Beine hinten (ausgehend vom unteren Rücken und Becken), vorne (ausgehend vom Unterbauch und den Leisten) und an den Seiten von oben nach unten aus.

Zum Schluss lassen Sie die Arme in die Tiefe hängen. Schlenkern Sie die Arme locker aus den Schultern heraus aus. Geben Sie die Ellenbogen und Handgelenke in der Bewegung frei.

Wenn Sie das Bedürfnis haben, räkeln und dehnen Sie sich sanft und wohlig durch den ganzen Körper hindurch. Erlauben Sie sich jederzeit das Gähnen –, auch beim Ausstreichen.

**Ausklang: Wasserpflanze**

Lassen Sie die Übung in weichen, fließenden Bewegungen ausklingen. Hierfür stellen Sie sanfte Musik mit fließendem Charakter an (z. B. Geoffrey Oryema: „Beat The Border").

Stellen Sie sich vor, Sie sind eine Wasserpflanze. Die Füße stehen gut verwurzelt auf dem Boden. Sie lassen sich wie eine Wasserpflanze von imaginärem Wasser bewegen. Von Kopf bis Fuß geben Sie den fließenden Schwingungen nach – durch die Wirbelsäule vom Nacken bis zum Becken, durch die Beine bis in die Sprunggelenke hinein. Auch die Arme und Hände lassen sich vom Wasser bewegen. Kann der Atem in die Bewegung einfließen?

Zum Schluss nehmen Sie die Bewegung immer mehr in sich hinein. Bleiben Sie noch etwas stehen und lassen Sie die natürliche Eigenschwingung des Körpers bis in die Sprunggelenke zu. Im leichten Schwingen spüren Sie die Füße im Kontakt zum Boden und lassen den Atem fließen.

## *S 2: Ins innere Gleichgewicht kommen*

- **Im Stehen üben**
- **Hilfreich bei nächtlichen Unruhezuständen**

**Eingangsphase**

Als Einstieg für diese Übung können Sie den ganzen Körper ausstreichen wie in S 1 beschrieben.

**Auf der Stelle treten**

Die Füße stehen etwa hüftbreit auf dem Boden. Die Knie sind elastisch. Die Beckenrückseite lassen Sie leicht nach unten sinken, so, als ob am Steißbein ein kleines Gewicht nach unten ziehen würde.

Treten Sie mit den Füßen auf der Stelle auf. Heben Sie den entsprechenden Fuß immer vollständig vom Boden ab und setzen ihn auch wieder vollständig auf dem Boden auf. Dabei darf der Fuß weich abrollen. Lassen Sie Ihren eigenen Rhythmus entstehen. Lassen Sie den Atem fließen. Treten Sie samtpfotig auf dem Boden auf – wie ein Panther oder eine Katze. Lassen Sie sich als Ganzes in die Gehbewegung der Füße ein.

Durch das Heben, Senken und Landen der Füße auf dem Boden entsteht eine Gewichtsverlagerung, die den ganzen Körper in Schwingung versetzt. Das Becken und die Wirbelsäule lassen sich bis zum Nacken und Kopf weich in diese Schwingung ein. Die Schultern dürfen geschmeidig mitgehen. Der Unterkiefer darf gelöst sein. Kann der Atem in die Bewegung einfließen?

Wenn Sie möchten, können die Arme und Hände die Bewegung unterstützen. Vergessen Sie aber niemals die Füße und ihre Bewegung auf dem Boden.

Wenn Sie genug haben, bleiben die Füße auf dem Boden stehen. Erlauben Sie, dass die natürliche Eigenschwingung des Körpers im ruhigen Stand entstehen kann. Lassen Sie sich als Ganzes – vom Kopf bis in die Sprunggelenke – in diese Schwingung ein. Dabei sind die Füße gut verwurzelt auf dem Boden. Nehmen Sie in der Schwingung Ihren Atem wahr. Schwingung und Atem fließen ineinander.

**Variante**

Sie können das Treten auf der Stelle in ein langsames, bewusstes Gehen durch den Raum umwandeln. Auch im Gehen treten Sie samtpfotig auf und lassen sich als Ganzes weich in die Bewegung ein. Finden Sie Ihren eigenen Rhythmus. Kann der Atem fließen?

## *S 3: Sich in der Unterbauch-Mitte (im Schwerpunkt) verankern*

- **Im Stehen üben**
- **Hilfreich bei nächtlichen Unruhezuständen**

**Eingangsphase**

Die Füße stehen etwa hüftbreit auf dem Boden. Die Knie geben jeder kleinsten Schwingung von unten oder oben elastisch nach. Lassen Sie das Becken leicht nach unten sinken, so, als ob sie auf der Kante eines Barhockers sitzen würden.

Streichen Sie mit beiden Händen den Becken-Bauchraum rundherum aus. Sie streichen flächig über den Unterbauch, die Leisten, Hüften, Lenden und das Kreuzbein. Wie reagiert der Atem auf das Ausstreichen?

Zum Schluss streichen Sie vom Kreuzbein an den Außenseiten der Beine entlang nach unten bis zu den Füßen. Streichen Sie über die Vorderfüße an den Innenseiten der Beine entlang wieder nach oben zurück bis in die Leistenschrägen hinein. Von dort gleiten die Hände über die Hüften zum Kreuzbein und wiederholen das Ausstreichen der Beine.

Gehen Sie beim Abwärtsstreichen der Beine leicht in die Knie. Kopf und Oberkörper sinken nach unten. Lassen Sie den Kopf locker im Nacken hängen. Beim Aufwärtsstreichen der Beine richten Sie die Wirbelsäule sukzessive vom Becken aus auf; der Kopf taucht als Letztes auf! Zum Schluss schütteln Sie die Arme und Beine leicht aus.

**Pendeln**

Stellen Sie die Füße wieder hüftbreit auf den Boden. Die Knie sind gelöst, das Becken darf nach unten sinken, so, als ob Sie auf der Kante eines Barhockers sitzen würden. Die Arme und Hände hängen locker in den Schultern.

Verlagern Sie langsam das Körpergewicht vom linken auf das rechte Bein. Spüren Sie den Weg, den die Gewichtsverlagerung durch Ihren Körper nimmt? Das Gewicht wandert vom linken Fuß und Bein durch Ihren Unterbauch zum rechten Bein und Fuß, wo es auf dem Boden ankommt. Der Oberkörper muss gar nichts tun. Schultern, Nacken und Unterkiefer dürfen sich entspannen.

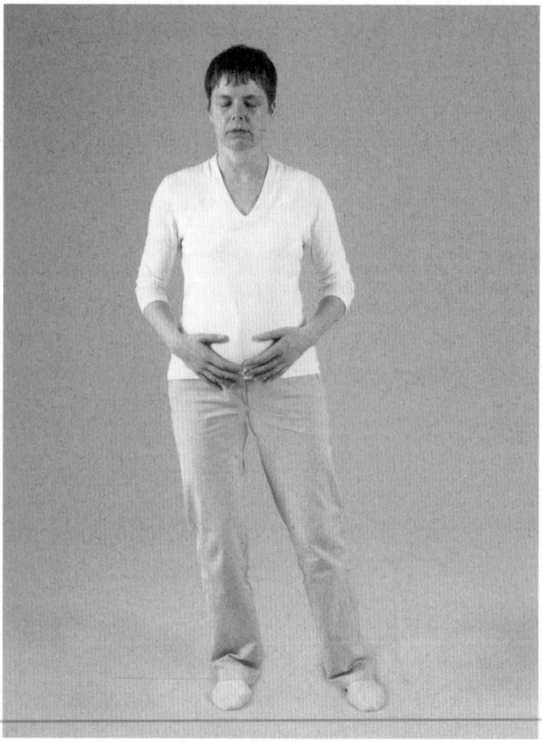

*Verlagerung des Körpergewichts auf das rechte Bein*

Nun verlagern Sie das Körpergewicht vom rechten auf das linke Bein. Das Gewicht wandert vom rechten Fuß und Bein durch Ihren Unterbauch zum linken Bein und Fuß, wo es auf dem Boden landet.

In der Mitte Ihres Unterbauchs, vor dem Kreuzbein, befindet sich Ihr Körperschwerpunkt. Wenn Sie die Pendelbewegung zu groß machen oder die Hüften in der Gewichtsverlagerung nach außen schieben, kippen Sie aus diesem Schwerpunkt heraus. Das sollten Sie jedoch vermeiden. Die Gewichtsverlagerung geht nicht so sehr zur Seite, sondern durch Beine und Füße **nach**

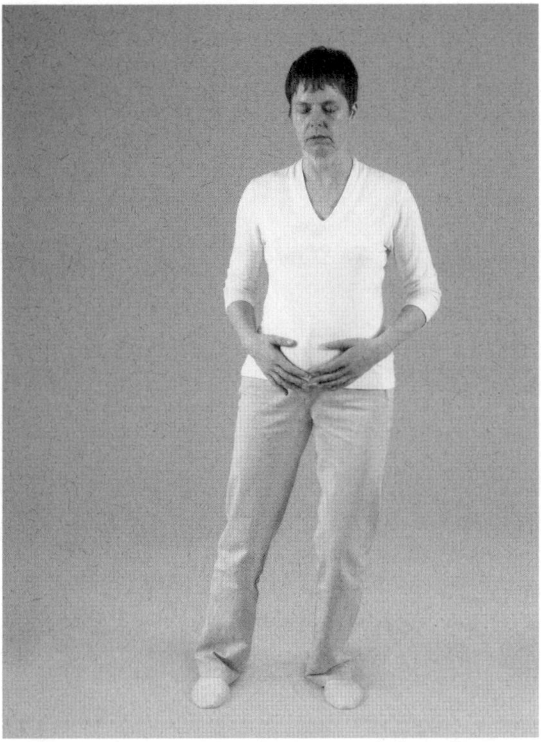

*Verlagerung des Körpergewichts auf das linke Bein*

**unten zum Boden**. Der Weg der Gewichtsverlagerung hat die Form eines umgedrehten U. Die Schenkel des U sind die Beine, der Scheitel des U ist der Körperschwerpunkt im Unterbauch.

Lassen Sie sich als Ganzes in die Pendelbewegung ein. Wenn Ihr eigener Rhythmus entstehen kann, dann geschieht das Pendeln mühelos, und der Atem kann harmonisch in die Bewegung einfließen.

Wenn Sie möchten, können Sie die Hände auf den Unterbauch legen und das Pendeln durch Ihren Körperschwerpunkt hindurch vielleicht noch deutlicher wahrnehmen. Die Schultern bleiben locker hängen. Vielleicht kommt auch der Atem dort unten unter Ihren Händen an. Wenn Sie genug haben, lassen Sie die Pendelbewegung ausklingen.

In Ruhe spüren Sie, wie Sie als Ganzes auf dem Boden stehen. Vermeiden Sie eine starre Haltung. Lassen Sie die natürliche Eigenschwingung Ihres Körpers bis in die Sprunggelenke hinein zu. Körperschwingung und Atem gehen ineinander über.

Sammeln Sie Ihre innere Aufmerksamkeit unter Ihren Händen in der Tiefe des Unterbauchs. Lassen Sie den Atem fließen.

Lösen Sie sich achtsam aus dieser Übung, indem Sie sich sanft räkeln. Bleiben Sie in jeder Dehnung verbunden mit Ihrer Mitte im Unterbauch.

## *S 4: Belastungen abschütteln („Dampf ablassen")*

- **Im Stehen üben**
- **Hilfreich bei Wut und starker seelischer Belastung**
- **Mit Musik möglich**

**Hinweis**

*Für diese Übung eignet sich rhythmische, powervolle Musik (z. B. „Outback" oder Brent Lewis: „Pulse"). Bedenken Sie bitte, dass Sie nach dieser Übung nicht gleich einschlafen können, da sie aus energiereichen Bewegungen besteht. Aber Sie könnten mit Wut oder ähnlich starken Gefühlen erst recht nicht einschlafen. Durch diese Übung können Sie wenigstens „Dampf ablassen" und sich hinterher freier und leichter fühlen.*

**Schütteln**

Die Füße stehen hüftbreit auf dem Boden. Die Knie sind gelöst. Das Becken sinkt leicht nach unten, so, als ob ein kleines Gewicht am Steißbein ziehen würde. Die Arme und Hände hängen locker in den Schultern.

Stellen Sie sich vor, Sie packen eine Marionette am Schopf und schütteln sie durch. Mit oder ohne diese Vorstellung schütteln bzw. bewegen Sie Ihren Körper gut durch, sodass sich die Gelenke lösen können. Sie lockern die Sprunggelenke und die Knie; Sie lockern das Becken mit den Hüftgelenken in den Leisten; Sie lösen die Wirbelsäule mit ihren zahlreichen Wirbelgelenken vom Becken bis zum Nacken. Lassen Sie die Wirbelsäule durchlässig werden bis zum Kopf. Schütteln Sie auch die Armgelenke – Schultern, Ellenbogen und Handgelenke – aus.

Lassen Sie sich als Ganzes in das Schütteln ein. Lassen Sie Ihren eigenen Rhythmus entstehen (auch wenn Sie rhythmische Musik hören, müssen Sie sich nicht sklavisch an den Takt halten). Kann der Atem fließen? Irgendwann erfasst die Schüttelbewegung den ganzen Körper. Die Füße bleiben auf dem Boden verwurzelt, und das Schütteln geht durch den Körper von Fuß bis Kopf in einer senkrechten Auf- und Ab-Bewegung durch.

Stellen Sie sich vor, Sie sitzen auf einem Pferd ohne Zügel. Das Pferd reitet, und Sie brauchen nichts zu tun. Spüren Sie, wie Sie mit dieser Vorstellung das Becken leichter nach unten loslassen können? Wie Sie sich in Ihrem Körperschwerpunkt in der Tiefe des Unterbauchs verankern können? Sie lassen sich als Ganzes in der Schüttelbewegung fallen. Wenn das „Pferd" von selbst läuft und läuft, beginnen Sie aus dieser Grundbewegung heraus eine aktive Bewegung. Mit den Händen und Armen werfen Sie alles von sich fort, was Sie an Spannung bzw. lästigen Gedanken und Gefühlen loswerden möchten, oder Sie spüren einfach nur, wie sich diese Wegwerfbewegungen anfühlen. Das „Pferd" läuft weiter, und Sie schmeißen Hände und Arme in die verschiedenen Richtungen: nach oben, nach vorne, zur Seite, nach unten.

Achten Sie darauf, dass die Wegwerfbewegung wirklich aus Ihrem eigenen Umfeld hinaus führt. Hierfür müssen Sie die Ellenbogen freigeben. Das Wegwerfen geschieht mit lockerem, energischen Schwung aus der Grundbewegung und Ihrem Körperschwerpunkt heraus. Nichts bleibt an Ihnen kleben! Kann der Atem mitkommen?

Lassen Sie schließlich wieder Hände und Arme locker in den Schultern hängen. Das „Pferd" reitet weiter, und Sie ruhen sich in der Grundbewegung aus. Wenn Sie genug haben (bzw. die Musik zu Ende geht), lassen Sie die Schüttelbewegung langsam ausklingen.

**Ausklang: Schwingen wie ein Baum**

*Sie können diese Übung in der Stille ausführen oder zu einer sanften Musik (z. B. zu der CD „Brigitte-Wellness. Schön entspannt 1, 2 oder 3").*

Im ruhigen Stand spüren Sie sich als Ganzes auf dem Boden. Lassen Sie die natürliche Eigenschwingung Ihres Körpers zu. Schwingung und Atem fließen ineinander. Stellen Sie sich vor, Sie sind ein Baum oder eine Pflanze, die von einem sanften Wind hin und her bewegt wird. Ihre Füße stehen gut verwurzelt auf dem Boden. Die Knie sind gelöst; das Becken sinkt leicht nach unten. Lassen Sie sich als Ganzes schwingen – bis in die Sprunggelenke hinein. Die Arme und Hände hängen entweder locker in den Schultern oder nehmen als „Äste und Zweige" die Körperschwingung auf.

Lassen Sie sich Zeit, bis Ihre eigene Schwingung im Fließen Ihres Atems entstehen kann.

Zum Schluss darf die Schwingung langsam ausklingen. In Ruhe spüren Sie sich als Ganzes im Kontakt zum Boden. Lassen Sie den Atem fließen. Wenn Sie das Bedürfnis haben, lösen Sie sich sanft aus der Übung durch ein wohliges Dehnen und Räkeln.

## *S 5: Beckenkreisen im Sitzen*

- **Im Sitzen auf einem Stuhl oder Hocker üben**
- **Hilfreich bei nächtlichen Unruhezuständen**
- **Gut bei kalten Händen und Füßen**

**Hinweis**

*Mit dieser klassischen Übung aus der Atemtherapie schlagen Sie gleich mehrere Fliegen mit einer Klappe:*

- *Verspannungen im Becken und an der Wirbelsäule können sich lösen.*
- *Der Atem kann in den unteren Atemraum fließen.*
- *Durch die Zentrierung im Becken-Bauchraum kommen Sie aus Ihrer Kopflastigkeit heraus.*
- *Das Kreisen des Beckens hat eine meditative und beruhigende Wirkung.*
- *Energieblockaden können sich lösen (die Hände und Füße werden warm).*

**Eingangsphase: Die Füße geschmeidig bewegen (Variation: Fußmassage siehe B 29)**

Sie sitzen auf einem Stuhl oder Hocker mit ebener, fester Sitzfläche. Eventuell legen Sie ein Handtuch oder eine dünne Decke über die Sitzfläche (falls sich der Stuhl für die Sitzknochen zu hart anfühlt). Die Füße stehen unterhalb der Knie mit der ganzen Fußsohle auf dem Boden. Die Knie und Füße sind hüftbreit geöffnet. Die Hände legen Sie auf den Oberschenkeln ab.

Bewegen Sie die Füße so, dass sie weich und geschmeidig werden können. Nutzen Sie den Widerstand des Bodens aus für das Dehnen und Lösen der Füße. Probieren Sie verschiedene Bewegungsmöglichkeiten aus. Lassen Sie die Füße immer wieder auf dem Boden landen. Kann der Atem in die Bewegung der Füße einfließen? Lösen Sie auch die Sprunggelenke. Zum Schluss lassen Sie die Füße gelöst auf dem Boden ruhen.

Wie fühlen sich jetzt die Füße auf dem Boden an? Spüren Sie sich von den Füßen durch Ihre Sprunggelenke, Unterschenkel, Knie, Oberschenkel bis zu Ihren Sitzknochen, die die Sitzfläche berühren. Lassen Sie den Atem fließen. Die Luft strömt ohne Anstrengung durch die Nase ein und aus. Wo breitet sich der Atem gerade aus in Ihrem Inneren – immer wieder im Einatem?

**Beckenkreisen**

Kreisen Sie mit dem Becken um die Sitzknochen herum. Lassen Sie sich Zeit, bis das Becken geschmeidig werden kann. Der Oberkörper bleibt passiv, während sich das Becken bewegt. Das Becken kreist unter der Schulterachse nach hinten und nach vorne durch. Im hinteren Halbkreis dehnen sich die Beckenrückseite und die Lenden mit der Lendenwirbelsäule. Lassen Sie sich als Ganzes in die Beckenschale sinken! Vermeiden Sie aber, mit dem Rücken nach hinten zu kippen. Während des Beckenkreisens bleiben Sie immer verankert in Ihrem Körperschwerpunkt in der Mitte Ihres Unterbauchs. Wenn das Becken aus dem hinteren Halbkreis in den vorderen Halbkreis geht, richtet sich der untere Rücken von selbst auf; die Leisten schließen sich.

Lassen Sie Ihren eigenen Rhythmus entstehen. Lassen Sie den Atem in die Beckenbewegung einfließen.

Wandern Sie mit Ihrer inneren Aufmerksamkeit zu Ihren Füßen. Die Füße bleiben mit der ganzen Fußsohle auf dem Boden, während das Becken um die Sitzknochen kreist. Spüren Sie, wie sich das Kreisen des Beckens in den Füßen innerlich wiederholt? Wie eine kreisende Gewichtsverlagerung in den Füßen stattfindet?

Das Becken kreist weiter, und Sie wandern mit Ihrer inneren Aufmerksamkeit nach oben. Darf die Wirbelsäule der Beckenbewegung weich nachgeben? Dürfen die Schultern locker hängen? Darf der Unterkiefer entspannt sein? Dürfen Nacken und Kopf locker sein? Lassen Sie die Luft ohne Anstrengung durch die Nase ein- und ausströmen. Lassen Sie den Atem in das Kreisen Ihres Beckens einfließen. Können Sie sich als Ganzes innerlich in die Beckenbewegung einlassen?

Zum Schluss kreist das Becken spiralig in Ihre Sitzmitte, wo Sie zur Ruhe kommen. Wie fühlt sich jetzt das Sitzen an? Nehmen Sie sich von den Sitzknochen durch die Beine und Füße hindurch in Ihrer Verbindung zum Boden wahr. Lassen Sie den Atem fließen. Wo breitet sich der Atem gerade aus in Ihrem Inneren?

**Ausklang**

Im Fließen des Atems darf eine Schwingung im Oberkörper entstehen. Stellen Sie sich vor, Sie werden von einem sanften Wind wie eine Pflanze hin und her gewiegt. Oberkörper und Becken schwingen weich bis zu den Sitzknochen hin. Im Schwingen spüren Sie Ihre Verankerung in den Sitzknochen auf dem Stuhl und Ihre Verbindung durch die Beine zu den Füßen, die gut verwurzelt auf dem Boden sind. Die Wirbelsäule darf sich bis zum Nacken und Kopf in die Schwingungen einschmiegen.

Zum Schluss nehmen Sie die Schwingung immer mehr in sich hinein. Schließlich spüren Sie nur noch die Atemschwingung in Ihrem Inneren. Lösen Sie sich sanft aus dieser Übung. Bei Bedürfnis dehnen und räkeln Sie sich leicht.

## *S 6: Die Massage der Hände*

- **Im Sitzen oder Liegen möglich**
- **Hilfreich bei nächtlichen Unruhezuständen**
- **Hilfreich bei Angst- und Panikzuständen**

**Hinweis**

*Die Hände spiegeln – ähnlich wie die Füße – den ganzen Menschen und seine Atemräume wider: Den Fingern entspricht der obere Atemraum, den Handmitten entspricht der mittlere Atemraum und den Handwurzeln (Handgelenken) entspricht der untere Atemraum.*

*Der Spannungsgrad der Hände wirkt sich unmittelbar auf die gesamte Körperspannung aus. Wenn Sie sich in Ihren Händen lösen können, werden Sie die entspannende Wirkung auf sich als Ganzes spüren. Die Lösung der Hände wirkt auf der seelischen Ebene sehr beruhigend (siehe auch B 15 und B 17).*

*Am leichtesten lassen sich die Hände im Sitzen massieren. Für diese Übung können Sie die Sitzgelegenheit frei wählen. Sie können im oder auf dem Bett sitzen. Sie können auch auf dem Boden sitzen – zum Beispiel auf einem Meditationskissen. Sie können aber auch auf einem Stuhl oder Hocker mit ebener, fester Sitzfläche sitzen. Für letztere Sitzgelegenheit ist diese Übung beschrieben. Bei Bedarf können Sie sich auch anlehnen. Verlieren Sie aber nie den Kontakt der Füße zum Boden. Gerade wenn Sie Angst oder Unruhe erleben, ist der volle Bodenkontakt mit den Füßen sehr wichtig.*

**Eingangsphase**

Die Füße stehen als Ganzes unterhalb der Knie auf dem Boden. Knie und Füße sind hüftbreit geöffnet. Spüren Sie den Kontakt der Füße zum Boden. Lassen Sie die Füße vom Boden tragen. Von den Füßen spüren Sie sich durch die Beine nach oben bis zu den Sitzknochen, mit denen Sie Kontakt zur Sitzfläche haben. Räkeln Sie sich mit dem Oberkörper zu den Sitzknochen ein. Lassen Sie Gähnen und Seufzen zu. Kommen Sie zur Ruhe. Lassen Sie den Oberkörper und das Becken von der Sitzgelegenheit tragen. Falls Sie sich angelehnt haben, spüren Sie auch den Halt im Rücken. Lassen Sie den Atem fließen.

**Die Hände streichen sich gegenseitig aus**

Wenn Sie die Hände bearbeiten, achten Sie bitte darauf, dass die Schultern locker hängen dürfen. Beide Hände legen sich aneinander und streichen sich gegenseitig achtsam aus. Streichen Sie nicht nur die Handinnenflächen, sondern auch die Fingerzwischenräume, die Handrücken und die Handgelenke aus. Lassen Sie den Atem fließen. Während sich die Hände gegenseitig berühren, spüren Sie immer wieder Ihre Verankerung auf dem Stuhl und die Verwurzelung der Füße auf dem Boden.

**Die Massage der Hände**

Entscheiden Sie, welche Hand Sie zuerst massieren wollen. Die Arbeitshand liegt mit dem Handrücken auf Ihrem Oberschenkel. Legen Sie die zu massierende Hand (=Massagehand) mit dem Handrücken in die geöffnete Arbeitshand. Der Daumen der Arbeitshand massiert die Innenfläche der Massagehand mit kreisenden Bewegungen von der Handmitte aus über den ganzen Handteller. Massieren Sie besonders gründlich den Daumenballen (dieser kann sehr verspannt sein und zunächst schmerzen).

Legen Sie die Massagehand mit dem Handrücken auf den Oberschenkel. Massieren Sie mit dem Daumen der Arbeitshand jeden Finger der Massagehand (einschließlich des Daumens) an der Innenseite mit kreisenden Bewegungen jeweils vom Grundgelenk bis zur Fingerspitze.

Die Finger der Massagehand lassen sich anschließend von der Arbeitshand **passiv** in den einzelnen Gelenken bewegen: angefangen beim Grundgelenk, dann am mittleren und schließlich am letzten Fingergelenk (Achtung: der Daumen hat nur zwei Gelenke).

Heben Sie beide Hände etwas an. Daumen und Zeigefinger der Arbeitshand streichen die „Schwimmhäute" zwischen den Fingern und Daumen aus.

Jetzt streichen Sie mit der Arbeitshand flächig um das Handgelenk der Massagehand herum (so, als ob Sie eine Uhr am Handgelenk drehen würden).

Anschließend fasst die Arbeitshand die Massagehand beidseits oberhalb des Handgelenks. Der Daumen liegt auf der Innenseite, die Finger liegen auf dem Handrücken oberhalb der Handwurzel. Daumen und Finger bewegen die Massagehand im Handgelenk vor und zurück. Die Massagehand lässt sich möglichst **passiv** im Handgelenk bewegen.

Zum Schluss schütteln Sie beide Arme und Hände locker in die Tiefe aus.

Lassen Sie die Arme und Hände seitlich hängen, oder legen Sie die Hände auf den Oberschenkeln ab. In Ruhe spüren Sie nach, wie sich die massierte Hand jetzt anfühlt im Vergleich zur Arbeitshand. Gleichzeitig lassen Sie sich vom Stuhl und vom Boden tragen. Sind die Unterschiede auf die Hand beschränkt oder setzen sie sich in den Arm, vielleicht auch in die entsprechende Körperhälfte fort? Lassen Sie den Atem fließen. Wo breitet sich der Atem gerade aus in Ihrem Inneren – immer wieder im Einatem? Hat der Atem eine Richtung?

Massieren Sie die zweite Hand, wie oben beschrieben. Auch hier spüren Sie anschließend in Ruhe gut nach.

**Ausklang: Der Daumen ruht in der Handmitte**

Legen Sie die Hände vor Ihrem Schoß zusammen. Die linke Hand ruht mit dem Handrücken in der geöffneten rechten Hand. Die Unterarme liegen auf den Oberschenkeln; die Oberarme hängen locker in den Schultern. Legen Sie den rechten Daumen in die Mitte der linken Hand. Spüren Sie sich im Kontakt des Daumens mit Ihrer Handmitte. Bei wenig Empfindung üben Sie sanften Druck mit dem Daumen auf die Handmitte aus. Wie fühlt sich die Berührung an? Nehmen Sie sich als Ganzes – bis zu den Füßen auf dem Boden – im Kontakt von Daumen und Handmitte wahr. Lassen Sie den Atem fließen.

Sie werden von der Sitzfläche und vom Boden getragen. Ihre Hände bilden durch den Daumenkontakt eine geschlossene Verbindung mit den Armen auf jeder Seite bis zu den Schulterblättern und der Wirbelsäule mit dem atmenden Brustkorb. Lassen Sie den Atem in der Empfindung dieser runden Verbindung fließen. Gleichzeitig ruhen Sie in der Beckenschale auf dem Hocker und sind durch die Beine und Füße gut an den Boden angeschlossen.

## *S 7: Atmen mit Ihrem Lieblingsstein*

- **Im Liegen und im Bett möglich**
- **Hilfreich bei nächtlichem Erwachen und bei Unruhezuständen**
- **Hilft sich im Körper und im Atem zu zentrieren**
- **Lenkt ab von Gedankenkreisen**

**Hinweis**

*Dieses ist eine Übung in Anlehnung an Charlotte Selver, die das „Erleben durch die Sinne“ (Sensory Awareness) gelehrt hat. Steinübungen im Sitzen und Stehen werden in dem gleichnamigen Buch von ihrem Mann Charles V.W. Brooks beschrieben.*[80]

*Suchen Sie sich bei einem Spaziergang einen Stein, der Sie anspricht. Der Stein sollte etwa so groß wie ein Hühnerei und flach sein: ein Handschmeichler, der gut im Handteller liegt. Sein Gewicht sollte gut spürbar sein (ca. 80 g).*

**Eingangsphase**

Sie liegen im Bett auf dem Rücken. Räkeln Sie sich gut auf der Unterlage ein. Die Beine stellen Sie an oder legen sie auf der Unterlage ab. Die Arme und Hände legen Sie auf die Unterlage. Lassen Sie sich als Ganzes vom Boden tragen. In diesem Gefühl des Getragenseins lassen Sie den Atem fließen.

**Wahrnehmung des Steins und der Atembewegung**

Nehmen Sie den Stein wie ein Stück Seife zwischen beide Hände. Streichen Sie mal mit der einen, dann mit der anderen Hand über den Stein, so, als wenn Sie die Hände einseifen würden. Lassen Sie den Stein eine Weile zwischen beiden Handmitten ruhen und spüren Sie seine Wirkung.

Wenn Sie genug haben, legen Sie die Hände mit den Handrücken auf die Unterlage neben Ihren Körper. Den Stein legen Sie in die Mitte einer Hand. Wie fühlt sich der ruhende Stein in der Hand an? Nehmen Sie sich als Ganzes – von Kopf bis Fuß – im Kontakt zur Unterlage wahr, und lassen Sie sich als Ganzes von der Unterlage tragen. In diesem Gefühl des Getragenseins lassen Sie den Atem fließen. Wo in Ihrem Inneren breitet sich der Atem gerade aus – immer wieder im Einatem? Legen Sie die freie Hand dort auf Ihren Körper, wo Sie die Atembewegung am deutlichsten spüren. Mit der Hand nehmen Sie die Atembewegung – das Auf und Ab im Ein- und im Ausatem – vielleicht noch intensiver wahr. Können Sie beides spüren – den Atem unter Ihrer Hand und den Stein in der anderen Hand?

**Die Hand mit dem Stein heben, senken und ablegen**

Heben Sie die Hand mit dem Stein langsam in die Höhe. Der Unterarm folgt nach; aber der Ellenbogen und Oberarm bleiben auf der Unterlage liegen.

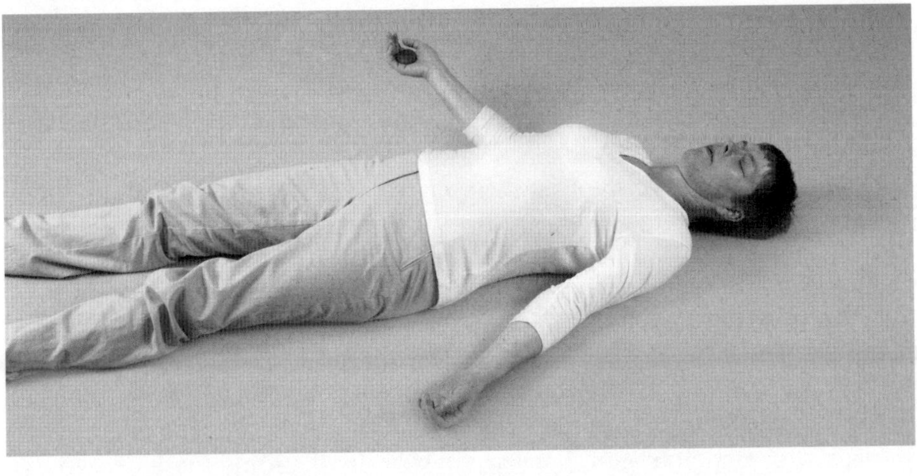

*Die rechte Hand hebt den Stein langsam in die Höhe*

Senken Sie die Hand wieder langsam ab. Können Sie das Gewicht des Steins im Heben und Absenken wahrnehmen? Lassen Sie die Hand mit dem Stein auf die Unterlage sinken. Lassen Sie die Hand und den Stein vollständig von der Unterlage tragen. Wiederholen Sie das Heben, Absenken und Ablegen der Hand einige Male. Schenken Sie jeder dieser drei Phasen gleichermaßen Aufmerksamkeit. Darf der Atem in die Bewegung einfließen? Wie reagiert der Atem auf das Heben, Senken und Ablegen?

Legen Sie eine kleine Pause ein. Der Stein ruht in der Handmitte auf der Unterlage. Sie lassen die Luft durch die Nase einströmen. Der Einatem dehnt sich in Ihrem Inneren nach unten aus und fließt bis zur Hand auf Ihrem Körper. Lassen Sie dem Ausatem genügend Zeit, um abzufließen. Warten Sie, bis der nächste Einatem von selbst auftaucht. Nehmen Sie den Stein in der Hand wahr. Stellt sich vielleicht eine Verbindung ein zwischen dem Stein in der Handmitte, dem Atem und der anderen Hand?

Wechseln Sie die Hände. Legen Sie den Stein in die andere Hand auf die Unterlage. Die freie Hand darf sich auf den Körper legen und die Atembewegung spüren. Wiederholen Sie die Übung, wie oben beschrieben.

**Den Stein auf die Stirn legen und im Fließen des Atems spüren**

Legen Sie den Stein mit der kühleren Seite auf Ihre Stirn. Die freie Hand legen Sie zu der anderen Hand auf Ihren Körper. Sammeln Sie Ihre innere Aufmerksamkeit unter dem Stein auf der Stirn. Wie empfinden Sie seine Kühle oder Wärme? Wie fühlt sich sein Gewicht an? Sie lassen die Luft ohne Anstrengung durch die Nase ein- und ausströmen. Können Sie den leichten Lufthauch an den Nasenlöchern oder im Naseninneren wahrnehmen? Sie lassen die Luft durch die Nase einströmen und spüren, wie sich der Atem in Ihrem Inneren weiter nach unten hin ausdehnt im Einatem bis zu den Händen hin und wieder abfließt im Ausatem. Lassen Sie den Atem fließen. Nach jedem Ausatem entsteht eine Atemruhe, aus der der nächste Einatem ganz von selbst auftaucht

Dehnen Sie Ihre Aufmerksamkeit aus zwischen den Händen auf Ihrem Körper und dem Stein auf Ihrer Stirn. Entsteht eine Verbindung zwischen dem Stein und den Händen im Atem?

Zum Schluss legen Sie den Stein beiseite. Sie können ihn auch noch eine Weile in der Hand auf der Unterlage ruhen lassen. Die andere Hand bleibt auf dem Körper oder legt sich auch auf der Unterlage ab, wie es sich für Sie am stimmigsten anfühlt. Vielleicht spüren Sie noch deutlich die Stelle auf der Stirn, wo gerade der Stein gelegen ist. Lassen Sie sich als Ganzes vom Boden tragen. Lassen Sie sich durchströmen von den Wellen Ihres Atems.

**Variante**

Sie können den Stein auch auf andere Stellen Ihres Körpers legen. Wo spüren Sie den Stein und wo nicht? Wo fühlt sich der Stein besonders gut an? Nimmt der Atem eine Verbindung zu dem Stein auf oder eher nicht?

# 13. Partnerübungen

Die Partnerübungen finden wie die Einzelübungen in einer störungsfreien, ruhigen und angenehmen Atmosphäre statt (siehe Kap. 9, Übungsort). Achten Sie vor allem auch auf ausreichende Wärme in dem Übungsraum. Ob Sie die Übungen im Bett machen können, hängt von der jeweiligen Übung und der Beschaffenheit des Bettes ab (Größe, Zugänglichkeit von verschiedenen Seiten u. ä.). Eventuell ist es günstiger, auf einer bequemen Unterlage auf dem Boden zu üben. Die Partnerübungen eignen sich alle als Vorbereitung für das Einschlafen, können aber auch zu jeder anderen Tageszeit und Gelegenheit (z. B., um Stress und Verspannungen abzubauen) ausgeführt werden. Anfängern rate ich, in der ersten Zeit die Übungen nicht direkt vor dem Einschlafen zu machen (siehe Kap. 9, Übungszeit).

Wie bei den Einzelübungen geht es auch bei den Partnerübungen um das Einüben von Achtsamkeit, Sammlung und Sich-Einlassen (Hingabe), nur dass hier zwei Menschen miteinander in Kontakt treten. Es findet ein „Gespräch" zwischen zwei Menschen auf der Ebene des Körper- und Atemgeschehens statt. Anders als bei einem Gespräch mit Worten geschieht hier der Austausch über die Empfindung.

Die Rollen in diesem Empfindungs-Gespräch sind klar verteilt. Es handelt sich um ein Frage- und Antwortspiel. Die aktive Person stellt eine Frage in Form einer Berührung und/ oder eines Bewegungsimpulses. Die passive Person nimmt eine rezeptive Haltung ein und spürt, wie ihr Körper und ihr Atem auf diesen Impuls antworten.

In dieser Einleitung werde ich die aktive Person als Partnerin, die passive Person als Partner bezeichnen. In den folgenden Übungen wird die Geschlechtszuweisung abgewechselt. Grundsätzlich gilt, dass die Partnerübungen in jeder Variation, also auch zwischen gleichgeschlechtlichen Übungspartnern ausgeführt werden können. Für sie ist es sicherlich sinnvoll, sich in der aktiven und passiven Rolle abzuwechseln, auch wenn eine von beiden keine Schlafstörung haben sollte.

Die aktive Partnerin geht achtsam und respektvoll mit dem passiven Partner um. Es geht nicht darum, den Partner zu kritisieren und zu verbessern („Du bist aber verspannt! Jetzt lass' doch endlich los!"). Vielmehr geht es darum, den passiven Partner in seinem Körper- und Atemgeschehen ohne Werturteil wahrzunehmen und ihn mit seinen Einschränkungen in seinem So-Sein zu akzeptieren.

Die aktive Partnerin begleitet den passiven Partner und bietet ihm durch den Kontakt Möglichkeiten an, Verspannungen zu lösen und den Atem zu befreien. Gibt die Partnerin einen Impuls, so reagieren Körper und Atem des passiven Partners durch Lösung, durch Widerstand oder gar nicht. Je nachdem, wie die Antwort ausfällt, gibt die Partnerin einen neuen Impuls und sucht einen Weg, wie sie den Partner auf eine ihm gemäße Art und Weise darin unterstützen kann, zu Wohlspannung und innerer Ruhe zu finden. Dabei gilt die Regel, niemals mit Gewalt über die Grenzen bzw. Einschränkungen des Partners hinwegzugehen. Die Impulse der aktiven Partnerin stellen achtsame Fragen an das Körper- und Atemgeschehen des passiven Partners. Diese Fragen vermeiden Forderungen oder mutwillige Korrekturen, auch wenn sie noch so gut gemeint sind.

Der passive Partner lernt, sich zu öffnen für die „Eingaben" der Partnerin. Er nimmt eine passive und empfängliche Haltung ein. Er lernt, sich durch die Unterstützung der Partnerin auf sein Körper- und Atemgeschehen tiefer einzulassen. Er versucht aktives Mitbewegen zu unterlassen. Er atmet auch nicht aktiv „mit". Dadurch, dass er nichts Aktives tun muss, nur aufmerksam spüren darf, nimmt er vielleicht deutlicher als bei den Einzelübungen wahr, wo seine Verspannungen und Blockaden sitzen, wo er noch festhält. Er findet heraus, wie er leichter loslassen kann und was ihm gut tut.

Die aktive Partnerin lernt, achtsam mit ihrem Partner umzugehen. Dazu gehört auch, dass sie dem Partner durch den Kontakt ein Gefühl der Sicherheit und der Akzeptanz vermittelt. Körperteile, mit denen sie arbeitet, hält sie sicher mit den Händen oder legt sie gut auf der Unterlage bzw. einem anderen Körperbereich ab. Sie lässt niemals Körperteile, mit denen sie arbeitet, abrupt fallen. Sie lernt, die Grenzen des Partners zu respektieren. Sie lernt aber auch, auf sich selbst Acht zu geben. Sie achtet darauf, dass sie gelöst sitzen und gut verankert sein kann (auf der Sitzgelegenheit bzw. dem Boden). Wenn Verspannungen während der Partnerübung auftauchen, dann nimmt sie sich das Recht, kurz zu pausieren und ihre Anspannung durch eine Haltungsänderung oder Bewegung zu lösen. Sie achtet darauf, dass sie nicht zu viel, zu stark oder zu schnell arbeitet. Sie findet ihren eigenen Rhythmus im Zusammenspiel mit ihrem Partner. Sie spürt ihren eigenen Atem. Jede Anspannung der aktiven Partnerin überträgt sich bewusst oder unbewusst auf den passiven Partner.

Die Partnerübung findet im Prinzip ohne Worte statt. Zu viel Reden lenkt von dem empfindenden Kontakt und dem Sich-Einlassen in das Körper- und Atemgeschehen ab. Natürlich kann der passive Partner Bedürfnisse äußern oder ansprechen, wenn ihn etwas stört bzw. ihm nicht gut tut. Und natürlich kann die aktive Partnerin auch nachfragen, wenn sie sich nicht sicher ist, wie ein Impuls bei ihrem Partner ankommt. Ansonsten läuft die Partnerübung möglichst nonverbal und in Stille (das heißt: auch ohne Musik) ab.

Sinnvoll ist eine gegenseitige Rückmeldung nach der Übung. Falls der passive Partner einschläft, kann die Rückmeldung zu einem anderen Zeitpunkt erfolgen.

Wie bei den Einzelübungen gibt es auch bei den Partnerübungen einen Anfang (Eingangsphase), eine Mitte (Hauptübung) und ein Ende (Ruhephase). Am Anfang ist es wichtig, dem passiven Partner Zeit zu geben, sich auf den Kontakt der aktiven Partnerin einzulassen, und ihm durch den Kontakt das Gefühl des Angenommenseins zu vermitteln. Dies kann durch sanftes Ausstreichen oder ruhiges Halten des entsprechenden Körperteils geschehen. Während der Hauptübung lässt die aktive Partnerin dem Partner genügend Zeit, um die Impulse aufzunehmen, die Wirkung auf den Atem zuzulassen und zu verarbeiten. Hier spielt die Beobachtung des Partner-Atems, auch die Beobachtung seines Gesichtsausdrucks und die Wahrnehmung der Körperspannung eine große Rolle. Es können kleine Pausen eingelegt werden. Die aktive Partnerin findet ein stimmiges und klares Ende in der Übung. Der passive Partner springt nicht gleich auf, sondern lässt sich noch Zeit, um nachzuspüren und die Nachwirkung der Übung geschehen zu lassen. Falls er aufstehen will, räkelt er sich genüsslich und lässt das Gähnen zu. Auch die aktive Partnerin ruht sich aus und räkelt sich vor dem Aufstehen.

## *P 1: Die Füße halten und bewegen*

- **Im Bett oder auf einer Unterlage auf dem Boden üben**
- **Gut vor dem Einschlafen**

**Eingangsphase**

Als aktiver Partner sitzen Sie am Fußende des Bettes auf einem Hocker oder Stuhl. Die passive Partnerin liegt auf dem Rücken und hat die Beine auf der Unterlage oder über eine Knierolle abgelegt. Die Füße sind mit Socken bekleidet.

Streichen Sie einen Fuß der Partnerin mit beiden Händen rundherum flächig aus. Bitte streichen Sie auch das Sprunggelenk um die Knöchel herum und die Achillessehne an der Unterseite des Sprunggelenks (letztere mit Daumen und Zeigefinger) aus. Nach dem Ausstreichen lösen Sie die Hände. Die Partnerin spürt nach, wie sich der ausgestrichene Fuß anfühlt im Vergleich zu dem nicht behandelten Fuß. Sie lässt den Atem fließen.

Nun streichen Sie den zweiten Fuß der Partnerin aus, wie oben beschrieben. Wieder geben Sie der Partnerin Zeit, um den Fuß und ihren Atem nachzuspüren.

**Die Füße halten und bewegen**

Jetzt schieben Sie Ihre Hände unter die Sprunggelenke der Partnerin oberhalb der Fersen. Achten Sie darauf, dass Sie in dieser Haltung gelöst sitzen können und guten Kontakt mit den Sitzknochen zur Sitzfläche und mit den Füßen zum Boden haben. Vor allem sollten Unterkiefer, Nacken, Schultern und Arme locker sein. Es ist wichtig, dass Sie als aktiver Partner keine Spannung auf die Partnerin übertragen.

Wenn Sie sich gut im Sitzen eingerichtet haben, dann sammeln Sie Ihre innere Aufmerksamkeit in Ihren Händen, die unter den Sprunggelenken der Partnerin ruhen. Schließen Sie für einen Moment die Augen. Kann Ihr eigener Atem fließen? Wie fühlen sich die Hände im Kontakt mit den Sprunggelenken der Partnerin an? Ist die Berührung Ihrer Hände sehr fest (fordernd) oder sehr locker (Abstand wahrend) oder einfach nur zugewandt? Auch die Partnerin spürt, wie sie den Kontakt der Hände empfindet. Was kommt von der Partnerin über die Berührung bei Ihnen an? Öffnen Sie die Augen und beobachten Sie die Atembewegung Ihrer Partnerin.

Nun schieben Sie die Hände etwas weiter nach unten, sodass die Fersen der Partnerin in den Handtellern ruhen. Drehen Sie die Fersen der Partnerin **auf der Unterlage** langsam und sanft nach innen und dann über die Mitte zurück nach außen. Dieses ist nur eine kleine Bewegung. Versuchen Sie niemals, Widerstände zu durchbrechen. Respektieren Sie die Grenzen Ihrer Partnerin. Durch die Ein- und Auswärtsbewegung der Fersen drehen sich die Beine bis zu den Leisten (Hüftgelenken). Die Partnerin spürt, wie sich die Leisten öffnen und schließen. Gleichzeitig schließen und öffnen sich auf der Beckenrückseite die Ileosakralgelenke genau entgegengesetzt.

Richten Sie die Bewegung der Fersen nach dem Atem der Partnerin. Mit der Auswärtsdrehung begleiten Sie den Einatem, mit der Einwärtsdrehung den Ausatem Ihrer Partnerin. Wenn der Atem Ihrer Partnerin sehr schnell geht, können Sie eine Bewegung auch über mehrere Atemzüge ausführen. Versuchen Sie niemals, den Atem Ihrer Partnerin zu manipulieren! Sie geben nur eine Unterstützung, mehr nicht.

Schließlich beenden Sie die Bewegung und lassen die Füße in die entspannte Lage zurücksinken. Schieben Sie die Hände von den Fersen ein Stückchen weiter nach oben unter die Sprunggelenke. Geben Sie der Partnerin Zeit, um Beine und Atem nachzuspüren.

**Ziehen der Beine in die Verlängerung (geht nur, wenn die Beine ohne Knierolle auf der Unterlage liegen)**

Fassen Sie die Fersen der Partnerin mit den Händen. Im Einatem der Partnerin ziehen Sie ihre Beine vorsichtig in die Länge; im Ausatem lassen Sie die Beine wieder langsam aus der Dehnspannung los und in ihre ursprüngliche Lage zurückgleiten. Wiederholen Sie das Ziehen-Lösen nur wenige Male. Beim Ziehen der Fersen sind Ihre eigenen Füße gut verwurzelt und geben Druck auf den Boden. Gleichzeitig rollen Sie mit dem Becken nach hinten über die Sitzknochen. Dadurch nehmen Sie sich die Kraft aus dem Boden und Beckenraum. Arme und Schultern müssen sich nicht anstrengen und verspannen. In der Phase des Lösens rollen Sie mit dem Becken wieder auf Ihre Sitzknochen zurück. Bleiben Sie über die Hände gut im Kontakt mit den Fersen der Partnerin. Die Partnerin lässt sich als Ganzes weich in die Dehnung ein. Die Unterseiten ihrer Sprunggelenke und Beine dehnen sich in den Rücken hinein bis zum Kopf, wenn der Partner ihre Beine in die Verlängerung zieht. Kann der Einatem in die Dehnung einfließen? Kann sich der Nacken lösen?

Zum Schluss lassen Sie die Sprunggelenke der Partnerin gelöst in Ihren weichen Händen ruhen. Lassen Sie den Atem fließen und bleiben Sie gut im Kontakt mit Ihrer Partnerin. Ihre Partnerin spürt sich als Ganzes im Kontakt zu den Händen des Partners und lässt den Atem fließen.

Nach einer Weile ziehen Sie die Hände sanft unter den Sprunggelenken hervor. Mit den Handrücken streichen Sie die Fußsohlen Ihrer Partnerin von den Fersen bis zu den Zehen ein paar Mal aus.

**Variante (statt des Ziehens der Beine in die Verlängerung)**

Legen Sie die Daumenballen Ihrer Hände unterhalb der Zehenballen in die Mitte der Fußsohlen Ihrer Partnerin. Im Einatem geben Sie sanften Druck auf die Mittelfüße der Partnerin. Im Ausatem lassen Sie die Füße aus der Dehnspannung zurückgleiten und bleiben gut im Kontakt. Wiederholen Sie diese Bewegung einige Male. Die Partnerin spürt, wie sich die Sprunggelenke dehnen, wenn Sie Druck auf ihre Füße geben. Sie lässt sich als Ganzes weich in diese Dehnung ein. Vielleicht spürt sie, wie sich die Dehnung der Sprunggelenke an den Unterseiten der Beine in den Rücken hinein bis zum Kopf fortpflanzt. Kann sich der Nacken lösen? Kann der Einatem in die Dehnung einfließen? Wo breitet sich der Atem im Inneren aus?

Zum Schluss streichen Sie mit den Handrücken die Füße der Partnerin von den Fersen bis zu den Zehen ein paar Mal aus. Lösen Sie die Hände von den Füßen und decken Sie die Beine und Füße der Partnerin vorsichtig mit einer Decke zu. Lassen Sie Ihre Partnerin nachruhen oder einschlafen.

## *P 2: Die Schulterblattränder palpieren*

- **Löst Schulter- und Nackenverspannungen**
- **Gut vor dem Einschlafen**
- **Am besten im Sitzen auf einem Hocker üben oder im Stehen**

**Hinweis**

*Die Schulterblätter sind flache Knochen und haben die Form eines Dreiecks, das auf der Spitze steht. Der obere Schenkel dieses Dreiecks verläuft unterhalb des Schulterrandes von der oberen inneren Schulterblattecke bis zur oberen äußeren Ecke am Schulter-Armgelenk. Der Innenschenkel des Dreiecks (= Schulterblatt-Innenrand) verläuft von der oberen inneren Schulterblattecke bis zur unteren „Spitze" (die rund ist) parallel zur Brustwirbelsäule. Der Außenschenkel des Dreiecks (= Schulterblattaußenrand) verläuft von der unteren „Spitze" des Schulterblattes bis zur Achselhöhle. „Palpieren" heißt, dass die Daumen an den oberen und inneren Rändern der Schulterblätter Punkt für Punkt kleine kreisende Bewegungen ausführen. Hierbei dürfen die Daumen kräftigen Druck ausüben. Genau genommen besteht die kreisförmige Bewegung der Daumen aus einer Druck- und Gleitphase. In der Massage nennt man das „Friktion".*

**Palpieren der Schulterblattränder**

Sie sitzen auf einem Hocker. Ihr Partner sitzt vor Ihnen ebenfalls auf einem Hocker. Die Füße von beiden liegen mit der ganzen Fußsohle dem Boden auf. Füße und Knie sind hüftbreit geöffnet. Ihr Partner lässt die Arme seitlich in die Tiefe hängen.

Tasten-streichen Sie mit den Fingern und Daumen zunächst einmal an den Rändern der Schulterblätter entlang. Die Innenränder der Schulterblätter, die parallel zur Wirbelsäule verlaufen, und die runde Ecke unten lassen sich wahrscheinlich eher finden als der obere Schulterblattrand. Hier bildet das Schulterblatt eine riffartige Kante zwischen innerer und äußerer oberer Ecke. Häufig sind hier die Muskelverspannungen so stark, dass man schwer das Knochenriff tasten kann. Denken Sie sich dann einfach eine gerade Linie zwischen innerer oberer Schulterblattecke und dem Schultergelenk außen.

Als Erstes palpieren Sie die inneren Schulterblattränder von oben nach unten. Mit den Daumen massieren Sie Punkt für Punkt in kreisenden Bewegungen mit kräftigem Druck an den Außenkanten der Knochen entlang. Unten wandern Sie um die runden „Spitzen" der Schulterblätter herum und hören dann auf. Bitte palpieren Sie nicht in die Nähe der Achselhöhlen. Nun palpieren Sie den gleichen Weg an den Knochenrändern entlang wieder zurück, bis Sie an die oberen inneren Schulterblattecken gelangen. Von dort palpieren Sie die riffartigen Knochenränder der Schulterblätter bis zu den Schultergelenken aus. Falls die Daumen und Hände durch das Palpieren ermüden, schütteln Sie Arme und Hände immer wieder zwischendurch locker in die Tiefe aus. Sie haben Zeit. Achten Sie auch darauf, dass Ihr Unterkiefer gelöst sein kann –, vor allem, wenn Sie Druck ausüben.

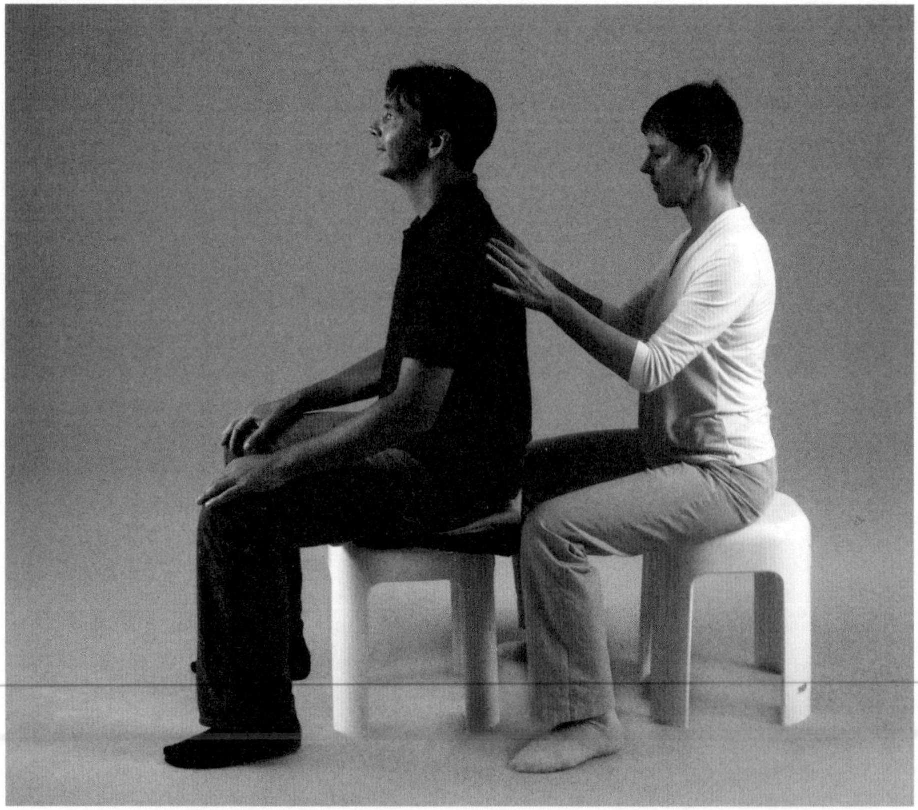

*Die Schulterblattränder des Partners mit den Daumen abdrücken*

Laden Sie Ihren Partner ein, Feed-back zu geben. Empfindet er den Druck der Daumen als angenehm oder soll der Druck stärker oder sanfter sein? Gibt es Stellen, die schmerzen? Soll der Druck dort gleich bleiben oder verringert werden? An welchen Stellen will er besonders intensiv palpiert werden?

Finden Sie ein passendes Ende der Druckpunktmassage. Wie und wo an den Schulterblättern wollen Sie aussteigen? Anschließend legen Sie die Handflächen als Ganzes auf die flachen Schulterblattknochen. Die unteren „Spitzen“ ruhen in den weichen Handballen. Lassen Sie die Hände ohne Druck und ohne Forderung dort liegen. Lassen Sie Ihre eigenen Schultern locker hängen, und spüren Sie Ihre Hände im Kontakt mit den Schulterblättern des Partners.

Jetzt streichen Sie die Schulterblätter flächig in kreisenden Bewegungen aus. Zum Schluss streichen Sie mehrmals von den unteren Ecken der Schulterblätter aufwärts über die Schulterkuppen und Arme bis zu den Fingerspitzen.

Laden Sie Ihren Partner ein, in Ruhe nachzuspüren. Wie fühlen sich seine Schultern, Arme und sein Nacken jetzt an? Wo breitet sich der Atem gerade aus in seinem Inneren?

Zum Schluss gönnen Sie sich beide ein sanftes Dehnen, Räkeln, Seufzen und Gähnen.

## *P 3: Die Hände und Arme bewegen*

- **Hilft loslassen zu lernen**
- **Im Bett möglich oder auf einer Unterlage auf dem Boden**
- **Gut vor dem Einschlafen**

**Hinweis**

*Folgende Übung können Sie in einem breiten Bett ausführen oder auf einer Unterlage auf dem Boden. In dieser Übung kann die Partnerin, die ihre Hände und Arme passiv bewegen lässt, sehr viel über das Loslassen lernen. Das Loslassen geschieht nicht auf der willentlichen oder konzentrativen Ebene. Es nützt gar nichts zu sagen: „Ich will jetzt loslassen!“ So wenig es bei Schlaflosigkeit hilft zu sagen: „Ich will jetzt einschlafen!“, genauso wenig nützt es, wenn der aktive Partner, der die Hände und Arme bewegt, die Partnerin ermahnt: “Lass doch bitte los!“ In dieser Übung geht es in erster Linie darum, dass die passive Partnerin unterscheiden lernt, wo sie loslassen kann und wo sie noch festhält. Die festgehaltenen Partien geben einen Hinweis auf dauerhafte Verspannungen, die meist unbewusst aufrechterhalten werden und häufig erst ins Bewusstsein treten, wenn sie schmerzen oder die Bewegungsfähigkeit eingeschränkt ist. Diese Partnerübung hilft, sich unbewusste Anspannungen bewusst zu machen.*

*Als Zweites kann die passive Partnerin lernen,* ***wie*** *sie loslassen kann. Es ist wenig sinnvoll, sich auf die Stelle, wo man festhält, mit Willenskraft zu*

*konzentrieren. Sinnvoller ist es, seine Aufmerksamkeit auf andere Dinge zu richten. Eine Möglichkeit besteht darin, sich* ***als Ganzes*** *in die Empfindung des Körper- und Atemgeschehens einzulassen. Beispiele:*
- *Während der Partner meine Hand und meinen Arm bewegt, lasse ich mich bewusst vom Boden tragen.*
- *Ich sammle mich in meiner Atembewegung und spüre, wie der Atem kommt und geht.*
- *Ich empfinde, wie sich das Gewicht des Arms in der Bewegung verändert.*

*Der aktive Partner kann seine Partnerin im Prozess des Loslassens unterstützen, indem er*
- *achtsam Kontakt aufnimmt mit den Händen und Armen der Partnerin;*
- *die Grenzen bzw. Widerstände der Partnerin respektiert;*
- *niemals den Arm abrupt fallen lässt, sondern durch den Kontakt vermittelt: „Ich halte bzw. trage deinen Arm."*
- *beobachtet, wie der Atem der Partnerin auf das Bewegtwerden reagiert, und die Bewegung auf den Atem der Partnerin abstimmt. Hierdurch stellt er sich auf den Rhythmus und die Möglichkeiten der Partnerin ein.*

**Eingangsphase**

Die **passive Partnerin** liegt auf dem Rücken im Bett oder auf einer bequemen Unterlage auf dem Boden. Sie kann die Beine anstellen oder ablegen. Der Kopf liegt auf einer Ebene mit der Wirbelsäule. Die Arme und Hände liegen neben dem Körper auf der Unterlage. Sie dehnt und räkelt sich gut auf der Unterlage ein. Anschließend lässt sie sich gelöst vom Boden tragen. In diesem Gefühl des Getragenseins lässt sie den Atem fließen.

Als **aktiver Partner** setzen Sie sich auf die Seite des Arms Ihrer Partnerin, den Sie zuerst bewegen werden. Achten Sie darauf, dass Sie gelöst sitzen können. Falls Sie auf dem Bett sitzen, behalten die Füße möglichst Kontakt zum Boden oder Sie setzen sich auf einen Stuhl. Falls Sie die Übung auf dem Boden ausführen, setzen Sie sich auf ein festes Sitzkissen oder eine zusammengefaltete Decke. Für das Sitzen auf dem Boden bieten sich mehrere Möglichkeiten an, die Sie nach Ihren körperlichen Möglichkeiten auswählen: der Schneidersitz, der Fersensitz (Sie setzen sich bei angewinkelten Unterschenkeln mit dem Gesäß auf die Fersen) oder der Sitz mit ausgestreckten Beinen. Dehnen und räkeln Sie sich in Ihrer Sitzposition ein. Anschließend spüren Sie sich im Kontakt zur Unterlage und lassen den Atem fließen. Erst wenn Sie gut verankert sind, richten Sie Ihre Aufmerksamkeit auf die Partnerin. Wo sehen Sie ihre Atembewegung? Wo wirkt sie gelöst, wo angespannt?

Legen Sie die Hand der Partnerin mit dem Handrücken in Ihre eigene geöffnete Hand. Lassen Sie beide Hände von der Unterlage tragen. Streichen Sie eventuell die Hand Ihrer Partnerin sanft aus. Beobachten Sie den Atem der Partnerin.

**Bewegen der Hände und Arme**

Fassen Sie den Handteller der Partnerin mit Daumen und Fingern und bewegen Sie die Hand im Handgelenk. Der Arm der Partnerin bleibt auf der Unterlage liegen. Anschließend bewegen Sie die Finger in ihren einzelnen Gelenken.

Fassen Sie den Unterarm der Partnerin unterhalb des Handgelenks und heben ihn vom Boden ab. Der Oberarm bleibt mit dem Ellenbogengelenk auf der Unterlage liegen. Bewegen Sie den Unterarm im Ellenbogengelenk. Spielen Sie mit dem Gewicht des Unterarms durch Heben und Senken. Kann der Atem der Partnerin in der Bewegung des Unterarms fließen? Kann Ihr eigener Atem fließen? Legen Sie den Unterarm und die Hand der Partnerin sanft auf der Unterlage ab. Legen Sie eine kleine Pause ein.

Fassen Sie den Unterarm wieder mit einer Hand am Handgelenk. Ziehen Sie den Unterarm in die Höhe, bis das Ellenbogengelenk vom Boden abhebt. Zur Unterstützung können Sie die freie Hand unter das Ellenbogengelenk legen und es in der Bewegung mittragen.

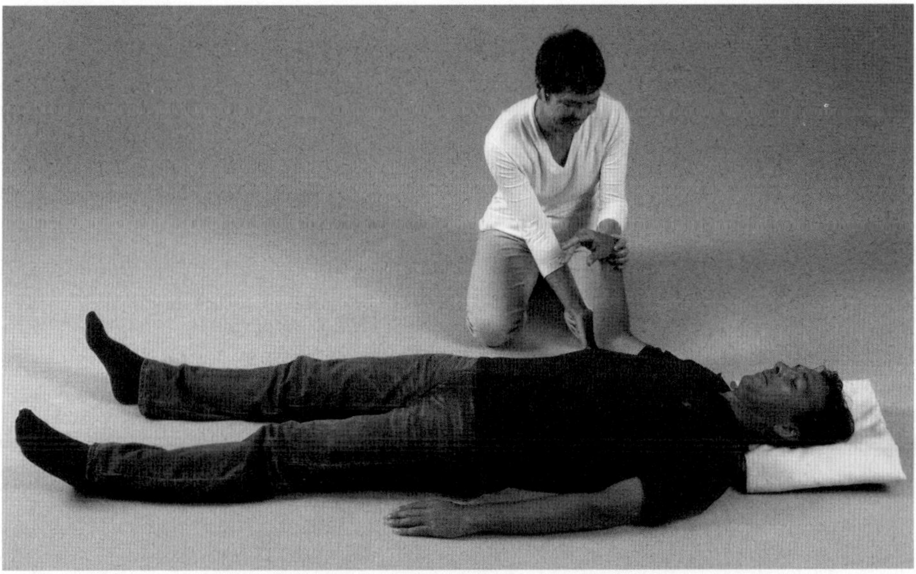

*Der rechte Arm des Partners wird bewegt*

Ziehen Sie den Arm weiter in die Höhe, bis der Oberarm senkrecht in der Luft steht. Das Schulterblatt bleibt auf dem Boden liegen. Heben und senken Sie den Arm in unterschiedliche Höhen und Tiefen. Beim Absenken tragen Sie das Ellenbogengelenk der Partnerin. Kann Ihre Partnerin dieses Gelenk loslassen? Schwenken Sie Oberarm und Ellenbogen sanft in verschiedene Richtungen. Kann Ihre Partnerin im Schultergelenk loslassen? Falls Sie Widerstand wahrnehmen, versuchen Sie Bewegungen zu finden, in denen Ihre Partnerin leichter loslassen kann. Gehen Sie niemals über ihre Grenzen! Kann der Atem der Partnerin fließen? Falls der Atem stockt, ist auch dies ein Zeichen dafür, dass Ihre Partnerin an ihre Grenze kommt.

Schließlich lassen Sie den Oberarm, das Ellenbogengelenk, den Unterarm und die Hand sehr sanft auf die Unterlage gleiten. Lösen Sie die Hände vom Arm Ihrer Partnerin und legen Sie eine Pause ein. Ihre Partnerin lässt die Hand und den Arm bis ins Schulterblatt hinein vom Boden tragen. Sie spürt nach: Wie fühlt sich der bewegte Arm jetzt an im Vergleich zum unbewegten Arm? Sie lässt ihren Atem fließen.

Als aktiver Partner sorgen Sie gut für sich selbst, indem Sie Ihre eigenen Arme und Hände ausschütteln, sich räkeln und den Atem fließen lassen. Tauschen Sie mit Ihrer Partnerin eventuell Ihre Erfahrungen beiderseits aus.

Wiederholen Sie die Übung mit dem zweiten Arm, wie oben beschrieben.

## *P 4: Fuß- oder Handmassage*

- **Löst den Körper als Ganzes**
- **Löst den Atem**
- **Gut vor dem Einschlafen**
- **Im Bett möglich**

**Eingangsphase**

Der **passive Partner,** dessen Füße oder Hände massiert werden, räkelt sich gut in der Rückenlage ein. Sein Kopf ruht auf einer Ebene mit der Wirbelsäule. Die Beine legt er am besten auf der Unterlage oder über eine Knierolle ab. Die Arme und Hände ruhen neben dem Körper auf der Unterlage. Er schließt möglichst seine Augen und lässt sich innerlich auf der Unterlage nieder. Er lässt sich von der Unterlage tragen. Er lässt den Atem fließen.

Als **aktive Partnerin** setzen Sie sich auf einen Stuhl (bzw. auf ein Sitzkissen, wenn die Übung auf dem Boden stattfindet) neben die zu massierende Hand bzw. den zu massierenden Fuß des Partners. Achten Sie darauf, dass

Sie gelöst sitzen können, guten Kontakt zur Sitzfläche (mit den Sitzknochen) und zum Boden (mit den Fußsohlen) haben. Schließen Sie die Augen und lassen Sie den Atem fließen.

Öffnen Sie die Augen und legen Sie die zu massierende Hand des Partners auf Ihren Oberschenkel. Falls Sie den Fuß massieren, bleibt dieser auf der Unterlage liegen. Wo auch immer Sie die Hand/den Fuß Ihres Partners ablegen: Achten Sie bitte darauf, dass die Hand/der Fuß niemals frei in der Luft schwebt, sondern von Ihrem Oberschenkel bzw. der Unterlage getragen wird.

Massieren Sie die Hände, wie in S 6, und die Füße, wie in B 29 beschrieben. Nach der Massage jeder Hand/jeden Fußes spüren Sie und Ihr Partner die Nachwirkung in Ihrem Körper- und Atemgeschehen. Tauschen Sie Ihre Erfahrungen bei Bedarf aus. Ruhen Sie ausreichend nach oder legen Sie sich zum Schlafen hin.

## *P 5: Den Kopf halten und bewegen*

- **Gut vor dem Einschlafen**
- **Löst Nackenverspannungen**

**Hinweis**

*Der Kopf ist ein sehr sensibler Körperteil, mit dem Sie als behandelnder Partner sehr achtsam umgehen sollten. Vermeiden Sie ruckartige Bewegungen. Wichtig ist auch, dass Sie als aktiver Partner im Schulter-Nackenbereich und im Unterkiefer locker sein können, während Sie den Kopf der Partnerin behandeln. Sie sollten gut geerdet und in Ihrem Schwerpunkt im Becken-Bauchraum verankert sein. Jede Anspannung des aktiven Partners überträgt sich gerade beim Kopf besonders stark auf die Partnerin.*

**Eingangsphase**

Die **passive Partnerin** liegt im Bett oder auf einer Unterlage auf dem Boden. Sie räkelt und dehnt sich gut ein. Ihre Beine liegen auf der Unterlage oder über einer Knierolle. Die Hände kann Sie auf die Unterlage oder auf ihren Körper legen. Der Kopf ruht auf einer Ebene mit der Wirbelsäule auf einer breiten Unterlage. Sie schließt möglichst die Augen. Sie löst den Unterkiefer durch kleine Kaubewegungen oder durch ein Gähnen. Sie lässt sich als Ganzes von der Unterlage tragen. Sie lässt den Atem fließen.

Als **aktiver Partner** sitzen Sie hinter dem Kopf der Partnerin (auf einem Stuhl, wenn die Partnerin im Bett liegt oder auf einer flachen Unterlage auf dem Boden). Richten Sie sich gelöst im Sitzen ein. Vor allem wenn Sie auf dem Boden sitzen, probieren Sie die geeignetste Sitzhaltung vorher aus (Schneidersitz, Fersensitz oder die Beine neben dem Kopf der Partnerin ausgestreckt ablegen bzw. mit angewinkelten Knien abstellen). Schließen Sie die Augen. Spüren Sie sich im Kontakt zum Boden bzw. zur Sitzfläche. Lassen Sie sich innerlich in Ihrem Schwerpunkt in der Mitte des Unterbauchs nieder. Lassen Sie den Atem fließen. Nach einer Weile öffnen Sie die Augen und nehmen Ihre Partnerin wahr: Wo wirkt sie gelöst oder angespannt? Wo und wie fließt ihr Atem?

**Den Kopf bewegen**

Drehen Sie Ihre Handinnenflächen nach oben. Streichen Sie mit den Fingern der geöffneten Hände auf jeder Schulterseite der Partnerin vom Schultergelenk am unteren Rand der Schulter entlang beidseits der Wirbelsäule im Nacken nach oben bis zum Schädelrand und an diesem entlang bis zu den Ecken des Unterkiefers. Streichen Sie weiter an den Rändern des Unterkiefers bis zum Kinn. Wiederholen Sie das Ausstreichen ein paar Male.

Streichen Sie noch einmal von den Schultern in den Nacken hinein. Jetzt schieben Sie die Hände unter dem Nacken weich übereinander. Gleiten Sie mit den ineinander gelegten Händen weiter nach oben, bis das Hinterhaupt weich in Ihren Händen ruht. Spreizen Sie die Daumen ab und legen sie seitlich am Hals an.

Geben Sie der Partnerin Zeit, bis sie den Kopf in Ihren Händen niederlassen kann. Gleichzeitig spüren Sie sich selbst, ob Sie noch gut sitzen können, und korrigieren bei Bedarf vorsichtig Ihre Sitzhaltung. Beobachten Sie die Atembewegung der Partnerin. Fließt der Atem ruhiger, dann ziehen Sie zu Beginn ihrer Einatembewegung den Hinterkopf sanft von der Wirbelsäule weg. Der Nacken dehnt sich, und der Einatem kann sich in den Becken-Bauchraum vertiefen (vorausgesetzt, die Dehnung des Nackens ist für Ihre Partnerin angenehm und sie kann sich innerlich einlassen). Im beginnenden Ausatem der Partnerin lassen Sie den Kopf in Ihren Händen langsam aus der Dehnspannung los. Achten Sie darauf, dass Sie den Kopf in Ihren Händen immer auf der Unterlage, niemals in der Luft bewegen.

Wiederholen Sie das Ziehen und Lösen des Kopfes einige Male achtsam in Verbindung mit dem Atem Ihrer Partnerin. Legen Sie jedes Mal eine kleine Pause ein und beobachten Sie die Nachwirkung auf den Atem der Partnerin einige Atemzüge lang.

Jetzt rollen Sie den Kopf der Partnerin in Ihren Händen auf der Unterlage sanft hin und her, wobei die Handballen und Daumen die Führung übernehmen. Beobachten Sie, ob der Atem der Partnerin in der Rollbewegung des Kopfes weich fließen kann.

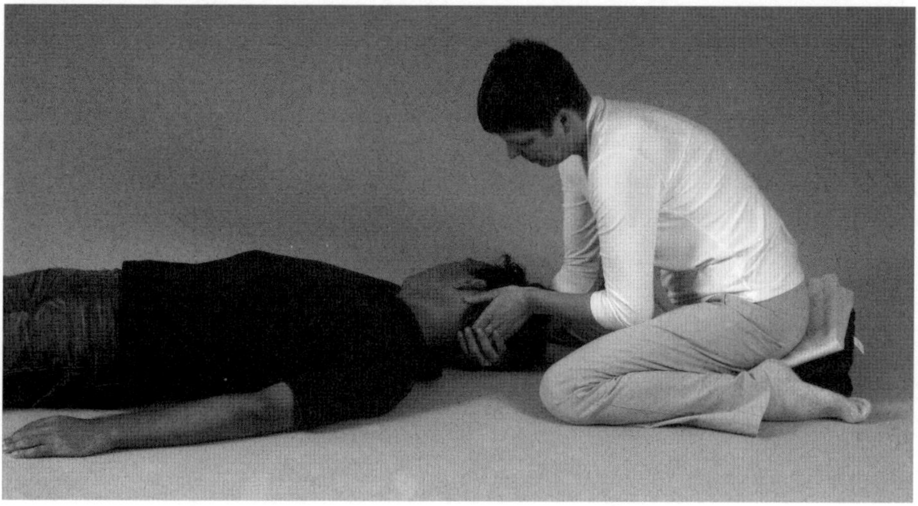

*Den Kopf des Partners bewegen*

Zum Schluss rollen Sie den Kopf in die Mittellage zurück und lassen ihn noch eine Weile weich in Ihren Händen ruhen.

Ziehen Sie die Hände langsam und vorsichtig unter dem Kopf Ihrer Partnerin hervor. Gleichzeitig gleitet ihr Hinterkopf sehr sanft auf die Unterlage. Dehnen und räkeln Sie sich nach Belieben. Ruhen Sie sich gut aus. Die Partnerin nimmt sich ausreichend Zeit und spürt die Nachwirkung in ihrem Körper und Atem. Falls sie nach der Übung aufstehen will, dann rollt sie ihren Kopf einige Male auf der Unterlage hin und her. Sie rollt sich möglichst über die Seite ins Sitzen (siehe Kap. 16). Dabei vermeidet sie jede abrupte Bewegung – vor allem mit dem Kopf!

**Hinweis**

*Nach der Kopfübung können Sie noch die Füße Ihrer Partnerin halten, wie in P 1 beschrieben.*

# 14. Übungen mit Hilfsmitteln

Übungen mit Hilfsmitteln eignen sich besonders gut für Menschen, die keine oder wenig Körper- und Atemerfahrung haben. Gegenstände wie Bälle oder Kirschkernkissen erleichtern die Körperwahrnehmung, indem sie deutliche Impulse an die Tiefensensibilität von Haut und Muskeln senden und Körperstrukturen wie Knochen und Gelenke erfahrbar machen. Die übende Person kann mit Hilfe von Gegenständen ihre Aufmerksamkeit leichter nach innen richten. Körperinnenräume, die für den Atem eine große Rolle spielen, können eher gespürt werden.

Übungen mit Hilfsmitteln haben oft eine massageähnliche Wirkung, können also gut starke Verspannungen lösen. Wenn es Ihnen schwer fällt, sich selbst anzufassen (sich auszustreichen oder zu massieren), dann bieten Übungen mit Hilfsmitteln einen guten Einstieg für den Kontakt mit sich selbst.

Die Paddelbewegungen des Beckens und des Kopfes auf dem Overball (siehe H 3 und H 5) sind Übungen aus der Spiraldynamik.[81] Die Übung mit dem Kirschkernkissen (siehe H 6) stammt aus der Eutonie.

## *H 1: Abrollen der Wirbelsäule mit einem Softball an der Wand*

- **Löst starke Rückenverspannungen**
- **Fördert die Beweglichkeit und Durchlässigkeit der Wirbelsäule**
- **Erleichtert die Wahrnehmung der Körper- und Atemräume**
- **Gut vor dem Einschlafen**
- **Im Stehen an einer freien Wand üben**

**Hinweis**

*Für diese Übung brauchen Sie einen Schaumgummiball („Softball") mit 21 cm Durchmesser. Bevor Sie mit dieser Übung beginnen, vergegenwärtigen Sie sich die Wirbelsäule. Sie besteht aus fünf Abschnitten (von oben nach unten):*

- *Halswirbelsäule (Nacken): 7 Halswirbel*
- *Brustwirbelsäule: 12 Brustwirbel*
- *Lendenwirbelsäule: 5 Lendenwirbel*

- *Kreuzbein: 5 zusammengewachsene Kreuzwirbel*
- *Steißbein: 2–4 verschmolzene Steißwirbel*

*Vielen Menschen ist das Kreuzbein nicht bekannt. Dabei spielt es eine große Rolle für die Aufrichtung der Wirbelsäule und für die Becken-Bauchatmung. Das Kreuzbein trägt seinen Namen zu Recht: Es bildet die Basis der Wirbelsäule (Vertikale) und hat gleichzeitig eine Brückenfunktion im Beckengürtel (Horizontale). Am Kreuzbein teilt sich das Körpergewicht des Rumpfes, das von oben kommt, und wird über die Ileosacralgelenke und Darmbeinknochen durch die Beine zum Boden abgeleitet.*

*Das Kreuzbein ist ein flacher Knochen und hat etwa die Größe Ihres Handtellers. Wenn Sie es noch nicht kennen, dann legen Sie bitte Ihren Handteller (oder Handrücken) auf die Beckenrückseite oberhalb der Gesäßfalte. Rubbeln Sie mit der Hand ein paar Mal hin und her. Spüren Sie den flachen Knochen?*

**Abrollen des Kreuzbeins**

Stellen Sie sich mit dem Rücken vor eine freie Wand. Die Füße stehen hüftbreit auf dem Boden. Legen Sie den Softball zwischen Kreuzbein und Wand. Lehnen Sie sich mit dem Becken so an Softball und Wand an, dass Sie kein Hohlkreuz machen. Sie lassen das Becken hängen, so, als ob Sie sich gleich auf einen Barhocker setzen würden. Die Knie sind leicht gebeugt.

Rollen Sie das Kreuzbein und Becken im angelehnten Zustand über den Softball ab. Die Knie geben in der Bewegung des Beckens elastisch nach. Der Oberkörper bleibt passiv. Der Unterkiefer ist locker. Rollen Sie das Kreuzbein so ab, wie es Ihnen gut tut. Lassen Sie den Atem in die Bewegung einfließen. Wenn Sie genug haben, lehnen Sie Ihr Kreuzbein in Ruhe an den Softball an. Das Becken lassen Sie hängen; die Knie sind leicht gebeugt.

Legen Sie die Hände genau gegenüber vom Kreuzbein auf die Vorderseite Ihres Bauchs. Die Hände liegen jetzt auf dem Unterbauch. Spüren Sie sich zwischen den Händen vorne und dem Kreuzbein hinten. Wie groß oder wie klein fühlt sich der Raum zwischen den Händen und dem Kreuzbein an? Lassen Sie den Atem fließen. Wo breitet sich der Atem gerade aus in Ihrem Inneren – immer wieder im Einatem?

Im Fließen Ihres Atems rollen Sie noch einmal das Kreuzbein ganz sanft auf dem Softball hin und her. Nehmen Sie sich dabei in Ihrem Körperschwerpunkt in der Mitte Ihres Unterbauchs wahr. Durch das Abrollen des Kreuzbeins entsteht eine leichte Schwingung und Gewichtsverlagerung. Jede Gewichtsverlagerung läuft durch den Körperschwerpunkt weiter nach

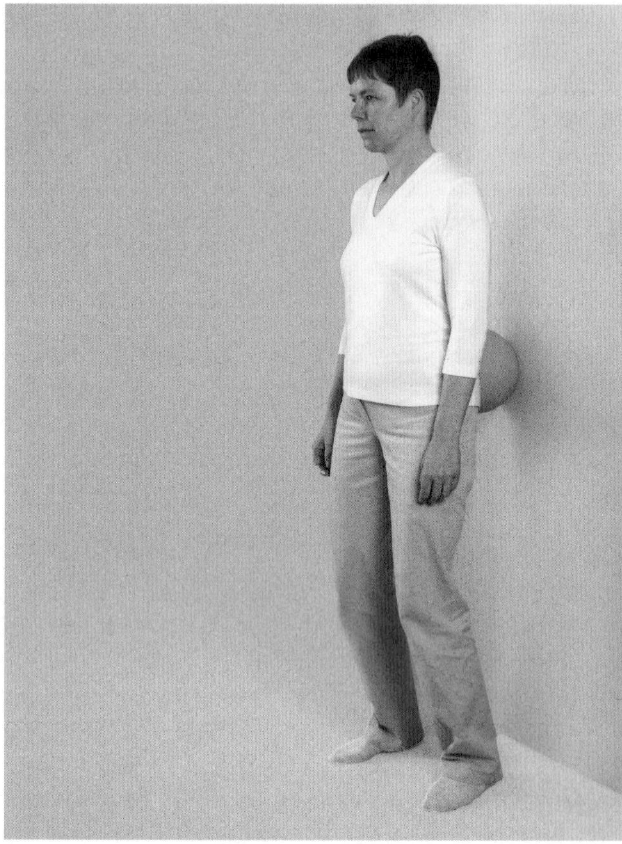

*Abrollen des Kreuzbeins*

unten durch die Beine und Füße bis zum Boden. Zum Schluss lassen Sie die Bewegung sanft ausklingen. Lösen Sie den Ball vom Kreuzbein und schütteln Sie die Beine leicht aus.

**Abrollen der Lendenwirbelsäule**

Legen Sie den Softball zwischen Lendenwirbelsäule und Wand. Der Ball schmiegt sich in die natürliche Kuhle der Lendenwirbel. Vermeiden Sie aber ein Hohlkreuz! Lassen Sie das Becken hängen, so, als ob Sie sich gleich auf einen Barhocker setzen würden. Rollen Sie die Lendenwirbel und den Bereich neben der Wirbelsäule (die Lenden) bis in die Flanken hinein ab – so, wie es Ihnen gut tut. Der Oberkörper und die Wirbelsäule drehen sich etwas mit. Die Knie fangen jede Bewegung elastisch auf und leiten sie an den

Boden ab. Die Schultern bleiben locker. Der Unterkiefer ist gelöst. Lassen Sie den Atem fließen.

Wenn Sie genug haben, lehnen Sie sich mit der Lendenwirbelsäule ruhig an den Softball an. Lassen Sie das Becken hängen. Die Knie sind leicht gebeugt. Legen Sie die Hände genau gegenüber der Lendenwirbelsäule auf die Vorderseite Ihres Bauchs. Die Hände liegen jetzt auf Höhe des Bauchnabels. Spüren Sie sich in dem Raum zwischen den Händen vorne und der Lendenwirbelsäule hinten. Wie groß oder wie klein fühlt sich dieser Raum an? Lassen Sie den Atem fließen. Können Sie Atembewegung zwischen der Lendenwirbelsäule und den Händen wahrnehmen?

Im Fließen Ihres Atems rollen Sie die Lenden noch einmal sehr weich und sehr sanft auf dem Ball hin und her. Die Knie fangen die Schwingung elastisch auf und geben sie durch die Füße an den Boden weiter. Kommen Sie zur Ruhe. Nehmen Sie den Ball in Ihre Hände und schütteln Sie die Beine leicht aus.

**Abrollen der Brustwirbelsäule**

Legen Sie den Softball zwischen Brustwirbelsäule und Wand – am besten in Höhe der Schulterblätter – und lehnen Sie sich an. Vermeiden Sie ein Hohlkreuz! Lassen Sie das Becken hängen. Die Knie sind gebeugt, die Füße stehen hüftbreit auf dem Boden. Verankern Sie sich gut in Ihrem Körperschwerpunkt im Unterbauch, bevor Sie mit dem Abrollen beginnen. Rollen Sie die Brustwirbel und die Schulterblätter bis zu den Schultergelenken ab – so, wie es Ihnen gut tut. Die Schultern lassen sich weich in das Abrollen ein. Der Unterkiefer ist gelöst. Der Atem darf fließen. Achten Sie immer wieder darauf, nicht ins Hohlkreuz zu kommen. Bleiben Sie gut verankert in Ihrem Körperschwerpunkt. Lassen Sie sich in der ganzen Wirbelsäule weich auf dieses Hin und Herrollen ein: sowohl nach oben in den Nacken als auch nach unten bis zum Becken. Die ganze Wirbelsäule dreht passiv mit. Die Knie geben der Bewegung elastisch nach.

Wenn Sie genug haben, lehnen Sie sich in Ruhe an den Ball zwischen Ihren Schulterblättern an. Legen Sie die Hände genau gegenüber auf die Vorderseite Ihres Körpers. Jetzt liegen die Hände auf Ihrer Brust bzw. Ihrem oberen Brustkorb. Die Fingerspitzen liegen auf dem Brustbein. Wie groß oder wie klein fühlt sich der Raum zwischen Ihren Händen vorne und der Brustwirbelsäule bzw. den Schulterblättern hinten an? Lassen Sie den Atem fließen. Können Sie Atembewegung in diesem Raum wahrnehmen?

Im Fließen Ihres Atems lassen Sie sich nochmals auf eine sanfte Rollbewegung über den Ball ein. In dieser Bewegung spüren Sie sich durch die Wirbelsäule, das Becken, die Beine und Füße in Ihrer durchlässigen Verbindung zum Boden. Lassen Sie die Bewegung ausklingen. Lösen Sie den Ball von Ihrer Brustwirbelsäule und schütteln Sie die Beine leicht aus.

**Abrollen des Nackens**

Legen Sie den Softball in den Nacken und lehnen Sie sich an die Wand. Besonders an dieser Stelle achten Sie darauf, dass Sie kein Hohlkreuz machen! Lassen Sie das Becken hängen und geben elastisch in den Knien nach. Rollen Sie sich sanft im Nacken ab.

Rollen Sie auch die Region um den 7. Halswirbel (er steht etwas hervor) seitlich ab. Lassen Sie die Schultern hängen. Der Unterkiefer darf gelöst sein. Lassen Sie den Atem in die Bewegung einfließen. Spüren Sie sich immer wieder in Ihrer durchlässigen Verbindung durch die Wirbelsäule, das Becken, die Knie und Füße zum Boden hin. Der Boden trägt Sie während des Abrollens. Bleiben Sie gut verankert in Ihrem Körperschwerpunkt im Unterbauch. Wenn Sie genug haben, lassen Sie die Bewegung ausklingen.

Zum Schluss legen Sie den Ball noch einmal auf die Stelle Ihrer Wirbelsäule, wo das Abrollen besonders gut getan hat. Rollen Sie diesen Bereich nochmals sanft aus. Legen Sie den Ball beiseite. Schütteln Sie die Beine und Arme locker aus. Dehnen und räkeln Sie sich, wenn Sie das Bedürfnis haben.

**Achtung:** *Wenn beim Abrollen des Nackens Missempfindungen auftreten wie Schwindel, Übelkeit oder Ähnliches, dann verzichten Sie bitte auf diesen Übungsabschnitt. Legen Sie den Ball auf einen anderen Abschnitt der Wirbelsäule, wo Ihnen das Abrollen gut tut.*

**Anschlussübung:**

Stellen Sie sich frei hin. Die Füße stehen hüftbreit auf dem Boden. Zu sanfter, fließender Musik lassen Sie Bewegungen entstehen wie eine Wasserpflanze, die vom Wasser bewegt wird (siehe Übung S 1, „Wasserpflanze"). Oder Sie lassen sich weich hin und her schwingen wie ein Baum, der von einem Wind sanft bewegt wird (siehe Übung S 4, „Schwingen wie ein Baum").

## *H 2: Abrollen und Bewegen der Beine mit einem Overball*

- **Hilfreich bei restless legs (unruhigen Beinen)**
- **Gut vor dem Einschlafen**
- **Fördert die Tiefenatmung**

**Hinweis**

*Für diese Übung brauchen Sie einen Overball mit 26 cm Durchmesser. Dies ist ein Ball, der auch im aufgeblasenen Zustand weich und nachgiebig ist.*

**Abrollen des Beins**

Sie sitzen auf einer Unterlage auf dem Boden mit ausgestreckten bzw. leicht angewinkelten Beinen. Bei starken Rückenbeschwerden können Sie sich an eine Wand anlehnen. Bitte rollen Sie erst ein Bein vollständig ab, bevor Sie mit dem zweiten Bein beginnen.

Winkeln Sie das Bein an, welches Sie bearbeiten wollen. Als Erstes rollen Sie den Fuß und das Sprunggelenk rundherum ab. Dann rollen Sie den Unterschenkel auf allen Seiten ab. Das Knie bekommt eine Extraportion: Rollen Sie die Kniescheibe ausführlich ab. Hierfür legen Sie das Bein auf den Boden. Winkeln Sie das Knie wieder an und rollen Sie die Kniekehle ab. Nun rollen Sie den Oberschenkel auf allen Seiten ab. Lehnen Sie sich etwas zurück. Rollen Sie die Oberschenkelinnenseite bis in die Leistenschräge hinein ab. Die Leiste bekommt eine Extraportion. Nun drehen Sie Ihr Becken zu dem zweiten Bein. Stützen Sie sich mit Unterarm und Hand auf dieser Seite ab. Rollen Sie nun das erste Bein an der Hüfte, also am Übergang von Oberschenkel und Becken, seitlich ab. Zum Schluss rollen Sie das ganze Bein mehrmals vollständig – einschließlich des Fußes – ab.

**Bewegen des Beins auf dem Overball**

Legen Sie den Ball unter das Knie und lassen Sie das Bein in der Leiste nach außen sinken. Die Leiste ist geöffnet und das Knie nach außen gedreht.

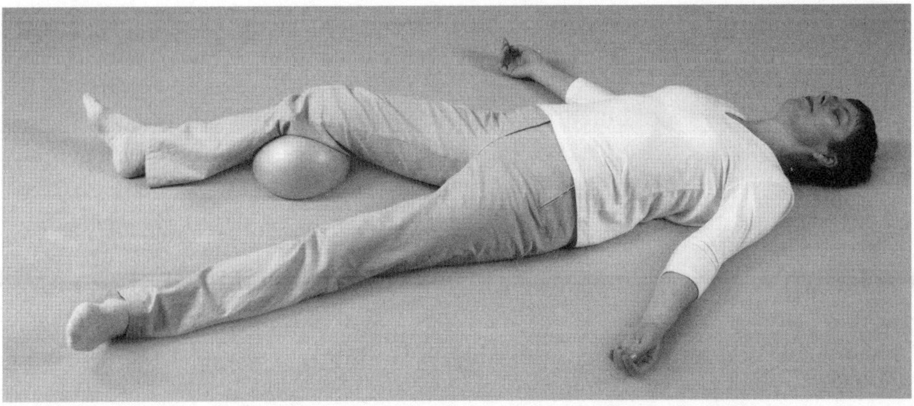

*Das rechte Knie sinkt auf dem Overball nach außen*

Das Bein ruht nun mit seinem ganzen Gewicht auf dem Ball. Schließen Sie die Augen und spüren Sie gut nach, ob Sie das Bein auf dem Ball vollständig hängen lassen können. Lassen Sie den Atem fließen.

Rollen Sie das Knie auf dem Ball langsam nach innen. Die Leiste schließt sich, und die Spannung in der Leiste nimmt zu.

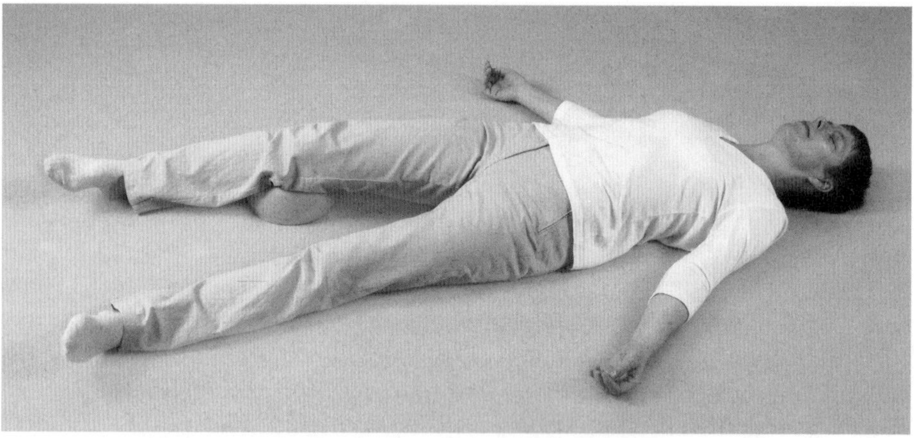

*Das rechte Knie dreht auf dem Overball nach innen*

An der Grenze kehren Sie um. Bewegen Sie das Bein auf dem Ball einige Male langsam nach außen und nach innen. Nehmen Sie bewusst wahr, wie die Spannung in der Leiste (in der Tiefe der Leiste sitzt das Hüftgelenk) bei der Einwärtsbewegung des Beins zunimmt und bei der Auswärtsbewegung des Beins abnimmt. An der Grenze außen legen Sie immer eine kleine Pause ein und lassen das Bein völlig entspannt über dem Ball hängen. Wie reagiert der Atem auf das Ein- und Auswärtsrollen des Beins?

Beenden Sie die Übung, wenn das Bein außen über dem Ball hängt. Ziehen Sie den Ball hervor und lassen die Ferse auf dem Boden schleifen, bis das Bein auf dem Boden liegt.

Legen Sie sich kurz auf den Rücken und lassen beide Beine auf der Unterlage ruhen. (Später, bei einiger Übung, können Sie das abgerollte Bein auch im Sitzen nachspüren.) Wie fühlt sich jetzt das abgerollte und bewegte Bein an – im Vergleich zu dem anderen Bein? Lassen Sie den Atem fließen. Wo breitet sich der Atem gerade aus in Ihrem Inneren? Hat der Atem eine Richtung?

Wenn Sie so weit sind, dehnen und räkeln Sie sich sanft und kommen wieder vorsichtig ins Sitzen.

Wiederholen Sie die Übung mit dem zweiten Bein, wie oben beschrieben.

Anschließend legen Sie sich auf den Rücken. Wenn Sie gleich einschlafen wollen, legen Sie sich ins Bett. Lassen Sie beide Beine zum Nachspüren auf der Unterlage ruhen. Lassen Sie die Beine bis in die Beckenrückseite gelöst vom Boden tragen. Wie fühlt sich jetzt das abgerollte und bewegte Bein an – im Vergleich zu dem ersten Bein? Lassen Sie sich als Ganzes vom Boden tragen. Wo breitet sich der Atem gerade aus in Ihrem Inneren? Hat der Atem eine Richtung? Wenn Sie wollen, können Sie die Hände dort auf Ihren Körper legen, wo Sie die Atembewegung am deutlichsten spüren.

**Anschlussübung**

Im Anschluss können Sie bei Bedarf die Übung B 10 („Froschbeine") ausführen. Oder Sie schließen die folgende(n) Übung(en) H 3 und H 4 an.

## *H 3: Abrollen des Beckens auf einem Overball*

- **Löst Verspannung im Becken und unteren Rücken**
- **Fördert die Becken-Bauchatmung**
- **Gut vor dem Einschlafen**
- **Bitte auf einer festen Unterlage üben**

**Hinweis**

*Für diese Übung benutzen Sie einen Overball mit ca. 26–30 cm Durchmesser. Der Ball darf nicht zu stark aufgeblasen sein.*

**Abrollen des Beckens auf dem Overball**

Sie liegen auf dem Rücken auf einer festen Unterlage. Stellen Sie die Füße unterhalb der angewinkelten Knie auf den Boden. Füße und Knie haben jeweils hüftbreiten Abstand. Arme und Hände liegen neben dem Körper auf der Unterlage. Der Kopf liegt auf einer Ebene mit der Wirbelsäule.

Legen Sie den Overball unter Ihr Kreuzbein. Lassen Sie das Becken mit seinem ganzen Gewicht auf den Ball sinken. Der Atem darf fließen. Wo breitet sich der Atem gerade aus in Ihrem Inneren?

Im Fließen Ihres Atems rollen Sie das Becken auf dem Ball sanft von einer Seite zur anderen Seite. Dabei geben Ihnen die Füße auf dem Boden guten Halt.

Schließlich lassen Sie das Becken in der Mittellage wieder mit seinem vollen Gewicht auf dem Ball ausruhen.

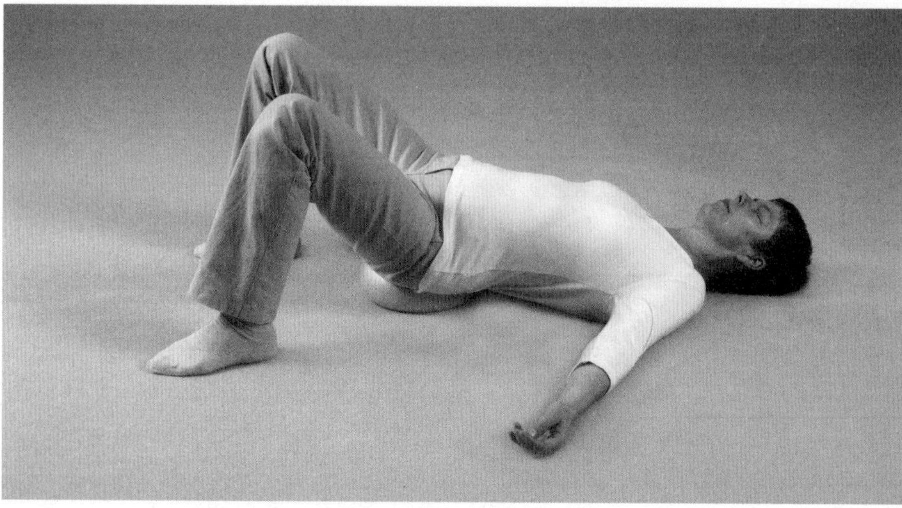

*Das Becken rollt auf dem Overball nach links*

Nun wiegen Sie das Becken auf dem Ball langsam vor und zurück. Geben Sie in der Wirbelsäule bis in den Nacken hinein weich nach. Der Unterkiefer darf gelöst sein. Lassen Sie den Atem in die Bewegung einfließen.

Legen Sie eine kleine Pause ein und lassen Sie das Becken in der Mittellage mit seinem vollen Gewicht auf dem Ball ruhen. Lassen Sie den Atem fließen.

Nun versuchen Sie mit dem Becken auf dem Ball zu „paddeln". Die Paddelbewegung entspricht einer dreidimensionalen, quer liegenden Acht. Sie „paddeln" mit der jeweiligen Hüfte von hinten-nach-unten-nach-vorne-nach-oben-nach hinten usw. Tauchen Sie mit den Gesäßhälften tief in den Ball ein. Die Fußsohlen auf dem Boden geben Ihnen den nötigen Halt, ebenso die Schulterblätter und die Arme auf der Unterlage. Lassen Sie Unterkiefer und Nacken locker. Kann der Atem in die Bewegung einfließen?

Zum Schluss darf das Becken in der Mittellage mit seinem vollen Gewicht auf dem Ball ausruhen. Nehmen Sie das Becken in der Auflage auf dem Ball und die Fußsohlen auf dem Boden wahr. Lassen Sie den Atem fließen. Wie fühlen sich die Schulterblätter im Kontakt zur Unterlage an? Wie geht es dem Nacken zwischen Schultern und Kopf?

Nach einer Weile des Ruhens ziehen Sie den Ball vorsichtig unter dem Becken hervor. Das Becken darf sanft auf die Unterlage sinken. Wie fühlt sich das Becken jetzt im Kontakt zur Unterlage an? Lassen Sie das Becken und die Fußsohlen vom Boden tragen. Lassen Sie die Schulterblätter, Arme und Hände vom Boden tragen. Lassen Sie den Kopf von der Unterlage tragen. Lassen Sie sich als Ganzes vom Boden tragen. In diesem Gefühl des Getragenseins lassen Sie den Atem fließen. Wo breitet sich der Atem gerade aus in Ihrem Inneren – immer wieder im Einatem? Wenn Sie möchten, legen Sie die Hände auf den Unterbauch. Spüren Sie sich zwischen Ihren Händen oben und dem Kreuzbein auf der Unterlage. Können Sie Atembewegung in diesem Raum wahrnehmen?

**Anschlussübung**

Bei Bedarf können Sie das Becken vor und zurück wiegen (B 7) oder das „Auge" am Hinterhauptloch öffnen und schließen (B 26). Sie können auch noch die Vorderseite abrollen (siehe nächste Übung H 4).

## *H 4: Abrollen von Bauch und Vorderseite mit einem Overball*

- **Löst Verspannungen im Bauch**
- **Regt die Atembewegung in allen Atemräumen an**
- **Im Bett möglich**
- **Gut vor dem Einschlafen**

**Hinweis**

*Für diese Übung eignet sich am besten ein Overball mit 26 cm Durchmesser.*

**Abrollen des Bauchs**

Sie können die Beine anstellen oder ablegen (evtl. über eine Knierolle). Der Kopf ruht auf einer Ebene mit der Wirbelsäule.

Legen Sie den Overball auf den Oberbauch. Vom Brustbeinende rollen Sie den rechten unteren Rippenbogen bis zur Flanke ab. Der Oberkörper dreht leicht nach rechts und der Kopf rollt passiv mit. Wenn Sie den Ball zum Brustbeinende zurückrollen, folgen Oberkörper und Kopf zur Mitte nach. Rollen Sie den linken unteren Rippenbogen bis in die Flanke hinein aus. Oberkörper und Kopf drehen in diesem Fall nach links und wieder zurück. Wiederholen Sie das Abrollen des linken und rechten Rippenbogens einige Male.

Legen Sie den Ball auf der rechten Seite in Taillenhöhe auf den Bauch. Rollen Sie einige Male quer über die rechte Flanke zum Rücken und wieder zurück. Rollen Sie ebenfalls die linke Flanke aus.

Legen Sie den Ball auf die linke Beckenschaufel. Rollen Sie von der linken Beckenschaufel nach unten am Schambein entlang und wieder hoch bis zur rechten Beckenschaufel. Wiederholen Sie das halbmondförmige Abrollen von links nach rechts einige Male.

Rollen Sie den Ball vom Schambein auf der Mittellinie des Bauchs bis zur Brustbeinspitze mehrmals hinauf und herunter.

Zum Schluss rollen Sie den Bauch im Uhrzeigersinn kreisförmig aus. Wie kräftig oder wie zart mag der Druck des Balles im Abrollen sein? Lassen Sie den Atem einfließen.

**Abrollen des oberen Brustkorbs**

Rollen Sie den Ball mehrmals von der Brustbeinspitze auf dem Brustbein nach oben bis zum Hals und wieder zurück.

Anschließend rollen Sie die oberen Rippen vom Brustbein bis zu den Schulterkuppen auf beiden Seiten mehrmals aus.

Rollen Sie die Arme von den Schultern bis zu den Händen aus.

Nehmen Sie den Ball zwischen beide Hände. Die Hände rollen sich rundherum gegenseitig ab.

**Abrollen der Stirn**

Rollen Sie die Stirn und den Kopf ab.

Legen Sie den Ball kurz beiseite. Wie fühlt sich jetzt die Vorderseite an? Lassen Sie sich vom Boden tragen. Lassen Sie den Atem fließen.

**Atemwahrnehmung mit dem Overball**

Legen Sie den Ball dort auf Ihren Körper, wo Sie jetzt die Atembewegung am deutlichsten spüren. Die Ellenbogen ruhen auf dem Boden. Die Hände bzw. Fingerspitzen halten den Ball. Durch den Ball spüren Sie Ihre Atembewegung. Der Einatem taucht unter dem Ball wie eine Welle auf und trägt den Ball ganz leicht nach oben. Wenn die Ausatemwelle abfließt, sinkt der Ball etwas nach unten. Warten Sie die kleine Ruhe nach dem Ausatem ab. Die nächste Einatemwelle taucht ganz von selbst unter dem Ball auf…

Irgendwann legen Sie den Ball beiseite und ruhen nach.

## *H 5: Bewegen des Kopfes auf einem Overball*

- **Löst Nacken- und Schulterverspannungen**
- **Gut vor dem Einschlafen**
- **Bitte auf einer festen Unterlage üben**

**Hinweis**

*Für diese Übung verwenden Sie möglichst einen größeren Overball mit 30 cm Durchmesser. Der Overball darf nur halb aufgepumpt sein. Der Kopf sollte gut einsinken können in den Ball, aber nicht am Boden ankommen.*

**Abrollen des Kopfes auf dem Overball**

Sie liegen auf dem Rücken auf einer festen Unterlage. Stellen Sie die Beine so an, dass die Fußsohlen einen guten Kontakt zum Boden haben. Füße und Knie haben hüftbreiten Abstand. Die Arme und Hände liegen neben dem Körper auf der Unterlage.

Legen Sie den Ball so unter Ihren Kopf, dass der Hinterkopf gut eingebettet liegt und der Nacken leicht gedehnt wird. Lassen Sie den Kopf mit seinem ganzen Gewicht auf den Ball sinken. Der Unterkiefer darf gelöst sein. Die Schulterblätter und Arme werden von der Unterlage getragen, ebenso die Beckenrückseite und die Fußsohlen. Lassen Sie die Luft ohne Anstrengung durch die Nase ein- und ausströmen. Sie lassen die Luft durch die Nase einströmen und spüren, wie sich der Einatem in Ihrem Inneren weiter nach unten hin ausdehnt. Lassen Sie dem Ausatem Zeit, um abzufließen. Warten Sie in der kleinen Pause nach dem Ausatem, bis der nächste Einatem ganz von selbst auftaucht.

Im Fließen Ihres Atems rollen Sie den Kopf auf dem Ball langsam von einer Seite zur anderen Seite. Legen Sie nach einigem Hin- und Herrollen eine kleine Pause ein. Lassen Sie den Kopf in der Mittellage mit seinem vollen Gewicht auf dem Ball ruhen.

Jetzt wiegen Sie den Kopf auf dem Ball langsam vor und zurück. In der Vorwärtsbewegung dehnt sich der Nacken. Pressen Sie nicht das Kinn an die Brust; das Kinn darf seine Freiheit behalten. In der Rückwärtsneigung des Kopfes löst sich der Nacken aus der Dehnspannung. In der Vorwärtswiege des Kopfs lassen Sie den Einatem in die Dehnung des Nackens fließen. In der Rückwärtswiege darf der Ausatem abfließen (siehe auch B 26, „Kopfwiege“).

Legen Sie eine kleine Pause ein. Lassen Sie den Kopf in der Mittellage vollständig auf dem Ball ruhen. Der Nacken wird durch die Auflage auf dem Ball leicht gedehnt. Lassen Sie den Atem fließen.

Nun führen Sie mit dem Kinn eine dreidimensionale, quer liegende Acht aus. Der Unterkiefer bleibt locker. Die Acht ähnelt einer Paddelbewegung. Spüren Sie, wie der Hinterkopf diese Paddelbewegung auf dem Ball wiedergibt? Der Hinterkopf darf beim Paddeln tief in den Ball eintauchen; gleichzeitig bleibt der Nacken gedehnt. Kann der Atem in die Bewegung einfließen?

Zum Schluss lassen Sie den Kopf in der Mittellage mit seinem ganzen Gewicht auf dem Ball nachruhen. Wie fühlen sich jetzt der Nacken und der obere Rücken an?

Ziehen Sie den Ball vorsichtig unter dem Kopf hervor. Der Kopf darf sanft auf die Unterlage sinken. Wie fühlt sich der Hinterkopf an im Kontakt zur Unterlage? Der Nacken und die Brustwirbelsäule? Lassen Sie den Kopf von der Unterlage tragen. Lassen Sie Schulterblätter, Arme und Hände von der Unterlage tragen. Lassen Sie die Beckenrückseite und die Fußsohlen (oder die liegenden Beine) von der Unterlage tragen. Lassen Sie sich als Ganzes vom Boden tragen. In diesem Gefühl des Getragenseins lassen Sie den Atem fließen. Wenn sie möchten, können Sie die Hände auf Ihren Körper legen.

**Anschlussübung**

Bei Bedarf können Sie das Becken vor und zurück wiegen (siehe „Beckenwiege", B 7).

## *H 6: Beckenbewegung auf einem Kirschkernkissen*

- **Löst Verspannungen im Becken und unteren Rücken**
- **Fördert die Becken-Bauch-Atmung**
- **Gut vor dem Einschlafen**

**Hinweis**

*Für diese Übung brauchen Sie ein Kirschkernkissen, das ca. 24x24 cm groß ist. Kirschkernkissen gibt es inzwischen in fast jedem Drogeriemarkt zu kaufen (auch bekannt unter dem Namen „Omas Heizkissen"). Bei Bedarf können Sie das Kissen nach Vorschrift erwärmen. Bei starken Rückenverspannungen kann das Liegen auf dem Kirschkernkissen anfangs schmerzhaft sein. Wenn das Kissen unter dem Kreuzbein liegt, werden die Lendenwirbel und Rückenmuskeln gedehnt. Muskelverspannungen beginnen sich zu lösen, und es kann ein Dehnungsschmerz auftreten. In diesem Fall üben Sie anfangs weniger und kürzer. Steigern Sie langsam die Dauer und Intensität der Übung auf dem Kirschkernkissen. Legen Sie ausreichend Pausen ein.*

**Das Becken auf dem Kirschkernkissen bewegen**

Sie liegen auf dem Rücken im Bett oder auf einer Unterlage auf dem Boden. Stellen Sie die Beine so an, dass die Füße und Knie jeweils hüftbreiten Abstand haben. Die Fußsohlen stehen satt auf der Unterlage. Die Arme und

Hände liegen neben dem Körper. Der Kopf ruht auf einer Ebene mit der Wirbelsäule.

Legen Sie das Kirschkernkissen unter Ihr Kreuzbein. Graben Sie sich mit dem Kreuzbein in das Kirschkernkissen ein. Lassen Sie das Becken mit seinem vollen Gewicht auf das Kirschkernkissen sinken. Die Fußsohlen auf dem Boden und die angestellten Beine geben Ihnen Halt. Durch die erhöhte Lage des Beckens hängen die Lendenwirbel wie eine Hängematte zwischen dem Becken und den Schulterblättern, die jetzt deutlicher dem Boden aufliegen. Der Kopf ruht entspannt auf der Unterlage. Der Unterkiefer ist gelöst. Der Atem darf fließen. Im Fließen Ihres Atems lassen Sie sich innerlich in die „Hängematte" Ihrer Lenden sinken.

Schaukeln Sie die Knie parallel sanft hin und her. Finden Sie heraus, wie groß oder wie klein die Schaukelbewegung sein mag. Lassen Sie Ihren eigenen Rhythmus entstehen. Der Atem darf in die Schaukelbewegung einfließen. Durch die aktive Bewegung der Knie wird das Becken auf dem Kirschkernkissen passiv hin und her bewegt. Lassen Sie sich mit dem Becken weich in diese Bewegung ein. Auch der Rücken gibt bis in die Schulterblätter und den Nacken hinein weich nach. Lassen Sie den Atem fließen.

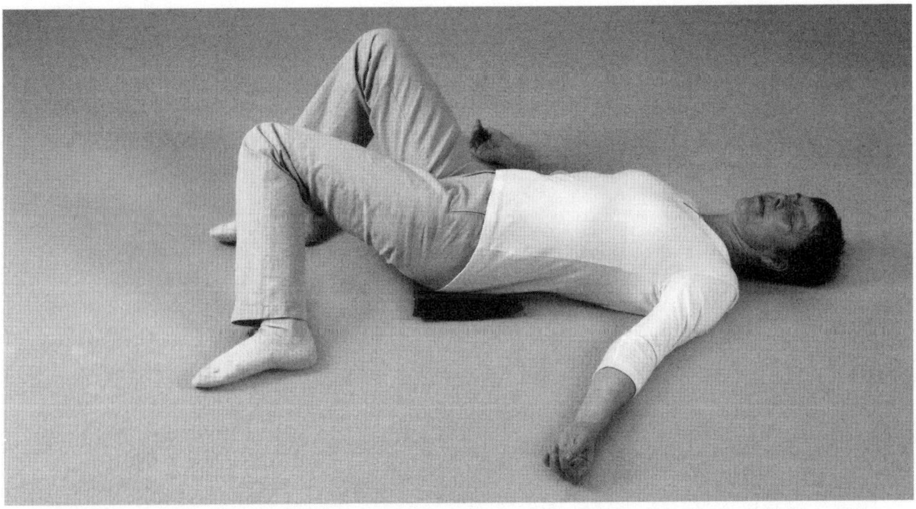

*Die Knie schaukeln das Becken auf dem Kirschkernkissen nach rechts*

Kommen Sie allmählich zum Ende. Das Becken darf mit seinem vollen Gewicht auf dem Kirschkernkissen ruhen. Wie fühlt sich jetzt der Kontakt zum Kissen an? Legen Sie die Hände gegenüber auf den Unterbauch. Spüren Sie sich zwischen den Händen oben und dem Kreuzbein auf dem Kirschkernkissen. Wie groß oder wie klein fühlt sich dieser Raum an? Wo breitet sich der Atem gerade aus in Ihrem Inneren – immer wieder im Einatem? Kommt der Atem auch unter Ihren Händen im Unterbauch an?

Lösen Sie die Hände vom Unterbauch und ziehen Sie das Kirschkernkissen vorsichtig unter dem Kreuzbein hervor. Das Becken darf weich und sanft auf die Unterlage sinken. Lassen Sie das Becken von der Unterlage tragen. Wie fühlt sich das Kreuzbein im Kontakt zur Unterlage an? Wie fühlen sich die Lendenwirbel und Lenden an? Spüren Sie eine Lösung in diesem Bereich? Vielleicht liegen die Lendenwirbel jetzt der Unterlage auf. Lassen Sie den Atem fließen und genießen Sie die Entspannung. Wenn Sie möchten, legen Sie das Kirschkernkissen auf den Unterbauch. Wie fühlt sich das Kirschkernkissen hier an? Können Sie Atembewegung wahrnehmen in dem Raum zwischen Kirschkernkissen und Kreuzbein? Wenn sich das Kissen auf dem Bauch nicht gut anfühlt, können Sie natürlich auch die Hände auflegen und den Atem spüren.

**Anschlussübung zum Ausklang**

Wenn Sie möchten, können Sie zum Schluss das Becken sanft vor und zurück wiegen (siehe „Beckenwiege“, B 7). Oder Sie öffnen und schließen das „Auge“ am Hinterhauptloch (siehe B 26). Sie können auch beide Bewegungen abwechseln. Eine dritte Möglichkeit ist, dass Sie zum Schluss die Hände an die Wangen legen (siehe B 25). Spüren Sie die Hände an den Wangen und lassen Sie den Atem in die Tiefe fließen.

# 15. Das Aufstehen aus der Rückenlage

**Hinweis**

*Viele Menschen stehen nach dem Schlafen, Ausruhen oder einer Entspannungsübung zu schnell auf. Abruptes Aufstehen sollte vermieden werden, da es Kreislauf und Nervensystem überfordert. Die vorher gewonnene Ruhe und Erholung werden erheblich gemindert bzw. zunichte gemacht.*

*Ein zweiter häufig zu beobachtender Fehler besteht darin, dass die Art und Weise des Aufstehens den Bewegungs- und Stützapparat überanstrengt. Viele Menschen stehen aus dem Liegen mit dem Kopf zuerst auf und reißen Oberkörper und Becken mit der Schulter- und Nackenmuskulatur hoch. Die natürliche Beckenkraft wird nicht genutzt. Dass diese Art des unorganischen Aufstehens Wirbelsäule und Muskeln strapaziert und zu Verspannungen führt, liegt nahe.*

*Das Aufstehen aus dem Ruhezustand sollte also immer langsam und organisch unter Ausnutzung der physikalischen Kräfte und mit Hilfe des Atems erfolgen. Der Ausatem fördert die Aufrichtung durch seine zielgerichtete und verdichtende Kraft.*

*Diese Richtlinien gelten nicht nur für die Aufrichtung aus dem Liegen, sondern auch aus dem Sitzen. Das Aufstehen aus dem Sitzen ist natürlich leichter, weil weniger Schwerkraft überwunden werden muss.*

*Im Folgenden wird das Aufstehen aus der Rückenlage auf dem Boden und aus der Rückenlage im Bett gesondert beschrieben. Egal, von wo Sie aufstehen, gilt als oberstes Prinzip: Ziehen Sie sich niemals mit dem Kopf hoch, sondern stehen Sie von unten auf, indem Sie den Widerstand des Bodens, die Beckenkraft und den Ausatem nutzen.*

*Nach dem Ausruhen oder Schlafen können Sie sich genüsslich dehnen, räkeln und gähnen, bevor Sie aufstehen. Nach Schulter-, Kopf- und Nackenübungen ist es sinnvoll, dass Sie vor dem Aufstehen den Kopf einige Male auf der Unterlage hin und her rollen.*

**a) Das Aufstehen aus der Rückenlage auf dem Boden**

Sie liegen auf dem Rücken und stellen die Beine an. Beide Knie senken Sie zu der Seite, wo sie aufstehen wollen. Oberkörper und Kopf folgen den Knien nach und rollen auf der Unterlage auf die Seite. Heben Sie nicht den Kopf! Die hintere Hand, die ebenfalls über den Körper gefolgt ist, stützt sich vor dem Rumpf auf die Unterlage. Stemmen Sie mit dieser Hand den Oberkörper etwas hoch und stellen die andere Hand unterhalb der Schulter auf den Boden. Der Kopf bleibt noch hängen. Jetzt heben Sie das Gesäß und kommen in den Vierfüßlerstand. Der Kopf bleibt immer noch hängen.

Im Vierfüßlerstand stellen Sie die Fußsohlen hüftbreit auf die Unterlage, richten Knie und Gesäß auf. Kopf und Oberkörper hängen locker nach unten. Aus dem Becken richten Sie nun Wirbel für Wirbel langsam die Wirbelsäule auf. Schultern und Kopf bleiben so lange hängen, bis sie an der Reihe sind. Erst ganz zum Schluss heben Sie den Kopf. Jetzt stehen Sie aufrecht; die Knie sind leicht gebeugt, das Becken darf hängen.

Wenn Sie das Bedürfnis haben (z. B. morgens nach dem Schlafen), heben Sie langsam die Arme in die Höhe und dehnen die Arme abwechselnd nach oben – so, als ob Sie an einem Baum goldene Äpfel pflücken würden. Die Füße bleiben gut verwurzelt auf dem Boden; die Knie bleiben leicht gebeugt, das Becken darf mit seinem Gewicht nach unten hängen. In die Dehnung und Lösung der Arme lassen Sie den Atem fließen.

Wenn die Arme müde werden, schlenkern Sie Arme und Hände locker in die Tiefe aus. Die Knie leiten die Schwingung elastisch bis zum Boden weiter.

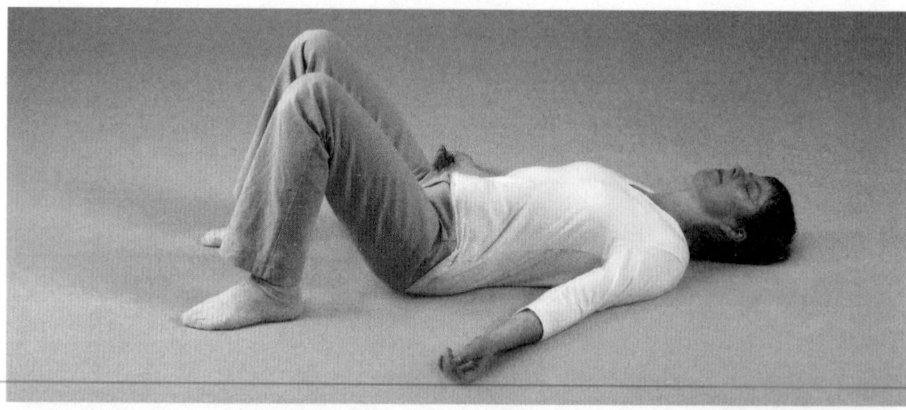

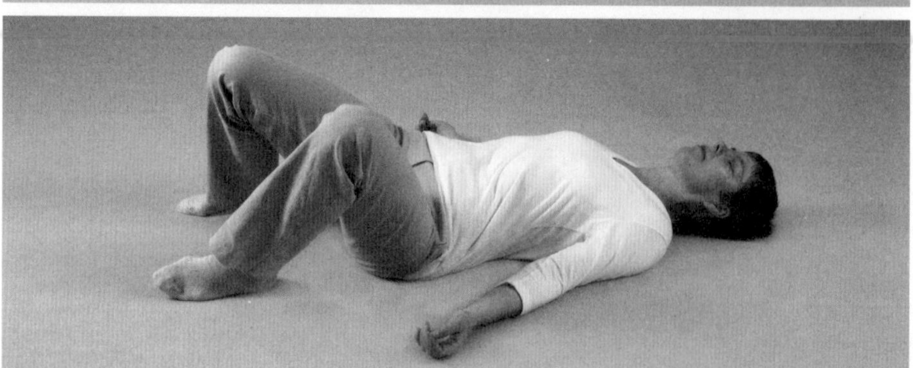

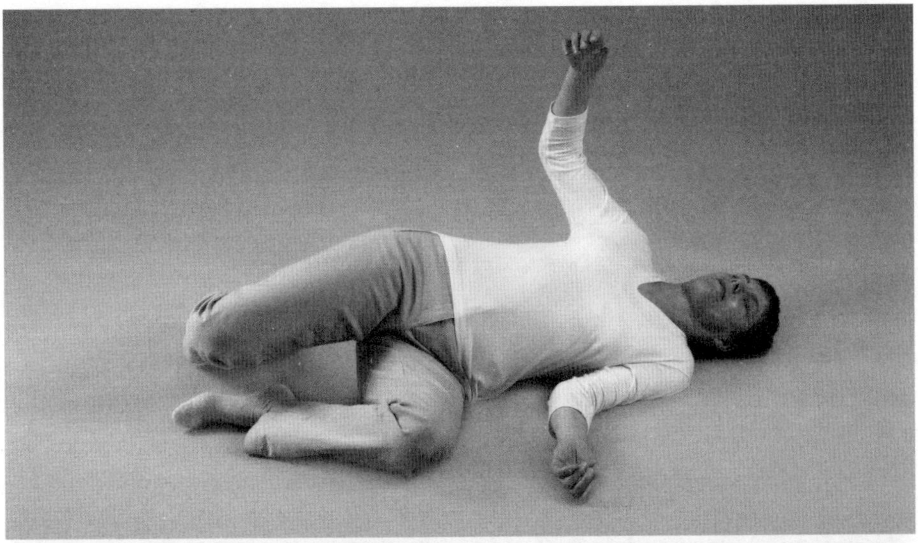

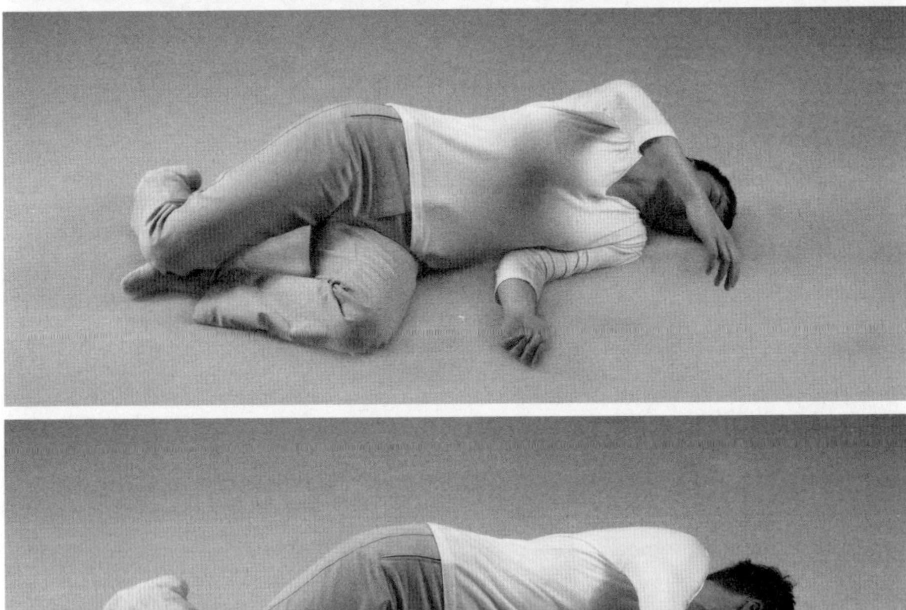

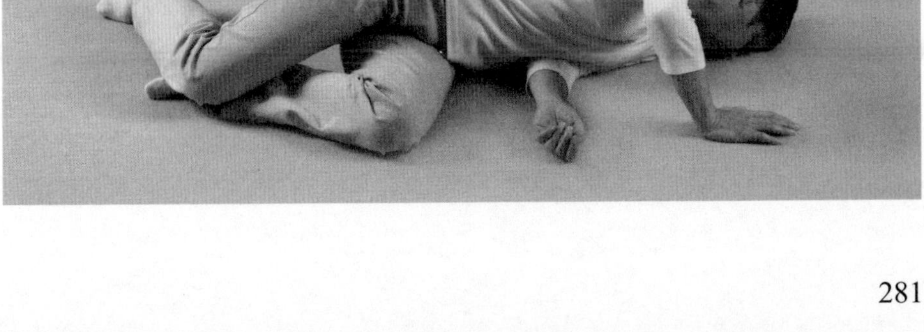

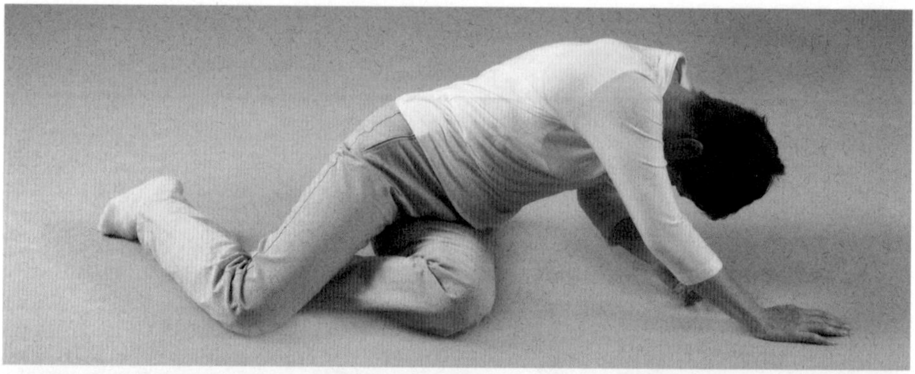

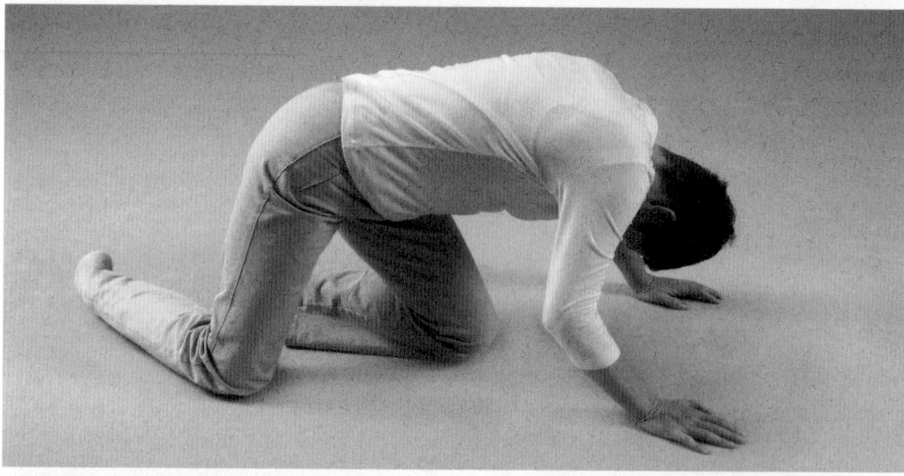

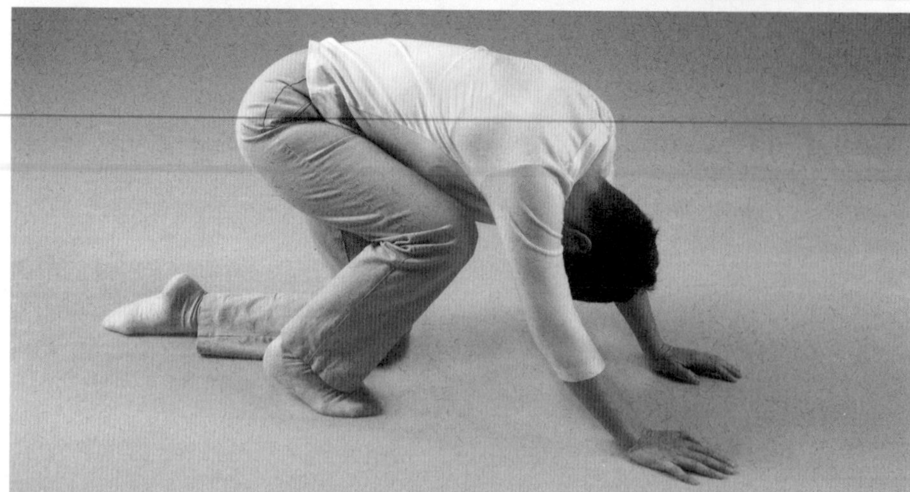

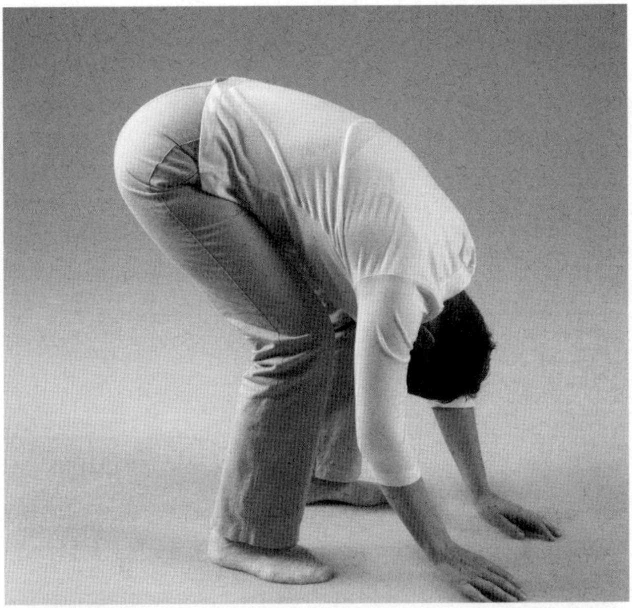

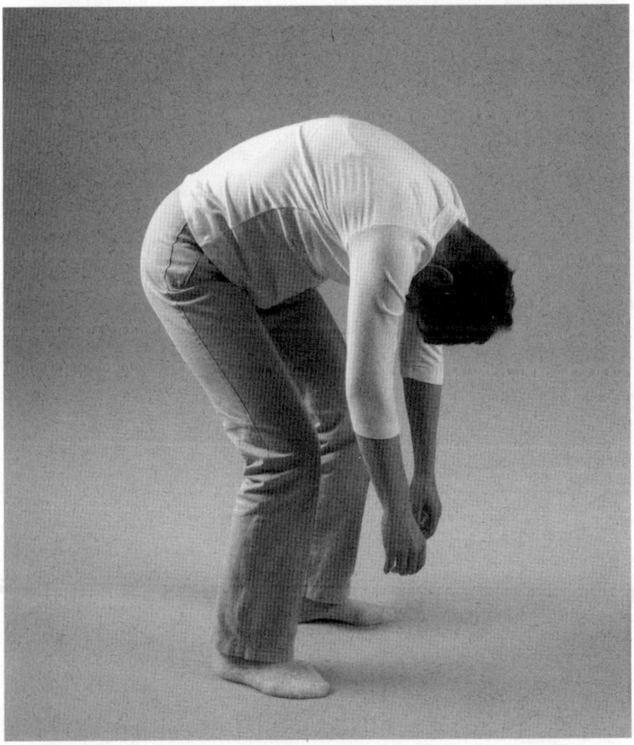

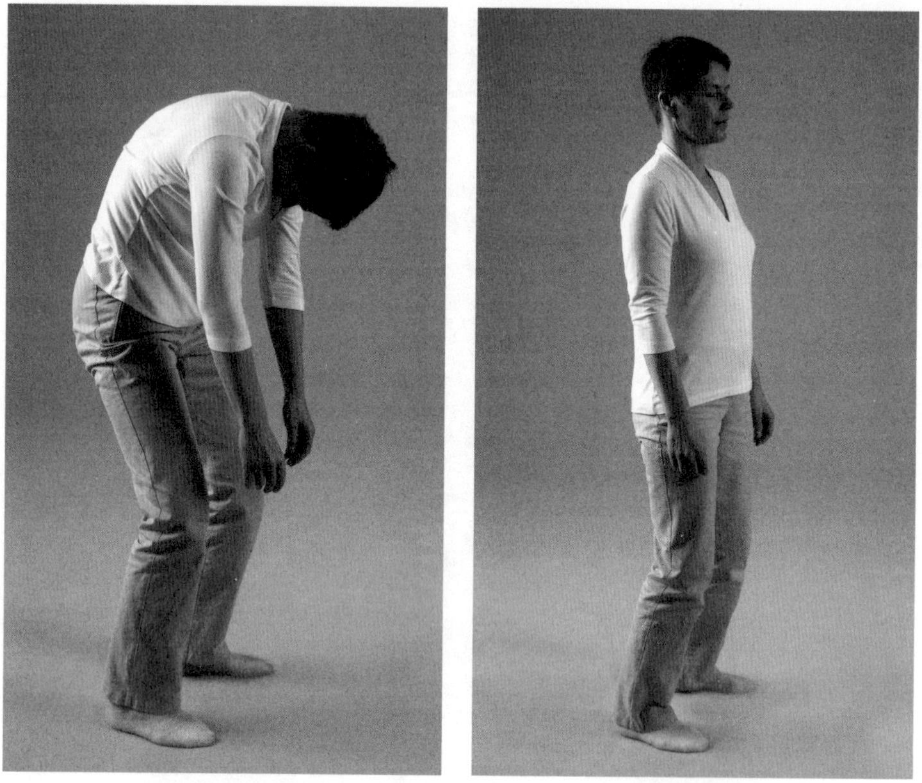

*Das Aufstehen aus der Rückenlage auf dem Boden*

**b) Das Aufstehen aus der Rückenlage im Bett**

In der Rückenlage stellen Sie die Beine an. Bei einem schmalen Bett rutschen Sie mit dem ganzen Körper etwas zur Bettinnenseite. Senken Sie beide Knie zur Bettkante hin, wo Sie aussteigen wollen. Oberkörper und Kopf folgen den Knien und rollen auf der Unterlage zur Seite. Heben Sie nicht den Kopf! Auch der hintere Arm folgt nach vorne. Stützen Sie die Hinterhand vor dem Oberkörper an der Bettkante auf. Lassen Sie die Füße und Unterschenkel aus dem Bett nach unten Richtung Boden sinken. Durch die Hebelkraft der Beine und durch das Abstützen Ihrer Hand richten Sie den Oberkörper gleichzeitig aus dem Becken über die Flanke langsam auf. Die Fußsohlen landen auf dem Boden. Erst ganz zum Schluss heben Sie den Kopf.

Sie sitzen jetzt aufrecht an der Bettkante; die Hände liegen neben dem Oberkörper auf der Unterlage. Wie ein Skispringer neigen Sie den Oberkörper nach vorne Richtung Knie. Das Becken rollt über die Sitzknochen und das Körpergewicht verlagert sich auf die Füße. Vom Steißbein bis zum Scheitelpunkt des Kopfes bildet Ihr Rücken eine schiefe Ebene. Die Augen blicken geradeaus zum Boden. Stützen Sie sich mit den Händen ab und heben Sie gleichzeitig das Gesäß. Die Füße drücken in den Boden und schieben das Gesäß auf der schrägen Ebene Richtung Scheitelpunkt/Kopf nach vorne-oben, bis Sie aufrecht auf Ihren Füßen stehen.

# Anmerkungen

Die vollständigen bibliografischen Angaben können Sie im Literaturverzeichnis auf Seite 289 ff. nachlesen.

1 Siehe auch *Müller & Paterok*, 1999, S. 114.
2 *Rossi*, 1995.
3 *Rossi*, 1995, S. 20 ff.
4 *Rossi*, 1995, S. 67 ff.
5 *Müller & Paterok*, 1999, S. 9 ff.
6 *Müller & Paterok*, 1999, S. 13.
7 Siehe auch *Backhaus & Riemann*, 1996a, S. 21ff, und *Müller & Paterok*, 1999, S. 21 ff.
8 *Backhaus & Riemann*, 1996a, S. 1 ff.
9 *Müller & Paterok*, 1999, S. 26 ff.
10 Siehe auch *Müller & Paterok*, 1999, S. 31 ff.
11 Siehe auch *Rossi*, 1995, S. 67 ff.
12 *Müller & Paterok*, 1999, S. 33 f.
13 *Müller & Paterok*, 1999, S. 34.
14 Siehe auch *Müller & Paterok*, 1999, S. 32, und *Vaitl & Petermann*, 1993, S. 16.
15 Siehe auch von *Steinäcker*, 2000.
16 *Middendorf*, 1991.
17 *Fischer & Kemmann-Huber*, 1999.
18 *Fischer & Kemmann-Huber*, 1999, S. 31.
19 Vergleiche auch *Neubeck*, 2003, S. 22.
20 *Middendorf*, 1991, S. 18 ff.
21 *Fischer & Kemmann-Huber*, 1999, S. 13.
22 Siehe auch *Fischer & Kemmann-Huber*, 1999, S. 13.
23 Siehe auch *Höller-Zangenfeind*, 2004, S. 20 ff.
24 Siehe auch *Fischer & Kemmann-Huber*, 1999, S. 154 ff.; *Cardas*, 1993, S. 20, und *Middendorf*, 1991, S. 31 ff.
25 *Fischer & Kemmann-Huber*, 1999, S. 156.
26 Siehe auch *Middendorf*, 1991, S. 37, und *Fischer & Kemman-Huber*, 1999, S. 108 f.
27 *Fischer & Kemmann-Huber*, 1999, S. 37 ff.
28 *Fischer & Kemman-Huber*, 1999, S. 59.

29 *Middendorf*, 1991, S. 12 f.
30 *Fischer & Kemmann-Huber*, 1999, S. 18.
31 *Fischer & Kemman-Huber*, 1999, S. 17 ff.
32 *Fischer & Kemmann-Huber*, 1999, S. 12 und S. 62 ff.
33 *Middendorf*, 1991, S. 196 f.
34 *Cardas*, 1993, S. 66 ff.
35 *Schaarschuch*, 1995, S. 67 ff.
36 *v. Steinäcker*, 2000, S. 287.
37 *Schaarschuch*, 1995, S. 67 ff.
38 *Schaarschuch*, 1995, S. 88 ff.
39 *Schaarschuch*, 1995, S. 105.
40 *Harf*, 1986, S. 56 ff.
41 *Schaarschuch*, 1995, S. 68.
42 Siehe auch *Vaitl & Petermann*, 1993, S. 56.
43 Siehe auch *Vaitl & Petermann*, 1993, S. 57 ff.
44 *v. Uexküll, Fuchs, Müller-Braunschweig & Jonen*, 1997, S. 47.
45 *Schaarschuch*, 1995, S. 48 f.
46 Siehe auch *Schaarschuch*, 1995, S. 19 ff., *Cardas*, 1993, S. 29 f., und *Brooks*, 1997, S. 157 ff.
47 *Backhaus & Riemann*, 1996 a, S. 25 ff.
48 Siehe auch *Dürckheim*, 1997, S. 39 ff.
49 *Montagu*, 1987, S. 12.
50 *Montagu*, 1987, S. 44.
51 *Schaarschuch*, 1995, S. 83.
52 *Schaarschuch*, 1995, S. 83
53 Siehe auch *Dürckheim*, 1967.
54 *Fischer & Kemmann-Huber*, 1999, S. 109.
55 *Middendorf*, 1991, S. 33.
56 Siehe auch *Fischer & Kemman-Huber*, S. 47.
57 Siehe auch *Franklin*, 2002, S. 87 ff.
58 *Kluge*, S. 599.
59 Siehe auch *Brigitte Wellness*, 2000, Begleitheft zur CD.
60 Siehe auch *Fischer & Kemmann-Huber*, 1999, S. 10.
61 Siehe auch *Rossi*, 1995, S. 67 ff.
62 Siehe auch *Dressing & Riemann*, 1994, S. 134 ff.
63 Siehe auch *Schaarschuch*, 1995, S. 69 f.
64 Siehe auch *Vaitl & Petermann*, 1993, S. 264, *Müller & Paterok*, 1999, S. 31, und *Backhaus & Riemann*, 1996 a, S. 25 f.
65 *Backhaus & Riemann*, 1996a, S. 25 f.
66 Siehe auch *Vaitl & Petermann*, 1993, S. 245 ff.

67 Siehe auch *Vaitl & Petermann*, 1993, S. 201.
68 *Harf*, 2002, S. 21.
69 *Harf*, 2002, S. 23.
70 Siehe auch *Harf*, 1986, S. 72 ff.
71 *Kasenda*, 2002, S. 36.
72 Siehe auch *Chiao*, 1988, S. 113 ff.
73 Siehe auch *Schmitt*, 1990, S. 21 f.
74 Siehe auch *Fischer & Kemmann-Huber*, 1999, S. 47.
75 Siehe auch *Middendorf*, 1991, S. 144 ff.
76 *Cardas*, 1993, S. 35.
77 Siehe auch *Middendorf*, 1991, S. 33.
78 Siehe auch *Franklin*, 2002, S. 87 f.
79 Siehe auch *Betz & Heel*, 2002, S. 30.
80 *Brooks*, 1979, S. 120 ff.
81 Siehe auch *Betz & Heel*, 2002.

# Literatur


Backhaus, Jutta & Riemann, Dieter: *Behandlung von Schlafstörungen*. Psychologie Verlags Union, Weinheim, 1996 (a).

Backhaus, Jutta &. Riemann, Dieter: *Schlafstörungen bewältigen. Information und Anleitung zur Selbsthilfe*. Psychologie Verlags Union, Weinheim, 1996 (b).

Betz, Ulrich & Heel, Christian, Hrsg. Hüter-Becker, Antje: *Lehrbuch zum Neuen Denkmodell der Physiotherapie*. Bd.1. Bewegungssystem. Thieme Verlag, Stuttgart, 2002.

Brigitte Wellness: *Schön entspannt. Mit sanfter Relax-Musik aus aller Welt*. Begleitheft zur CD Nr. 499 774 2. Sony Music Entertainment (Germany), 2000.

Brooks, Charles V. W.: *Erleben durch die Sinne. (Sensory Awareness) In der deutschen Bearbeitung von Charlotte Selver*. Junfermann Verlag, Paderborn, 1997 (neunte Auflage).

Cardas, Elena: *Atmen – Lebenskraft befreien: Spannungen abbauen, Lebensgefühl steigern, körperliche und seelische Kraft freisetzen, sich selbst erfahren*; das GU-Übungsbuch. Gräfe und Unzer Verlag, München, 1993 (dritte Auflage).

Chiao, Kuo-jui: *Qigong-yangsheng. Gesundheitsfördernde Übungen der traditionellen chinesischen Medizin*. Medizinisch Literarische Verlagsgesellschaft, Uelzen, 1988 (dritte Auflage).

Dressing, Harald & Riemann, Dieter: *Diagnostik und Therapie von Schlafstörungen*. G. Fischer Verlag, Stuttgart, 1994.

Dürckheim Graf, Karlfried: *Hara – Die Erdmitte des Menschen*. Barth Verlag, Weilheim, 1967.

Dürckheim Graf, Karlfried: *Vom doppelten Ursprung des Menschen*. Herder Verlag, Freiburg i. Breisgau, 1997 (vierte Auflage).

Fischer, Katrin & Kemmann-Huber, Erika: *Der bewusste zugelassene Atem. Theorie und Praxis der Atemlehre*. Urban & Fischer Verlag, München, 1999.

Franklin, Eric: *Beckenboden-Power. Das dynamische Training für sie und ihn*. Kösel Verlag, München, 2002.

Harf, Anneliese: *Wege der Entwicklung*. In: Münchner Yoga-Zentrum (Hrsg.), 40 Jahre Wegarbeit (S.13 ff). Münchner Yoga-Zentrum, München 2002.

Harf, Anneliese: *Yoga-Praxis. Lebenskraft für jeden Tag*. Herder Verlag, Freiburg i. Breisgau, 1986.

Hecht, Karl: *Besser schlafen – schöner träumen.* Südwest Verlag, München, 1992.

Höller-Zangenfeind, Maria: *Stimme von Fuß bis Kopf. Ein Lehr- und Übungsbuch für Atmung und Stimme nach der Methode Atem-Tonus-Ton*. Studienverlag, Innsbruck, 2004.

Hoffmann, Sven O. &. Hochapfel, G.: *Neurosenlehre, psychotherapeutische und psychosomatische Medizin.* Schattauer Verlag, Stuttgart, 1999 (sechste Auflage).

Kasenda, Sie Lukas: *Fünf Elemente Qi Gong. Mit einfachen Übungen zum inneren Gleichgewicht.* Kösel Verlag, München, 2002 (zweite Auflage).

Kluge, Friedrich: *Etymologisches Wörterbuch der deutschen Sprache.* Unter Mithilfe von Max Bürgisser und Bernd Gregor völlig neu bearbeitet von Elmar Seebold. De Gruyter Verlag, Berlin, 1989 (zweiundzwanzigste Auflage).

Lavie, Peretz: *Die wundersame Welt des Schlafes: Entdeckungen, Träume, Phänomene*. Links Verlag, Berlin, 1997.

Middendorf, Ilse: *Der erfahrbare Atem. Eine Atemlehre*. Junfermann Verlag, Paderborn, 1991 (siebte Auflage).

Montagu, Ashley: *Körperkontakt. Die Bedeutung der Haut für die Entwicklung des Menschen*. Klett-Cotta, Stuttgart, 1987.

Müller, Tilman & Paterok, Beate: *Schlaftraining: ein Therapiemanual zur Behandlung von Schlafstörungen*. Hogrefe-Verlag, Göttingen, 1999.

Neubeck, Klaus: *Die Atemmembran*. In: AFA-Information für Mitglieder des Verbandes der AtempädagogInnen/AtemtherapeutInnen, Heft 3, S. 22, Berlin, 2003.

Olvedi, Ulli: *Das stille Qi Gong*. Scherzverlag, Bern, 1994.

Rossi, Ernest L.: *20 Minuten Pause: Wie Sie seelischen und körperlichen Zusammenbruch verhindern können*. Junfermann Verlag, Paderborn, 1995 (dritte Auflage).

Schaarschuch, Alice: *Der atmende Mensch. Lösungs- und Atemtherapie in Ruhe und Bewegung. Gesundheit und Erkrankung im Handeln und im Meditieren*. Turm Verlag, Bietigheim, 1995 (sechste Auflage).

Schenk, Christoph: *Stress bewältigen durch Entspannung.* Falken Verlag, Niedernhausen, 1993.

Schmitt, Johannes Ludwig: *Atemheilkunst.* Humata Verlag, Bern, 1990.

v. Steinaecker, Karoline: *Luftsprünge. Anfänge moderner Körpertherapien*. Urban & Fischer Verlag, München, 2000.

v. Uexküll, Thure, Fuchs, Marianne, Müller-Braunschweig, Hans & Johnen, Rolf: *Subjektive Anatomie. Theorie und Praxis körperbezogener Psychotherapie.* Schattauer Verlag, Stuttgart, 1997 (zweite Auflage).

Vaitl, Dieter & Petermann, Franz (Hrsg.): *Handbuch der Entspannungsverfahren. Bd. 1. Grundlagen und Methoden*. Psychologie Verlags Union, Weinheim, 1993.

Waesse, Harry: *Yoga für Anfänger. Zu innerer Ruhe und Gelassenheit finden. Körperlich und geistig beweglicher werden. Einfache Übungen, genaue Anleitungen*. Gräfe und Unzer Verlag, München, 2002 (vierte Auflage).

# Kontaktadressen

Die **Autorin** kann für Vorträge und Kurse zum Thema **„Atemtherapie“** und **„Atemtherapie bei Schlafstörungen“** engagiert werden.

Bitte richten Sie entsprechende Anfragen an folgende E-Mail-Adresse:
**Info_atem_duden@gmx.de**

**AFA**
Verband der AtempädagogInnen/-therapeutInnen
Arbeits- und Forschungsemeinschaft für Atempflege e.V.
(Anschrift siehe BVA)

**BVA**
Berufsverband für Atempädagogik und Atemtherapie e.V.

Wartburgstraße 41
10823 Berlin
Tel.: 0 30 – 3 95 38 60
Fax: 0 30 – 3 95 38 23
Internet: www.AFA-atem.de

Weitere Bücher aus dem Verlag Via Nova:

# Leben heißt Loslassen

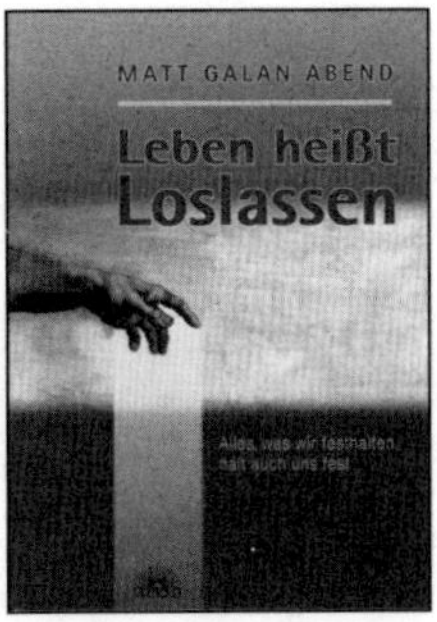


## Alles, was wir festhalten, hält auch uns fest

Matt Galan Abend

Hardcover, 168 Seiten – ISBN 3-86616-024-0

Das Besitz anzeigende Fürwort MEIN ist sicher eines der meist gebrauchten Wörter unserer Sprache. Aber in Wirklichkeit ist nichts von dem, was wir für MEIN halten, wirklich unser Eigentum. Menschen schon gar nicht, und auch die materiellen Besitztümer, die wir mal mehr, mal weniger zur Verfügung haben, sind Leihgaben, mit denen wir eine Weile spielen dürfen. Wenn das Spiel unseres Lebens abgepfiffen wird, verlassen wir das Spielfeld, aber die Dinge können wir nicht mitnehmen. Fällt uns das Loslassen bei Dingen noch einigermaßen leicht, so haben wir große Schwierigkeiten mit dem Loslassen gegenüber unseren Kindern, Partnern, Freunden, unseren Vorstellungen, Plänen, Wahrheiten – die Liste lässt sich leicht verlängern. Wir machen uns gar nicht klar, wie viel Energie uns das Festhalten kostet. Aber nur wenn wir loslassen, können wir uns dem ständigen Wandel des Lebens, dem Entstehen und Vergehen, dem Kommen und Gehen anvertrauen, nur dann können wir im Fluss der Schöpfung sein.

# Der Ursprung des Glücks

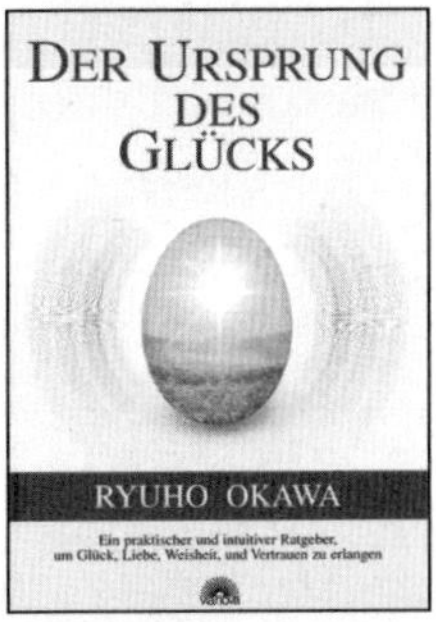


## Ein praktischer und intuitiver Ratgeber, um Glück, Liebe, Weisheit und Vertrauen zu erlangen

Ryuho Okawa

Paperback, 124 Seiten – ISBN 3-86616-005-4

Wahrhaft glücklich sein – wer will das nicht? Und doch fällt es den meisten Menschen unendlich schwer, dieses Glück in ihrem Leben zu verwirklichen. Das neue Buch des japanischen Glücksforschers Ryuho Okawa liefert kein Patentrezept für das schnelle und meist ebenso schnell vergängliche Glück, das materielle Dinge zu bieten haben. Es führt seine Leser vielmehr weit darüber hinaus, hin zu den tieferen Ursachen eines wahren, in sich selbst ruhenden Glücks, das weder von äußeren Umständen noch von materiellem Wohlstand oder gesellschaftlichem Status abhängig ist. Eines macht das in einer sehr klaren und bildhaften Sprache geschriebene Buch dabei unmissverständlich klar: Wahres Glück und wahre Liebe sind untrennbar miteinander verbunden, denn der Weg zum wahren Glück führt über die Liebe – über eine Liebe, die nicht nehmen will, sondern gibt, die im Einklang mit dem Willen des Universums schwingt und die andere Menschen glücklich machen will, damit sie selbst glücklich sein kann. **In Japan sind die Bücher des Autors millionenfach verkauft worden.**

# Pranayama

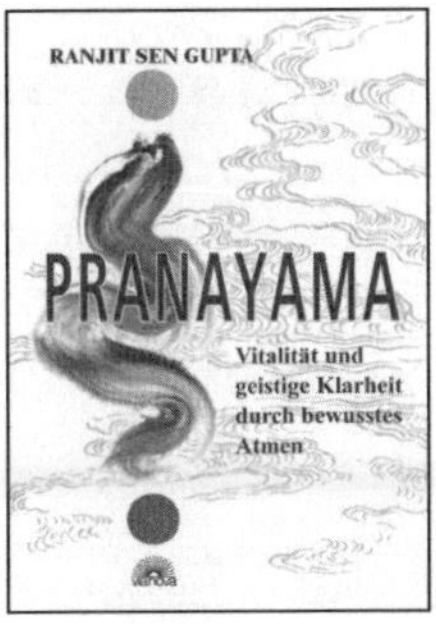


## Vitalität und geistige Klarheit durch Atemschulung

Ranjit Sen Gupta

Paperback, 176 Seiten, 33 Abb. und Tabellen – ISBN 3-86616-012-7

Der Atem ist unser ständiger Begleiter. Durch ihn können wir Prana aufnehmen, die kosmische Lebenskraft und Energie. Pranayama – eine der zentralen Praktiken des Yoga sowie das vierte Glied im achtgliedrigen Yoga des Patanjali – ist die bewusste Wahrnehmung und Lenkung dieser kosmischen Lebenskraft, die allen Lebewesen in gleichem Maße zuteil wird. Das klar strukturierte und sehr fundierte Buch will Menschen ansprechen, die in der modernen und oft so hektischen Welt von heute wieder zu innerer Ausgeglichenheit, Ruhe und Harmonie finden wollen. In einer klaren und leicht verständlichen Sprache beschreibt der Verfasser sehr detailliert eine ganze Reihe verschiedener Pranayama-Übungen, erklärt ihre Wirkung und gibt Anleitungen zu ihrer Durchführung. Darüber hinaus geht er auf die Physiologie der Atmung ein, erläutert geeignete Formen der Vorbereitung auf die einzelnen Pranayama-Übungen und vergisst auch nicht den Yoga, der ja die eigentliche Grundlage des Pranayama ist.

# Heilung und Neugeburt

## Aufbruch in eine neue Dimension des Lebens

### Barbara Schenkbier / Karl W. ter Horst

Hardcover, 272 Seiten, 30 Fotos, 10 Grafiken – ISBN 3-936486-57-3

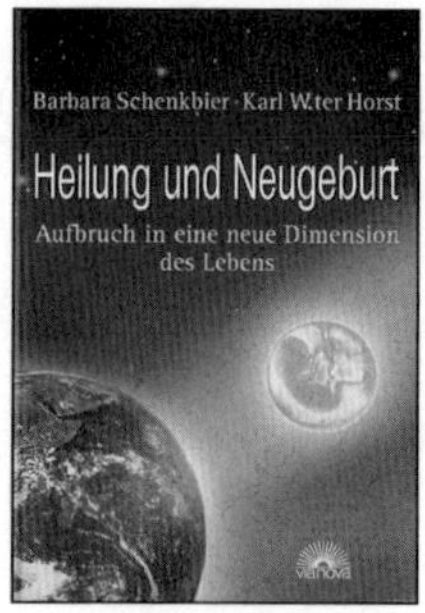


Immer mehr Menschen suchen Auswege aus Einsamkeit und Trauer, Isolation und Sinnkrise. Sie sehnen sich nach Wärme und Licht, einem Aufbruch ins Leben, dem erneute Enttäuschungen und Niederlagen erspart bleiben. Barbara Schenkbier und Karl W. ter Horst geben anregende Impulse für den Aufbruch in eine neue Dimension des Lebens, für die spirituelle Neugeburt des Menschen. Diese Impulse sind begleitet von wegweisenden Ratschlägen für die Heilung von Seele und Körper. Die Autoren schöpfen aus der spirituellen Erfahrung einer neuen Dimension der Heilung und der Geschichte ganzheitlicher Heilverfahren aus dem göttlichen Feld. Die spirituelle Heilung wird ausführlich dargestellt. Mit einer bisher unveröffentlichten evolutions-psychologischen Methode ermöglichen sie dem Leser überraschende Einblicke in die verschlungenen Verläufe seiner eigenen Entwicklung. Alles Mitmenschliche und Kraftspendende, das dabei ans Licht des Bewusstseins dringt, bewerten die Autoren als Quellen von Heilung und Glück.

# Heilung des Körpers durch den Geist

## Krankheit als körperlicher Ausdruck psychischer Störungen

### Chuck Spezzano / Janie E. Patrick

**2. Auflage**

Hardcover, 192 Seiten, 3 farbige Poster
ISBN 3-936486-01-8

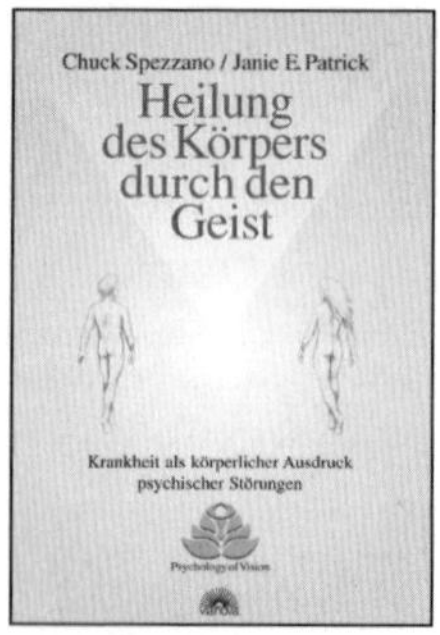


Das Buch geht von der engen Verbindung und Wechselwirkung Körper – Geist/Seele aus und versteht den Körper als Spiegel der Seele. Wir projizieren unsere inneren Konflikte auf ihn und in ihn und verkörpern sie auf diese Art und Weise. Der Körper antwortet mit Symptomen, die wir als bildhaften Ausdruck und Sinn-Bild dessen verstehen können, was wir als Konflikte in unserem Innern vor uns selbst verleugnen, verbergen und verdrängen. Diesen Ansatz greifen die Autoren auf. Sie nehmen die körperlichen Symptome als Signale unseres Inneren, entschlüsseln und lesen sie. Sie nutzen dazu mehrere Ausgangspunkte wie die Funktion des betroffenen Körperteils oder Organs, seine Bezeichnung, Sprichwörter und Redewendungen usw. und fragen: Was will uns der Körper mit diesem Symptom, mit der Störung gerade an diesem Teil oder Organ sagen? Ist in diesem Punkt Klarheit gewonnen, so ist der Zeitpunkt gekommen, das seelische Problem zu lösen und wieder gesund zu werden.

# Erfolg kommt von innen

### Chuck Spezzano

Hardcover, 232 Seiten – ISBN 3-86616-019-4

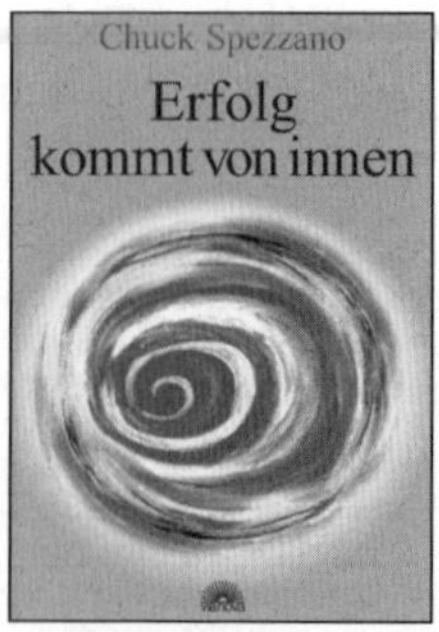


Das neue Buch des bekannten Lebenslehrers Chuck Spezzano ist von wegweisender Bedeutung für alle Menschen, die ihr Leben erfolgreich gestalten wollen. Anders als viele andere Bücher, die das Thema „Erfolg im Leben“ aus einer äußeren Sichtweise behandeln, schlägt Dr. Spezzano seinen Lesern vor, mit der machtvollen Kraft ihres Geistes und ihres Herzens von innen heraus zu Erfolg und Fülle zu gelangen. Auf seine typische, unnachahmlich humorvolle Art legt er dar, welche Schwierigkeiten die Menschen daran hindern, wirklich erfolgreich zu sein, und welche Strategien dem Einzelnen zur Verfügung stehen, um diese Schwierigkeiten zu überwinden. In 100 in sich abgeschlossenen Lektionen erfährt der Leser nicht nur, wie er die Probleme, die seinen Erfolg behindern, erfolgreich heilen und transformieren kann. In die einzelnen Kapitel integrierte praktische Übungen ermöglichen es ihm außerdem, die gewonnenen Erkenntnisse mühelos in den Alltag zu transportieren.

# Aus der Weisheit des Herzens leben

## Eine praktische Anleitung für das innere Wachstum durch Liebe

Joyce und Barry Vissell

Paperback, 272 Seiten – ISBN 3-86616-025-9

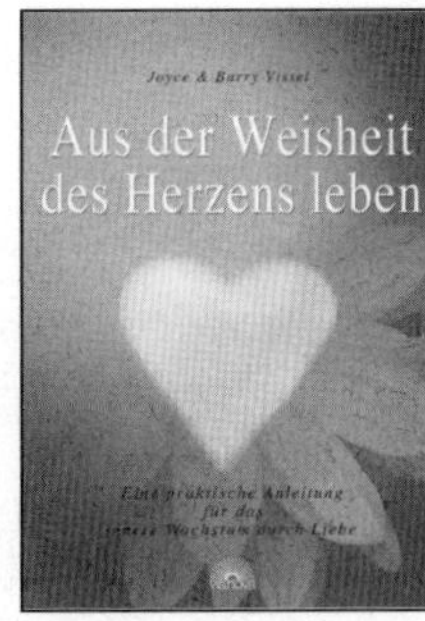


Für viele Paare bedeutet eine Beziehung eine Welle frischverliebter Seligkeit, gefolgt von Schwierigkeiten und Enttäuschungen und schließlich einer Trennung. Mit 35 Jahren Ehe und 25 Jahren klinischer Erfahrung im Rücken haben die beiden Bestseller-Autoren Joyce und Barry Vissell Hunderten von Menschen dabei geholfen, diesen Zyklus fehlgeschlagener Beziehungen zu durchbrechen, indem sie ihnen zeigen, dass eine Beziehung eine Möglichkeit ist, als Individuum zu wachsen – sich tief nicht nur mit einem anderen Menschen zu verbinden, sondern auch mit seinem eigenen Herzen. Sie werden lernen: wie Sie einen echten Lebensgefährten finden, die wichtigsten Zutaten zu jeder Beziehung, warum so viele Leute sich vor Intimität fürchten wie Sie Eifersucht, Kritik und Beschuldigen in Wachstum verwandeln können, warum „Nein"-Sagen ein fundamentaler Schritt ist, lieben zu lernen, wie Sie eine blockierte sexuelle Beziehung heilen können und vieles mehr.

# Das Geheimnis der richtigen Schwingung

## Anleitung für ein wunder-volles Leben

Jill Möbius

Hardcover, 232 Seiten – ISBN 3-86616-000-3

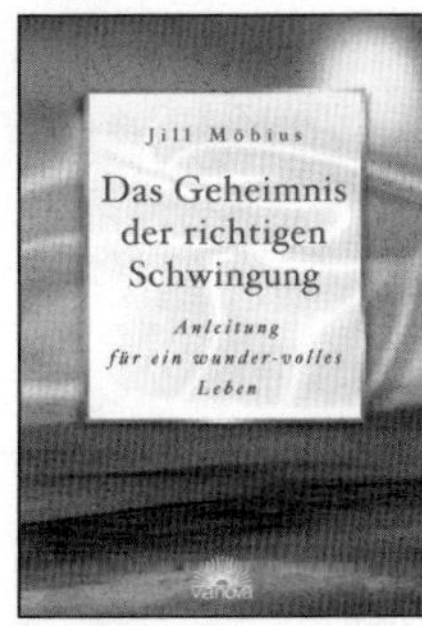


Alles, so die Autorin, ist eine Frage von Schwingung und Resonanz. Auf fundierte und leicht verständliche Weise vermittelt dieses Buch, wie das Resonanzprinzip als grundlegendes Gesetz unsere Realität, unseren Körper und unser Schicksal prägt – und wie wir dieses Wissen spielerisch nutzen können, um ein erfülltes und erfolgreiches Leben zu gestalten: Wie es wirkungsvoll gelingt, die Realität im Voraus so zu programmieren, dass sich Wünsche erfüllen und sogar Wunder möglich werden; wie man effektive, kraftvolle Wege der Selbstheilung nutzt, um Gesundheit, Jugendlichkeit und Vitalität zu steigern; wie man inneren Frieden findet und es schafft, in jeder Situation in sich selbst zu ruhen; wie man seine Schöpferkraft wirksam einsetzt, um eine friedvolle globale Zukunft mit zu erschaffen. Viele wirkungsvolle Übungen ermöglichen die direkte Umsetzung der Erkenntnisse im Alltag. Ein unterhaltsames, praxisnahes Handbuch zur Steigerung des Bewusstseins, der Lebensfreude und Lebensqualität.

# Kraftquelle Lächeln

## Ihr Schlüssel zu Gesundheit, Schönheit, Erfolg, persönlicher Lebensfreude und spirituellem Wachstum

Ursula Rücker-Vennemann

Hardcover, 176 Seiten – ISBN 3-936486-82-4

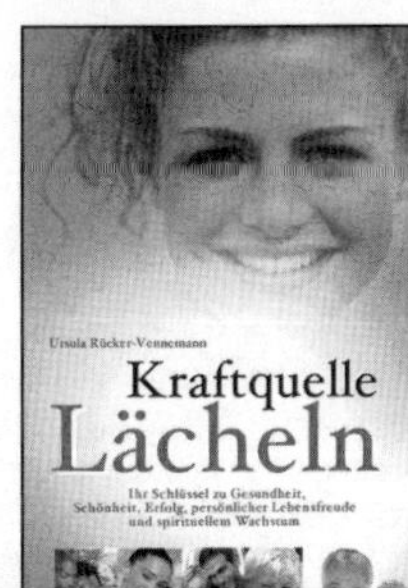


Die Fähigkeit zu lächeln ist uns von der Natur mitgegeben worden. Dieses Lächeln ist nicht nur eine stärkende Verbindung zwischen zwei Menschen und hat nicht nur eine unmittelbar positive Wirkung auf den ganzen Körper, es baut auch Brücken in die spirituelle Welt. Das Buch "Kraftquelle Lächeln" ist ein praktischer und anschaulicher Ratgeber. Es macht auf anschauliche Weise deutlich, auf welche Weise sich Lächeln auf den Organismus und die Funktion der Gehirnzellen auswirkt. Wir können dieses Lächeln deshalb nutzen als Heilkraft für unsere körperliche, emotionale und geistige Gesundheit; Fitmacher für unsere Gehirnzellen; Jungbrunnen und Schönheitselixier; Brücke des Vertrauens zu anderen Menschen; zur Stärkung unserer persönlichen Lebensfreude und als Quelle für spirituelles Wachstum. Deshalb ist das Lächeln das zentrale Thema dieses Buches. Es werden nicht nur Fakten und Hintergrundinformationen vermittelt, sondern auch viele ausführliche Meditationsanleitungen zum "inneren Lächeln" angeboten, die Ihnen helfen, sich diese Kraft bewusst und ihre positive Wirkungen dauerhaft zu Eigen zu machen.

# Mit Gewinn alt werden

Manfred Arndt

Hardcover, 160 Seiten – ISBN 3-936486-69-7

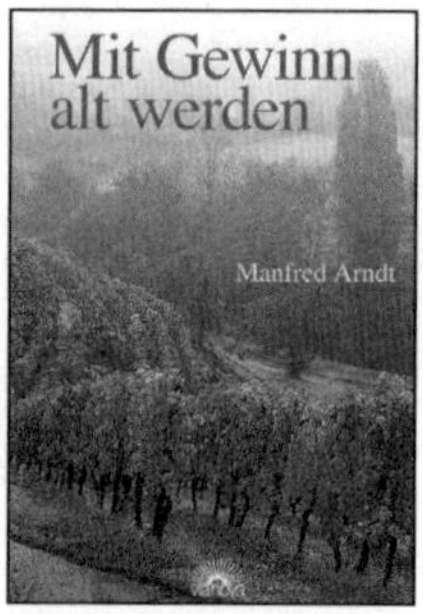


Mit Gewinn alt werden, wie könnte das aussehen? Angesichts der zunehmenden Zahl alter Menschen geht es in diesem Buch um einige Aspekte einer „Kultur des Alterns". Vor Augen geführt werden in erster Linie zu beobachtende Entwicklungen und mögliche Weichenstellungen im Leben „junger Alter". „Anders altern" heißt für den Verfasser, das Augenmerk nicht vornehmlich auf die Erhaltung der Jugendlichkeit oder, im Gegenteil, auf den unentrinnbaren Verfall zu richten, sondern – trotz aller Einschränkungen – auf die im Grundton positive, lohnende, befreiende, wenn nicht gar genussvolle Chance nochmaliger Bereicherung, persönlicher Reifung und Verwandlung, eingedenk des bereits deutlich sichtbaren Lebensendes.

# Die unbegrenzten Dimensionen deiner spirituellen Kraft

## Ein inspirierender Wegweiser zur persönlichen Freiheit

Nick Williams

Paperback, 288 Seiten – ISBN 3-936486-70-0

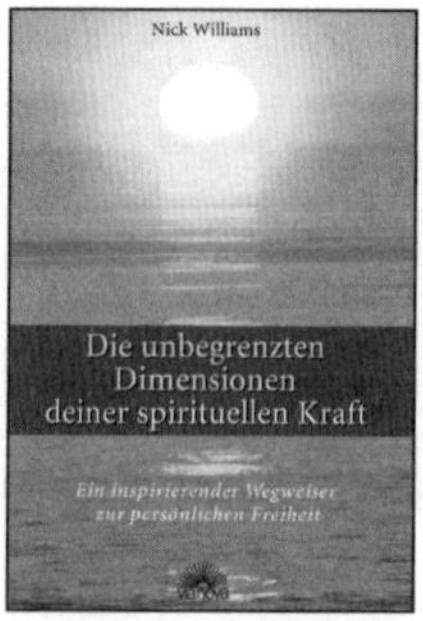


Macht und Kraft faszinieren uns alle. Doch in weiten Teilen der Welt können wir beobachten, welche verheerenden Folgen es hat, wenn Macht falsch verstanden wird. Nick Williams spricht in diesem bahnbrechenden Buch von einer ganz anderen Macht: der Macht der Liebe, der Inspiration und der Kreativität. Wir können eine unglaublich positive Entwicklung erfahren, wenn wir die mystische Kraft der Liebe in den Mittelpunkt unseres Lebens stellen. Der Autor erinnert uns daran, dass wir aus uns selbst heraus ungeheuer kraftvoll und nicht darauf angewiesen sind, Macht von außen verliehen zu bekommen. Unsere spirituelle Kraft liegt in dem Wissen, dass wir die Quelle unserer Gedanken transformieren können: von der Angst zur Liebe. Nick Williams zeigt uns in praktischen Schritten, wie das gelingt.

# Kreative Wunscherfüllung

## Die kosmischen und irdischen Gesetze des Wünschens

Hans Vater

Hardcover, 256 Seiten – ISBN 3-936486-16-6

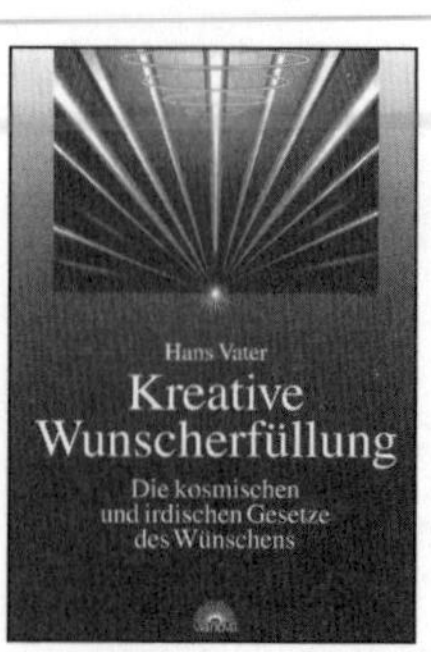


Wunscherfüllung ist kein Luxus. Denn unerfüllte Wünsche halten uns fest; erfüllte Wünsche dagegen machen uns frei, voranzuschreiten zu neuen und beglückenderen Stufen des Lebens. Hans Vaters praktisches und zugleich tiefgründiges Weisheitsbuch gibt die Methoden und Techniken an die Hand, unsere Wünsche zu verwirklichen. Es analysiert eingehend die Gesetze und Prinzipien, die hinter den einzelnen Wunschtechniken stehen und die sie wirksam machen. Diese Gesetze sind die Regeln des großen kosmischen Schöpfungsspiels, welches wir in Gottes Auftrag mitgestalten und dessen Ziel es ist, uns zu der Einheit zurückzuführen, die wir in Wahrheit nie verlassen haben. Das Buch zeigt uns, wie wir durch die Anwendung der mächtigen Seinsgesetze unser Leben gesünder, glücklicher und erfolgreicher gestalten können. Das Verständnis dieser Gesetze hinterlässt beim Leser ein tiefes Gefühl der Geborgenheit und des Vertrauens in ein geordnetes und liebevolles Universum.